U0248354

家庭养生坊之少生病的智慧

杨印峰　编著

人民体育出版社

目 录

第一章　养生概论

　　在漫长的人类发展历史中，健康与长寿一直是人们向往和追求的美好愿望，因而养生文化不断丰富和发展，遍布世界。相对于世界其他地区的养生文化而言，中国的养生理论与实践，有着古代哲学和中医基本理论的底蕴，所以显得尤为博大精深。它汇集了中国历代劳动人民防病健身的众多方法，糅合了儒、道、佛及诸子百家的思想精华，堪称一棵充满勃勃生机和浓厚东方神秘色彩的智慧树。探索中国养生文化这棵古老而神秘的东方智慧之树，不但有利于弘扬传统文化，而且符合当今世界科学发展趋势。

　　养生文化是中华民族传统文化的精髓，它源远流长，亘绵数千年。中国医学（中医）对养生保健的研究由来已久，从两千多年前的《黄帝内经》开始，历代也有众多的医家、佛家、道家对养生之道作过详细而深刻的发掘和论述，逐步形成了一套系统的中医养生理论。概括起来，有八个要诀：情志；戒私欲；远房室；适四时；节饮食；常运动；顺性情；服药饵。

　　中医养生主要有预防观、整体观、平衡观和辩证观。这此养生观有着悠久的历史和丰富的内涵，即说明了养生的目的、内容，也说明了养生的方法。具体来说，有如下四种。

　　一是"天人合一"的养生观。中医认为，天地是个大宇宙，人身是个小宇宙，天人是相通的，人无时无刻不受天地的影响，就像鱼在水中，水就是鱼的全部，水的变化一定会影响到鱼，同样的，天地的所有变化也会影响到人。所以中医养生强调天人一体，养生的方法随着四时寒热温凉的气候变化，做适当的调整。

1

二是阴阳平衡的健康观。阴阳平衡的人就是最健康的人，养生的目标就是求得身心阴阳的平衡。身体之所以会生病，就是因为阴阳失去平衡，从而造成阳过盛或阴过盛，阴虚或阳虚，只要设法使太过的一方减少，太少的一方增加，使阴阳再次恢复原来的平衡，疾病自然就会消失于无形了。所以中医养生高度强调阴阳平衡，健康一生，进而达到未病先防，即所谓"不治病，治未病"的目的。

三是身心合一的整体观。中医养生注重的是身心两方面，不但强调有形身体的锻炼保养，更注意心灵的修炼调养，身体会影响心理，心理也会影响身体，两者是一体的两面，缺一不可。

四是辩证的养生方法。不同人的体质有所不同，养生时一定要辨清体质，因人而异，要顺时养生。养生的人们懂得如何避免身心受到伤害，他们知道如何通过正确的饮食和健康的生活方式避免疾病的侵害，从而获得健康，他们的生命也会比一般人更长久。当人们能够远离病痛，自然就能延缓衰老、延长寿命。

一、影响健康的因素

（一）健康长寿的条件

第一，养生贵在养德，这是健康和长寿最重要的条件。中医养生历来重视精神调养，两千多年前的《黄帝内经》就写道"恬淡虚无，真气从之，精神内守，病安从来"，这也明确提出养生应注重精神方面的保养。

第二，适当的有规律的运动。生病的人需要运动，健康的人也需要通过运动预防疾病。运动可以达到强身健体，增强意志、促进消化循环，增强免疫力的目的。

第三，要保持精神、情感以及心理上的健康。养生要求我们培养健康的精神、稳定的情绪，这样才能避免精神极端、心理波动和情感不稳定。根据中医

怒伤肝、喜伤心、思伤脾、忧伤肺、恐伤肾的观点，进一步说明情绪及精神心理保健是人体健康的一个重要环节，一切对人体产生不利影响的因素中，最能使人短命夭亡的就是不良的情绪。人的精神状态正常，机体适应环境的能力及抵抗疾病的能力就会增强，从而可以起到防病的作用。

第四，平衡的饮食是养生的必备因素。世界卫生组织就曾提出健康四大基石：均衡营养、适量运动、充足睡眠、良好心态。膳食平衡首选即个性化科学食疗，检查偏食后补缺食、限过食，进而达到膳食平衡。个性化科学食疗可以预防近百种常见的身心智疾病，对于已发病人群有促进康复作用。

数千年以来，健康的食物、平衡膳食一直被认定是达到长寿的关键因素，不合理的饮食习惯则被认为是使健康出现问题的根源。预防疾病也是养生的重要一环。通过有规律的锻炼、正确使用药物、适当地进行食补以及其他有益于健康的活动，每个人都可达到强身健体、延缓衰老之目的。

（二）人为什么会生病

阴阳平衡的人就是最健康的人，养生的目的就是求得身心阴阳的平衡。外感、内伤及其他致病因素作用于人体，会引起气血津液代谢失调等病理变化，身体出现不适或得了病就是因为阴阳失去平衡。我们养生的目的就是使阴阳再次恢复到平衡状态，这样身体不适或疾病就会消失。

致病的因素大概可归为过劳过逸、饮食失宜、七情失节、偏颇体质和外感等因素。

1. 过劳

过劳包括劳力过度、劳神过度、房劳过度和久作伤损四个方面。劳力过度致病，损伤脏腑精气，导致脏气虚少，功能减退。肺为气之主，脾为生气之源，故劳力太过尤易耗伤脾肺之气，常见肢体困倦，少气懒言，喘息汗出，形体消瘦等症。另外，劳力太过还容易造成肌肉筋骨等形体的伤损，从而出现肢体肿痛、功能受限。

长期用脑过度，思虑劳神而积劳成疾。思虑无穷，劳心太过易使阴血暗耗、心血亏虚，神失所养而见心悸、心烦、失眠、多梦、头晕、健忘等症。脾在志为思，故思虑太过常损伤脾气，脾失健运而见食少纳呆、腹胀、便溏、四肢倦怠等症。此外，劳神过度尚可导致心肝血虚或心肾不交等病理变化。

房劳过度是性生活不节，也包括频繁手淫，妇女早孕多育等。恣情纵欲、房劳过度最易耗伤肾精、损伤元气，甚至出现未老先衰之象，常见腰膝酸软，头晕耳鸣、精神萎靡或遗精、早泄、阳痿、抑或月经不调、不孕不育等。

久作伤损是长时间从事某种活动或保持一种姿势，从而造成机体损伤。久视伤血，久卧伤气，久坐伤肉，久立伤骨，久行伤筋。

2. 过逸

过逸为过度安逸，表现为不参加适当的体力劳动和体育锻炼以及脑力上的松懈。首先，过逸会导致气机不畅，从而使脾胃功能呆滞，心肺气血运行不畅，可见食少、胸闷腹胀、精神不振、肌肉松软、形体虚胖等。日久亦形成气滞血瘀、水湿痰饮内停等病变。其次，过度安逸，阳气失于振奋，会使脏腑组织功能减退，久则体质虚弱，正气不足，抵抗力下降，常见动则心悸，气喘汗出，工作能力下降，而且易发其他病证。另外，过度安逸还会使人精神懒散、意志消沉，从而产生失意和寂寞感，易致七情内伤之病。

3. 饮食失宜

饮食是人赖以生存和维持健康的基本条件，能提供给人能量和各种营养物质，维持人体新陈代谢，促进人体生长发育，而且合理地运用饮食治疗、饮食调养还可以影响病理变化过程，具有防病治病及保健的作用。但是，饮食失宜，如饥饱失常、饮食不洁、饮食偏嗜等，又可成为病因，导致疾病发生。

过饥为摄食不足，缺乏必需的营养供应，气血生化乏源，一方面使全身气血虚弱，脏腑功能减退：另一方面使人体正气不足，抗病能力减弱，导致病邪入侵而继发多种病症。另外，有意抑制食欲还可导致厌食等较为顽固的

身心疾病。而长期饮食过量、暴饮暴食或中虚脾弱而强食，超过了脾胃的受纳运化能力，以致脾胃难于消化转输而致病。

食无定时，饮食时间失宜，进食顺序颠倒，也会损伤脾胃，从而导致食积、腹胀、腹痛、呃逆、呕吐、泄泻等疾患。

饮食偏嗜或不洁也会导致腹胀痛、呕吐、泄泻等疾患。

4. 七情失节

喜、怒、忧、思、悲、恐、惊是引起内伤疾病的主要原因。任何不健康的情绪都会影响五脏六腑的正常运行，从而导致疾病。

七情致病是机体感受的情志刺激过于突然、强烈或过于持久，超过了人体本身生理的调节范围，导致气机紊乱，脏腑阴阳气血失调，从而引起疾病的发生。由于情志过激是造成内伤病的主要因素，故又称为"七情内伤"。

七情人人皆有，但情志反应过于强烈、突然，或曰激情暴发会大大威胁人的健康；而消极的情感，如痛苦、焦虑、不愉快、愤怒、压抑、烦恼、悲愤、沮丧、不满、敌对、挫折感等持续过久，也有害于人类身心健康，这种负面情绪会削弱人的抗病能力，使人丧失生活乐趣和前进的动力，甚至是一种重要的"促癌剂"。

情志活动的产生和维持有赖于脏腑的机能活动，以脏腑精、气、血、阴阳为物质基础。脏腑功能活动以五脏为中心，故情志活动与五脏关系密切。因此，情志活动必然会影响五脏。

影响情志变化的因素有很多，有社会、自然及人体先天条件、体质因素等。

5. 体质差异

体质的偏颇、个体脏腑、精、气、血、阴阳的盛衰及人格特点，会影响机体对情志刺激的耐受性及倾向性差异，甚至决定着情志病变是否发生以及病变的类型和具体脏器。

6. 外感因素

风、寒、暑、湿、燥、火是引起外感疾病的主要因素。任何气候变化都具有致病和非致病的双重性，而决定发病与否，则常在于个体的体质适应性及抵

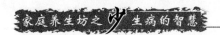

抗能力。当六邪超过人的适应能力时，则产生疾病。

二、养生的内容

养生可分为生理养生、心理养生、哲理养生三个路向。生理养生是指饮食、起居和劳逸等方面要遵循食饮有节，起居有常，不妄劳作。古人既不主张纵欲也不主张禁欲，而重视导欲、养欲、节欲，致中和即可。

心理养生指要消除过分的七情六欲。七情六欲是人正常的生理需求，但不能过度，要保持一种平和的心态。

哲理养生反映了人对人生、社会和身心的认识，明末清初思想家王夫之提出"六然""四看"，"六然"指自处超然、处人蔼然、无事澄然、处事断然、得意淡然、失意泰然；"四看"指大事难事看担当，逆境顺境看襟怀，临喜临怒看涵养，群行群止看见识。做到这些便能达到身心健康的佳境。

养生即贵生，要热爱生命，但又不能过分，否则就成了"厚生"。厚生与尊重生命的贵生不同，厚生强调增强营养，避免生病，然而往往容易造成害生。其实简朴的生活就是最好的养生，只是很多人不能坚持罢了，正如葛洪所说："非长生难也，闻道难也；非闻道难也，行之难也；非行之难也，终之难也。"

（一）养生法则

古人在长期的养生实践活动中，不断地研究人体生命活动现象和规律，探索衰老的机理，研究致病和导致早衰的原因和条件，并在中国古代哲学和传统文化的影响下，逐渐形成了一系列的养生原则。遵循这些原则，对于养生方法的制订、运用及其发展创新，都有重要的指导意义。

1. 顺应自然

在"天人合一"整体观的思想指导下，人以地之气生，四时之法成。人类生存于自然界中，人的生命活动与自然界息息相关。人与天地相应。

若能顺应自然养生，各种生理功能便可循其常性，节律有序而稳定，机体则处于阴阳和谐的健康状态；若违逆自然，则各种生理功能节律紊乱，适应外界变化和防御抗邪能力减弱，而易罹患疾病。

养生顺应自然，旨在要求人们在掌握自然规律的基础上，主动采取各种综合措施来顺应自然变化，使人体生理活动与自然变化节律同步，保持机体内外环境的协调统一，从而避邪防病、保健延衰，如春生、夏长、秋收、冬藏。

2. 形神共养

形，指形体，即脏腑身形；神，指以五神、五志为特征的心理活动。形神共养是以形神统一的生命观为其理论基础。形体为生命的基础，形具而神生，五脏及其所藏的精气是产生"五神"活动的物质基础。中医养生强调形神共养，养形以全神，调神以全形，最终达到"形与神俱，而尽终其天年"。

3. 惜精固本

精是构成人体和维持人体生命活动的有形精微物质，是生命之源，具有促进生长发育和生繁衍殖、化生血液、抗御邪气等多方面的作用，在人体生命活动中居于重要地位。故在养生中，中医学很重视保养精气以固先天之本，而肾则是主生长、发育、繁衍的主要器官。所以要固本，养肾为先。

4. 因人施养

因人施养是根据年龄、性别、体质、职业、生活习惯等不同特点，选择相应的养生方法。只有因人施养，方能有益于健康，达到养生之目的。

人的体质有偏于气虚、血虚、阴虚、阳虚、血瘀、痰湿、气郁之异，养生方法亦各有特点。另外，人的体质、生活习惯又受所处地域环境的影响，故养生尚需考虑不同区域的地理特点，采取相应的保健措施，充分利用有利于健康的各种因素，努力克服不良地理条件对人体的影响，使人类与自然的关系和谐统一，以达到防治疾病、益寿延年的目的。

养生就是"治未病"，是通过养精神、调饮食、练形体、慎房事、适寒暑

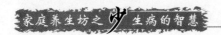

等方法实现的，是一种综合性的强身益寿的活动。

归结起来养生的原则是：未病先防、未老先养；天人相应、形神兼具；调整阴阳、补偏救弊；动静有常、和谐适度。

（二）养生方法

中医学十分重视养生，古今医家积累、总结的养生方法丰富多彩，主要可概括为以下几个方面。

1. 顺时养生

顺时养生是指顺应四时气候、物候变化的规律，从精神、起居、饮食、运动诸方面进行综合调理的养生方法。顺时养生的基本要求为春季宜疏肝凉宣，夏季宜泻心补气，长夏宜健脾燥湿，秋季宜润肺温补，冬季宜温肾填精。

风、寒、暑、湿、燥、火称为六邪。这六气发生变化会对人体产生影响，可能引发疾病。因此，春天多发风病、夏天多发暑病、长夏（夏末秋初）多发湿病、深秋多发燥病、冬天多发寒病。

"风"：四季均有，但以春风为主，因春主气，因此春天要注意风邪的入侵。

"寒"：冬天主寒气，人体血液运行迟缓，甚至凝结不通，不通则痛，因此冬季会出现各种疼痛疾病。

"暑"：夏天主暑气，热是特点，多发暑邪，发高热，烦渴。

"湿"：长夏主湿气，正当雨季，湿热就是我们常说的闷热天气，湿气伤脾胃，不思食欲，易患皮肤湿疹。

"燥"：秋天燥气，天气干燥，皮肤干燥，大便干结。

"火"：多是由于人体内因引发的，会使人体阴阳失衡，外因是诱因。火多是由于饮食等不良生活方式引起的。

2. 精神调理

精神调理是采用各种心理调节方法以保持心理平衡，维护和增强心理健康。历代养生家十分重视精神的调理，将之视为养生寿老之本法，防病治病之良药。精神调理的主要措施有：避免不良情绪的产生；抑制外界刺激的侵入；节制情绪以防过极；化解不良情绪。

3. 饮食调理

药膳食疗发源于我国传统的饮食和中医食疗文化，药膳是在中医学、烹饪学和营养学理论指导下，严格按药膳配方，将中药与某些具有药用价值的食物相配伍，采用我国独特的饮食烹调方法和现代科学方法制作而成的具有一定色、香、味、形的美味食品。

饮食调养是依据中医理论中食物的性味与人体不同体质，调整饮食，注意饮食宜忌，合理地摄取食物，以增进机体健康，从而抗衰延寿。饮食调养的内容很多，包括食物性味、合理搭配、食品的加工烹调、饮食的方式、饮食禁忌、因时因地因人调配饮食，以及药膳保健等内容。所以，饮食养生是最平常的事、必须的事，但也是最难做到的事。

4. 经络调理

经络调理是用中医的推拿、艾灸、拔罐、针灸、刮痧等方法，调节经络、脏腑、气血，从而使经络通畅，气血周流，脏腑机能协调。而药物保健则是借助药物，以强壮身体、益寿延年。

5. 动静调理

动则生阳，静则生阴。减少阳气的消耗，可延长人的寿命，正确的养生是动静相兼，刚柔相济。因为神属阳，在人的生命活动中是易于消耗的，难于清静内守，须养之以静。形属阴，易静而难以动，故养形以运动为贵，动的形式多种多样，如跑步、快步走、太极拳、气功、经络导引功等，各人可选择适合自己身体状况的运动。动以养形，静以养神，形神共养，才能阴阳平衡。偏于动养还是静养因人而异，阳虚者应以动养为主，阴虚者应以静养为主。

不论是脑力劳动还是体力劳动，都要消耗阳气，从而影响人的健康，但过度体力或脑力劳动都是不利于健康的。静养包括静坐、睡眠、闭目养神、练太极、听音乐等，这些活动可滋阴养心。另外，不管动还是静一定要适度。静功是控制阳气消耗的最有效的方法，把思维和形体都安静下来，从而保护阳气。可用调整呼吸使身心静下来。

6. 中药调理

医学的目的不仅仅是治疾病，更重要的是让人不生病！这一理念早在两千年前的《黄帝内经》中就已经明确指出："上工不治已病治未病。""治未病"的理念包括两层含义：一是未病先防，保健养生，预防疾病；二是既防病变，在生病早期要积极治疗，防止疾病进一步发展、复发或转变。每个人禀赋各异，体质殊同，药有四性五味、升降浮沉，如若通达药性，审而详之。宣通补泻，轻重缓急，用之得当必能燮理阴阳，条达气血，于养生保健、防病治病之功大矣。

中国古代有"不为良相，即为良医""秀才学医，笼中捉鸡"的民谚。其实中国古代很多人都学中医，养生防病，奉亲养老。所以学一点中医中药的知识会受用终生。

总之，养生要有一个正确的观念，也就是整体观念，要主动养生，无病保健，未病先防。

三、养生重在养阳

阳气就像人体内的太阳，给人体以光明和温暖，失去阳气，人体就失去了新陈代谢的活力，生命就终结了。阳气是我们生存的根本，它的强与弱取决于两个因素，一是先天之本，一是后天之力。父母的先天精气会影响孩子的身体状况，甚至决定孩子能否长寿，另外还要看他本人能不能巩固好后天之本，养护好体内阳气，阳气虽秉先天之精，合后天之力，但阳气毕竟是有限的，人活着会消耗阳气，总有一天阳气会耗尽的，也就是说人总有一天要死的。因此，我们必须珍惜父母给我们的生命力（阳气），好好养护阳气，这是长寿之本。因此，如何养护好人体的阳气就成为至关重要的命题了。

（一）养阳先养脾胃

我们这里讲的阳气即中医说的元气，土为元气之母，母气和，津液相成，神乃自生。土者万物之母。母得其养，则水火相济，木金交合，百诸邪自去，百病不生。脾胃与人的阳气密切相关，人体内的阳气因脾胃而滋生，各个器官摄取营养都要从胃而得来，由脾运化到各器官，脾胃功能正常，人体内的阳气才能生长充实。

养脾胃要记牢：动为纲，素为常，酒少量，莫惆怅。

（二）养阳必养肾

肾为一身之阳，就如人体内的太阳，温煦、照耀着全身，滋养着人体的阳气。因此，养好肾才能保证人体气血畅通，阳气充足。所以养阳一定要先养好肾。就好像人如果是一棵大树，肾就是树根。因此，肾永远只有补而没有泻的说法。

补肾是很有讲究的，不能盲目地补，首先要养护好现存的肾，然后再想怎么去补。不能一边补，一边又大量消耗。补肾先要固摄元气，每天吃好、睡好、保持心情愉快也是对肾的一种保护。养肾一定要节制性生活，这是保护肾的基础措施。

第二章　养生的理论基础

　　《黄帝内经》不仅是中国三大奇书之一，而且也是国学五经之一，《黄帝内经》在国学经典中具有独特的地位，是我国最早的一部医学典籍，确立了以阴阳学说和五行学说为基础的中医发展理论。这部典籍以生命为中心，运用朴素的唯物论和辩证法思想，对人体的解剖、生理、病理以及疾病的诊断、治疗与预防做了全面的阐述。《黄帝内经》中的养生知慧经过几千年的洗练，被各代医学家所验证，并为我们科学养生提供了理论基础。

一、阴阳学说

　　阴阳学说认为，世界是物质的，物质世界是在阴阳二气的相互作用下发生、发展、变化着的。用阴阳学说认识世界的关键在于分析既相互对立，又相互统一，相反相成的阴和阳两种物质势力之间的关系以及变化规律。

　　作为中医学的独特思维方法，阴阳学说影响了中医学理论的形成和发展，并成为中医学理论体系的重要组成部分，它广泛地用于阐释人体的生命活动和病理变化，指导着人们对疾病的诊断、治疗及预防。

　　阴阳既可表示自然界相反相成的两种事物、现象及其属性，也可表示一事物内部存在的既对立又统一的两个方面。如天与地，日与月，水与火；又如寒与热，升与降，明与暗等。一般而言，凡是运动的、外向的、上升的、温热的、明亮的、无形的、兴奋的都属于阳，而相对静止的、内向的、下降的、寒凉的、晦暗的、有形的、抑制的都属于阴。

将阴阳的属性引入医学领域，则把人体中具有中空、外向、弥散、推动、温煦、兴奋、升举等特性的事物及现象统属于阳，将具有实体、内守、凝聚、滋润、抑制、沉降等特性的事物和现象统属于阴，如心、肝、脾、肺、肾为阴，小肠、胆、胃、大肠、膀胱为阳。

阴阳之间的相互关系是阴阳学说的核心内容，可以概括为阴阳的交感相错、对立制约、互根互用、消长平衡和相互转化五个方面。

阴阳学说在中医中用以说明人体的组织机构；解释人体的生理活动；解释人体的病理变化；分析病因的阴阳属性；分析病理变化的基本规律；指导疾病的诊断；指导疾病的预防。

二、五行学说

阴阳学说与五行学说合称为阴阳五行，是上古认识自然和解释自然的世界观和方法论，阴阳是古人认识宇宙一切事物的基本观点。含有朴素的系统论思想。

五行学说认为，宇宙间的万事万物可以在不同层次上分为木、火、土、金、水五类，从而构成不同级别的系统结构；五行之间的生克制约，维系着系统内部和系统之间的相对稳定。因此，五行学说也是研究事物内部和事物之间最一般功能结构关系的理论。

中医学在解释人与自然的关系、人体自身的整体性和系统性、人体各系统之间的相互联系以及临床诊断、病理分析、治疗用药、药理分析、针刺腧穴配伍等各个层面，都广泛地运用了五行学说。

五行学说也在中医理论的建构和临床实践中得到了广泛的应用。人体五脏系统的建立、天人相应的阐释、五脏生理联系的认识、疾病发生和病机传变的辨析、诊法辩证的确立以及治则治法的确定，都与五行学说有着直接的联系。

在古人看来，金、木、水、火、土五行是构成世界万物的五种基本物质，它充盈天地，无所不在。中医学阴阳和五行理论与西方解剖学理论有很大差异，中医理论认为人体是一个完整的系统。中医用自然界的五种元素金、木、水、火、土不同的特性来比拟人体的五个主要器官：肺、肝、肾、心、脾。每一个器官对应一种元素，肺对应金；肝对应木；肾对应水；心脏对应火；脾对应土。人体的脏腑与五行有着密切的关系（图2-1）。

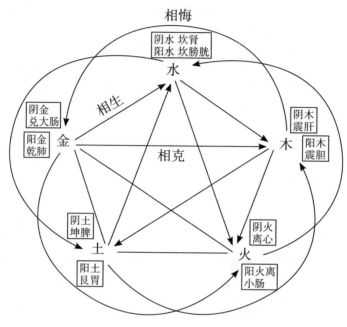

图2-1 五脏与五行

五行学说是以木、火、土、金、水的特性认识和分析事物及现象的属性，并运用五行生克规律阐释事物之间相互关系的哲学理论。五行学说的主要理论包括五行的概念与特性、事物的五行归类和推演以及五行的生克乘侮关系。

五行的特性被抽象出来，并作为分析归纳各种事物现象的属性及研究各类事物内部相互联系的依据，进而采用取象比类和推演络绎的方法，将某方面相同、相近、相似性质的事物或现象分归于五行之中。这样五行不再特指某种自然物，而是具有一定属性或功能的某种事物和现象的代称或符号，它是一种概念。

古代中国人并没有任何解剖学的知识，人体内部的器官对大多数人而言是非常抽象的，除了想象之外，没有什么好办法可以用来解释。人们无法说明器官的形体、性质、功能，而自然界的五行却能很形象地帮助人们理解其特性，因此，五行的观点非常适合描述人体器官的性质和功能，也为医生思考和演绎疾病的成因提供了灵感。

五行学说是中国传统文化之精髓，是说明物质的属性与物质之间的相互关系的理论。

木的特性是生发、柔和、条达舒畅；

火的特性是温热、升腾、明亮；

土的特性是生化、承载、受纳；

金的特性是清洁、清肃、收敛；

水的特性是寒凉、滋润、向下运行。

古人在长期的生活和生产实践中认识到木、火、土、金、水是必不可少的最基本物质，并由此引申认为世间一切事物都是由木、火、土、金、水这五种基本物质之间的运动变化生成的，这五种物质之间存在着既相互滋生又相互制约的关系，它们在不断地相生相克运动中维持着动态的平衡，这就是五行学说的基本涵义。

（一）五行相生与制约

五行学说认为，五行之间存在着生、克、乘、侮的关系。五行的相生相克关系可以解释事物之间的相互联系，而五行的相乘相侮则可以用来表示事物之间平衡被打破后的相互影响。

相生即相互滋生和相互助长。五行相生的次序是：木生火，火生土，土生金，金生水，水生木。

相克即相互克制和相互约束。五行的相克次序为：木克土，土克水，水克火，火克金，金克木。

相生相克是密不可分的，没有生，事物就无法发生和生长；而没有克，事物无所约束，就无法维持正常的协调关系。只有保持相生相克的动态平衡，才能使事物正常地发生与发展。

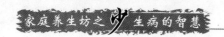

（二）五行与五脏

中医认为人体器官不是独立存在的，每个器官都是一个系统，它包含了器官本体及器官相对应的经络和穴位。

五脏六腑是中国人用了几千年的名词，它是指人体内的主要器官。人体内器官分两大类，脏和腑，脏是指实心或有机构的器官，有心、肝、脾、肺、肾；腑则是指空心的器官，有小肠、胆、胃、大肠、膀胱，中医把人体的胸腔和腹腔合起来称第六腑，叫三焦。在中医里脏为阴脏，腑为阳腑。

中医学认为，人这一有机整体是以五脏为核心的一个极为复杂的统一体，它以五脏为主，配合六腑，以经络为网络，联系躯体组织器官，形成五大系统。这是中医学系统论的一部分。所以要谈中医养生就不得不说五脏之间的内在联系和相互滋生的关系。

1. 相互滋生的关系

肝属木滋心；心属火滋脾；脾属土滋肺；肺属金滋肾；肾属水滋肝。

肝木生心火，即肝木济心火。肝藏血，心主血脉，肝藏血功能正常有助于血脉功能正常发挥。

心火生土脾，即心火温脾土。心主血脉、主神志；脾主运化，生血统血。心功能正常，血能养脾，脾才能发挥运化、生血、统血的功能。

土脾生金肺，即脾土助肺金。脾能益气，化生气血，转输精微以充肺，促进肺主气的功能，使之宣肃正常。

金肺生肾水，即肺金养肾水。肺主清肃，肾主藏精，肺气肃降有助于肾藏精、纳气、主水之功。

肾水生肝木，即肾水滋肝木。肾藏精，肝藏血，肾精可化肝血，以助肝功能的正常发挥。

这种五脏相互滋生的关系，就是用五行相生理论来阐明的。

2. 相互制约的关系

用五行相克说明五脏间的相互制约关系：

肾水克心火，肾水能制约心火，肾水上济于心，防止心火之亢。

心火克肺金，心火制约肺金，心火之阳热抑制肺气清肃之太过。

肺金克肝木，肺金制约肝木，肺气清肃太过，抑制肝阳的上亢。

肝木克脾土，肝木制约脾土，肝气条达，可疏泄脾气之壅滞。

脾土克肾水，脾土制约肾水，脾土的运化，能防止肾水的泛滥。

3. 相乘的关系

相乘、相侮是事物发展变化的反常现象。相乘是乘虚侵袭的意思，相克太过了，超过了正常的制约程度。

4. 相侮的关系

相侮是相克的反向，又叫反克。这种五脏之间的相互制约关系，就是用五行相克理论来说明和诊断疾病。

（三）五行、五色、五官、五音与情感

1. 五色

（1）肝色青：属木、青色应肝，想要面色红润，宜多食青菜等素食，如糙米、牛肉、枣、葵。

（2）心色赤：属火，赤色应心。宜食西红柿、橘子、红苹果、赤小豆、犬肉、李、韭，想要面若桃花，可补维生素C丰富的食物。

（3）肺色白：属金，白色应肺。可常食富含蛋白质的食物，如豆浆、牛奶一类。想肌肤美白，宜食麦、羊肉、杏、韭。

（4）脾色黄：属土，黄色应脾。宜食味甘的食物，如胡萝卜、蛋黄、大豆、栗，所以面色暗沉的人，可辅以黄色。

（5）肾色黑：属水，黑色应肾。肤色较深的人应少吃色素添加过多的食物，宜食黑豆、黑芝麻、桃、葱。

在中医的五色和五脏的配属里，肝主青色，这个青色并不是我们平时所见的青草、树叶的绿色，而是苍色。肝是从肾水里面生发出来的，苍这个颜色是

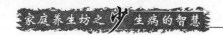

黑色与青色的过渡之色。

2. 五官

（1）鼻为肺之官。鼻孔为肺气所主，所以肺开窍于鼻，只要人的肺有疾病，首先就会表现在鼻子上。这里讲的鼻子主要指的是鼻孔里边，肺热则鼻孔出气粗、气热；肺寒则鼻孔冒凉气。比如当人得肺病的时候，就会出现喘息鼻胀的症状。

（2）目为肝之官。肝开窍于目，得了肝病就会在眼睛上有所表现，一般得肝病的人两个眼角会发青。孩子如果受到惊吓，鼻梁处常会出现青筋或者青痕，这也与肝有关联。

（3）口唇为脾之官。脾开窍于口。得脾病的人会出现唇黄或者嘴唇四周发黄、嘴唇脱皮、流血等症状，这是阳明燥火太盛造成的。

（4）舌为心之官。心脏有疾病一般会出现舌头不灵活、舌卷缩等症状。口误或经常说错话也是心气不足的象。心病还会表现在印堂处，印堂位于两眉之间，此处如果突然地发红，而且图案如灯花状，是心神将散的象，叫"祸福在旦夕间"，可能会有重病突发。印堂发黑也不是件好事，这相当于水气凌心，就是肾水太多，心火太弱，肾水上来心火的功能就发挥不了，这也是一个很危险的信号。

（5）耳为肾之官。肾开窍于耳。耳朵的病都跟肾相关。得肾病的人会有耳聋、耳鸣的症状。

五官通利，则五味、五色、五音方能俱辨。中医认为五官与脏腑器官的关系极为密切，通过了解五官的病变就可以发现隐藏在身体内的五脏的病变，所以我们要时刻留心五官的变化，这样才能留意到相关联的五脏的情况。具体到五官的养生方法，其实很简单：常闭眼，养神（肝）；少说话，养心；平稳呼吸，养肺；多食美味，养口（脾）；少惹烦杂，非礼勿听，养肾。

3. 五脏与五情的关系

（1）"心在志为喜"。这是指心的生理功能和精神情志与"喜"有

18

关。《素问·举痛论》中说："喜则气和志达，营卫通利。"喜悦的过程，犹如人体能源的释放过程，获得释放的能源将形成原动力，展开新的精神活动，并支配着身体活力，从而创造出新的业绩。"喜"能提高人的大脑及整个神经系统的活力，充分发挥机体的潜能，提高脑力和体力劳动的效率和耐久力，使人感到生活和工作中充满乐趣和信心，从而动起来显得轻松有力、敏捷、准确、精力充沛；"喜"能使心脏、血管的肌肉运动加强，血液循环加快，新陈代谢水平提高；"喜"能扩张肺部，使呼吸运动加强，肺活量增大，有利于肺部二氧化碳和氧气的交换；"喜"能加强消化器官的运动，增加消化液的分泌，从而增进食欲，帮助消化，促进新陈代谢。

（2）"肝在志为怒"。"怒"是人们受到外界刺激时的一种强烈的情绪反应，是一种不良的情志刺激。怒与肝的关系最为密切，故称"肝在志为怒"。一方面，大怒可以伤肝，导致疏泄失常，肝气亢奋，血随气涌，可见面红目赤，心烦易怒，甚则可见吐血、衄血、卒然昏倒、不省人事。另一方面，如肝失疏泄，也可致情志失常，表现为情绪不稳，心烦易怒。

（3）"脾在志为思"。"思"是人体意识思维活动的一种状态。人思虑的情志活动主要是通过脾来表达的。思是人精神高度集中进行思考、谋虑的一种情志。当人沉湎于思考或焦虑时，往往会出现饮食无味、食欲下降。有的妇女因为工作紧张或思想高度集中导致月经量少、经期紊乱等，这与脾主统血的功能相一致。

（4）"肺在志为忧（悲）"。古代医家对忧愁的患者仔细观察分析后发现，肺是表达人忧愁、悲伤情志活动的主要器官。当人因忧愁而哭泣时，会痛哭流涕，涕是肺分泌的黏液。人哭泣的时候，肺气盛，黏液分泌增多，而肺开窍于鼻，所以涕就从鼻中流出了。肺主气，为声音之总司，忧愁悲伤哭泣还会导致声音嘶哑、呼吸急促等。肺主皮毛，故忧愁会使人面部的皱纹增多。

（5）"肾在志为恐"。肾是人们表达惊恐之志的主要脏器。恐是人们对事物惧怕的一种精神状态，是对机体的一种不良刺激。《素问·举痛论》说："恐则气下，惊则气乱。"这句话即是说明惊恐的刺激对机体气机的运行可产生不良的影响。"恐则气下"是指人在恐惧状态中，上焦的气机闭塞不畅，可使气迫于下焦，则下焦产生胀满，甚则遗尿。"惊则气乱"是指机体正常的生理活动可因惊慌而产生一时的扰乱，出现心神不定、手足无措等现象。

4. 五脏与五音的关系

从音乐对身体的影响来说，益脾的音为"宫"音［duo-1］；健肺的音为"商"音［ruai-2］；活肝的音为"角"音［mi-3］；养心的音为"徵"音［sou-5］；补肾的音为"羽"音［la-6］。

中医认为脏腑功能和心理因素能够相互影响，所以音乐也能够对相应的情绪起到促进或者抑制的作用。

5. 五脏与季节的关系

（1）春内应肝脏，春季阳气初生，大地复苏，万物生发向上，应根据春季的特性因势利导，春宜升补，应用桑叶、菊花、生姜等升散之品充分调动人体内的阳气，使气血调和。

（2）夏内应心脏，夏季炎热，火邪炽盛，万物繁茂，夏令之时人体脏腑气血旺盛，夏宜清补，应采用金银花、荷叶、莲子等清淡、清热之品调节人体阴阳气血。

（3）长夏内应脾脏，长夏值夏、秋之际，天热下降，低湿上蒸，湿热相缠，长夏宜淡补，应采用赤小豆、绿豆、藿香等淡渗之品利湿健脾，以达到气血生化有源。

（4）秋内应肺脏，秋季阳气收敛，阴气滋长，气候干燥，此时五脏刚从夏季旺盛的代谢中舒缓过来，秋宜凉补，此时应采用百合、黑芝麻等滋阴生津之品，以调节夏季脏腑功能的失调。

（5）冬内应肾脏，冬季天气寒冷，阳气深藏，冬宜温补，此时应根据冬季封藏的特点，以桂圆、核桃仁、阿胶等温补之品来滋补人体气血，从而使脏腑的气血旺盛，适应自然界的变化。

五行、五脏、五味、五色、五官、五情、五季之间息息相关、密不可分，只要掌握了它们的相互关系，并应用到日常的养生中，相信您自会有一个健康的体魄。

（四）阴阳五行与脏腑的表里关系

1. 心与小肠互为表里

心是脏腑中最重要的器官，起着主导和支配的作用。中医认为心主神志，心与人们的思维意识活动有关，如我们经常说"用心想一想"，这讲的就是心在人思维活动中的作用。心是人体血液循环的动力，血液通过心脏的搏动输送到全身，心血的盛衰可以从脉搏、舌质的变化上反映出心的生理及病理变化。

心与小肠互属表里，心属里，小肠属表，心之阳气下降于小肠，帮助小肠区别食物中的精华和糟粕。如果心火过盛，可移热于小肠，出现小便短赤、灼痛、尿血等症状，反之，小肠有热也可引起心火亢盛，出现心中烦热、面红、口舌生疮等症状。

2. 肝与胆互为表里

肝具有调节某些精神情志活动、贮藏血液和调节血量的功能，还能协助脾胃消化食物。肝开窍于目，肝脏如果有问题常会引起各种眼病。

胆附于肝，胆所贮藏的胆汁是由肝分泌来的，"借肝之余气，溢入于胆，积聚而成"。

肝胆互为表里，肝的疏泄功能正常，才能保证胆汁的贮存和排泄功能正常，胆汁排泄通畅，肝才能发挥其疏泄之性。肝胆发病时互相影响，所以在治疗时往往肝胆同治。

3. 脾与胃互为表里

脾胃主管饮食的消化、吸收和传输营养、水分，以供人体各个组织器官的需要，故有"脾胃为后天之本"之说。此外脾还有调节水蔽、统血、主肌肉四肢的功能。胃主要是消化食物。脾与胃都是消化食物的主要脏腑，二者经脉互相联系，构成表里关系。胃主受纳，脾主运化，共同完成消化吸收和运输营养物质的任务。胃主降，水谷得以下行，便于消化，脾主升，水谷精微才能输布

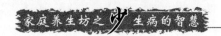

到全身。

4. 肺与大肠互为表里

肺是呼吸器官，主一身之气，肺的功能正常，则气道通畅，呼吸均匀和调。如果肺气不足，则可出现呼吸减弱，身倦无力，气短自汗等全身虚弱的症状。肺主肃降，通调水道，下输膀胱，保持小便通利。大肠的主要功能是吸收水分，排泄槽粕。

大肠的传导有赖于肺气的肃降，肺气肃降则大便传导正常，粪便排出通畅。若大肠积滞不通，反过来也会影响肺气的肃降。

5. 肾与膀胱互为表里

肾的主要功能是藏精，一是禀于父母之精，称为先天之精，是人体生殖发育的根本；二是来源于脾胃的水谷之精，称为后天之精，是维持人体生命活动的物质基础。肾藏命门之火，命门之火不足，常导致全身阳气虚弱，会发生各种疾病。肾主水、主骨、生髓，与人体的生殖、生长发育、衰老、水液代谢有密切关系。

膀胱的主要功能是贮尿和排尿。膀胱的排尿功能和肾气盛衰有密切关系。肾气充足，尿液可以及时分泌于膀胱并排出体外，若肾气虚而不能固摄，就会出现小便频繁，遗尿或失禁，肾虚气化不及，则会出现尿闭或小便不畅。

第三章　体质养生

　　体质，是指人的生命活动和劳动工作能力的物质基础。简要地说，体质是指人体自身的质量，是人体在形态、生理、生化和行为上相对稳定的特征。体质可以反映人体的生命活动、运动能力的水平，因此，体质是养生健身的依据。身体运动是人的自然属性，同时又是生命活动得以充分发展的必要条件，反映着人的社会属性。

　　"体质"和"健康"的概念是不同的。同样是健康的人，其体质却千差万别，一个人体质的强弱要从形态、功能、身体素质、对环境气候适应能力和抗病能力等多方面进行综合评价。体质包括体格、体能和适应能力几个方面。

　　体格是指人体的形态结构，包括人体生长发育的水平、身体的整体指数与比例（体型）以及身体的姿态。

　　体能是指人体各器官系统的机能在肌肉活动中表现出来的能力。它包括身体素质（力量、速度、灵敏、柔韧、耐力等）和身体基本活动能力（走、跑、跳、投、攀登、举起重物等能力）。

　　适应能力是指人在适应外界环境中所表现的机能与能力，它包括对外界自然环境、社会环境的适应力和对疾病的抵抗力。也可以说适应能力就是我们平时说的心理状态。所以，一个健康的人除了体格健康之外心理也得健康。

一、中医体质的分类与判定

　　判断体质，要从辨别阴阳开始。就人体而言，左眼为阳，右眼为阴。上半

23

身为阳，下半身为阴。后背为阳，前胸为阴。左半身为阳，右半身为阴。脏是阴，腑是阳。内敛的属阴，开放的是阳。

疾病也分阴阳、表里、虚实、寒热，这称为"八纲辩证"，表为阳，里为阴，虚为阴，实为阳，寒为阴，热为阳。

所谓阴证是指舌苔淡，气短懒言，口不渴，面色暗淡，脉沉细无力，精神委靡，身倦肢冷，尿清便溏。

所谓阳证是指舌苔黄，脉数有力，神烦气粗，声大多言，口渴饮冷，面红身热，尿赤便干。

从阴阳的角度来判断体质，主要可以分三类：偏阴体质、偏阳体质和平和体质。

偏阳体质的人往往偏热，偏燥，偏动，偏亢奋，其中偏热是主要的，他们怕热，喜欢喝水。这种人平时应多动少静。

偏阴体质的人往往偏寒怕冷，偏湿，偏静，偏低沉，常见阳气不足，脏腑功能偏弱，如痰湿、痰饮。

（一）中医体质分类

2009年4月9日我国《中医体质分类与判定》标准发布，这是养生保健、健康管理的依据，使体质分类科学化、规范化。标准将体质分为平和体质、气虚体质、阳虚体质、阴虚体质、痰湿体质、湿热体质、血瘀体质、气郁体质、特禀体质九种类型。

1. 平和质（A型）

总体特征：阴阳气血调和，以体态适中、面色红润、精力充沛等为主要特征。

形体特征：体形匀称健壮。

常见表现：面色、肤色润泽，头发稠密有光泽。目光有神，色明润，嗅觉通利，唇色红润。不易疲劳，精力充沛。耐受寒热，睡眠良好，胃纳佳，二便正常。舌色淡红，苔薄白，脉和缓有力。

心理特征：性格随和开朗。

发病倾向：平素患病较少。

对环境适应能力：对自然环境和社会环境适应能力较强。

2. 气虚质（B型）

总体特征：元气不足，以疲乏、气短、自汗等气虚表现为主要特征。

形体特征：肌肉松软不实。

常见表现：平素语音低弱，气短懒言，容易疲乏，精神不振，易出汗，舌淡红，舌边有齿痕，脉弱。

心理特征：性格内向，不喜冒险。

发病倾向：易患感冒、内脏下垂等病，病后康复缓慢。

对外界环境适应能力：不耐受风、寒、暑、湿邪。

3. 阳虚质（C型）

总体特征：阳气不足，以畏寒怕冷、手足不温等虚寒表现为主要特征。

形体特征：肌肉松软不实。

常见表现：畏冷，手足不温，喜热饮食，精神不振，舌淡胖嫩，脉沉迟。

心理特征：性格多沉静、内向。

发病倾向：易患痰饮、肿胀、泄泻等病；感邪易从寒化。

对外界环境适应能力：耐夏不耐冬；易感风、寒、湿邪。

4. 阴虚质（D型）

总体特征：阴液亏少，以口燥咽干、手足心热等虚热表现为主要特征。

形体特征：体形偏瘦。

常见表现：手足心热，口燥咽干，鼻微干，大便干燥，喜冷饮，舌红少津，脉细数。

心理特征：性情急躁，外向好动，活泼。

发病倾向：易患虚劳、失精、不寐等病；感邪易从热化。

对外界环境适应能力：耐冬不耐夏，不耐受暑、热、燥邪。

5. 痰湿质（E型）

总体特征：痰湿凝聚，以形体肥胖、腹部肥满、口黏苔腻痰湿为主要特征。

形体特征：体形肥胖，腹部肥满松软。

常见表现：面部皮肤油脂较多，多汗且黏，胸闷，痰多，口黏腻或甜，苔腻，喜食肥甘甜黏，脉滑。

心理特征：性格偏温和、稳重，善于忍耐。

发病倾向：易患消渴、中风、胸痹等病。

对外界环境适应能力：对梅雨季节及湿重环境适应能力差。

6. 湿热质（F型）

总体特征：湿热内蕴，以面垢油光、口苦、苔黄腻等湿热表现为主要特征。

形体特征：形体中等或偏瘦。

常见表现：面垢油光，易生痤疮，口苦口干，身重困倦，大便黏滞或燥结，小便短黄，男性易阴囊潮湿，女性易带下增多，舌质偏红，苔黄腻，脉滑数。

心理特征：容易心烦急躁。

发病倾向：易患疮疖、黄疸、热淋等病。

对外界环境适应能力：对夏末秋初湿热气候、湿重或气温高的环境较难适应。

7. 血瘀质（G型）

总体特征：血行不畅，以肤色晦黯、舌质紫黯等血瘀表现为主要特征。

形体特征：胖瘦均见。

常见表现：肤色晦黯，色素沉着，容易出现瘀斑，口唇黯淡，舌黯或有瘀点，舌下络脉紫黯或增粗，脉涩。

心理特征：易烦，健忘。

发病倾向：易患症瘕及痛证、血证等。

对外界环境适应能力：不耐受寒邪。

8. 气郁质（H型）

总体特征：气机郁滞，以神情抑郁、忧虑脆弱等气郁表现为主要特征。

形体特征：形体瘦者为多。

常见表现：神情抑郁，情感脆弱，烦闷不乐，舌淡红，苔薄白，脉弦。

心理特征：性格内向、不稳定、敏感多虑。

发病倾向：易患脏躁、梅核气、百合病及郁证等。

对外界环境适应能力：对精神刺激适应能力较差，不适应阴雨天气。

9. 特禀质（I型）

总体特征：先天失常，以生理缺陷、过敏反应等为主要特征。

形体特征：一般无特殊；先天禀赋异常或有畸形、生理缺陷。

常见表现：过敏体质者常见哮喘、风团、咽痒、鼻塞、喷嚏等；患遗传性疾病者有垂直遗传、先天性、家族性特征；患胎传性疾病者具有母体影响胎儿个体生长发育及相关疾病特征。

心理特征：随禀质不同情况各异。

发病倾向：过敏体质者易患哮喘、荨麻疹、花粉症及药物过敏等；遗传性疾病如血友病、先天愚型等；胎传性疾病如五迟（立迟、行迟、发迟、齿迟和语迟）、五软（头软、项软、手足软、肌肉软、口软）、解颅、胎惊等。

对外界环境适应能力：适应能力差，如过敏体质者对易致过敏季节适应能力差，易引发宿疾。

　　需要说明的是，现代都市人的体质不能简单地以燥热、虚寒划分，有的人从表现看两种以上体质兼而有之。一些人体形较胖容易上火，但是吃点生冷的东西就拉肚子；还有的人体形偏瘦，明显脾胃虚弱，但又有热象。这主要是因为现代都市人有抽烟、喝酒、熬夜、不当饮食、少运动等不良生活方式，从而导致体质的多样化，但是每个人的体质都会表现出主要症状，因此，我们采取了评分判定"是""基本是""否"以及"倾向是"的体质判定方法，以判定

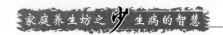

出主（是）次（倾向是）体质。

（二）体质的成因

体质是由先天和后天的因素共同作用而形成的，是人体秉承先天（父母）遗传、受后天多种因素影响所形成的与自然、社会环境相适应的功能和形态上的固有特性。体质反映机体内阴阳运动形式的特性，这种特殊性由脏腑盛衰所决定，并以气血为基础。

体质的形成是机体内外多种复杂的因素共同作用的结果。体质主要与先天及后天两方面因素有关，同时也与年龄、性别、地理等因素有关。

1. 先天因素

先天因素起决定性的作用，是出生时就禀受的一切特征，包括父母双方报禀的遗传性，又包括子女在母体内发育过程中的营养状态，以及在此期间父母给予的影响。同时父母的元气盛衰、营养状况、生活方式、精神因素等都直接影响着"父精"的质量，从而影响到后代禀赋的强弱。

2. 后天因素

人的体质在一生中并非一成不变，而是在后天因素的影响下变化着。良好的生活环境，合理的饮食、起居，稳定的心理情绪，年龄性别，地理环境，劳动和运动等都影响着人的体质。

（三）中医体质判定方法

1. 判定方法

回答"中医体质分类与判定表"中的全部问题，每一问题按5级评分：没有（根本无）1分；很少（有一点）2分；有时（有些）3分；经常（相当）4分；总是（非常）5分。原始分=各个条目分值相加。

转化分数=［（原始分-条目数）/（条目数×4）］×100。

判定标准：平和质为正常体质，其他8种体质为偏颇体质。

2. 中医体质判定条件（表3-1）

表3-1 平和质与偏颇体质判定标准表

体质类型	条 件	判定结果
平和质	转化分≥60分	是
	其他8种体质转化分均<30分	
	转化分≥60分	基本是
	其他8种体质转化分均<40分	
	不满足上述条件者	否
偏颇体质	转化分≥40分	是
	转化分30~39分	倾向是
	转化分<30分	否

（1）平和质（A型）（表3-2）原始分：

表3-2 平和质测试表 转化分＝（原始分/32）×100

请根据近一年的体验和感觉，回答以下问题	没有 根本无	很少 有一点	有时 有些	经常 相当	总是 非常
（1）您体力充沛吗？					
（2）您容易疲乏吗？*					
（3）您说话声音低弱无力吗？*					
（4）您感觉胸闷不乐情绪低吗？*					
（5）您比一般人耐受不了寒冷（寒冷夏天的冷空调电扇等）吗？*					
（6）您能适应外界自然和社会环境变化吗？					
（7）您容易失眠吗？*					
（8）您容易忘事（健忘）吗？*					

（注：标有*的条目需逆向计分，即1→5，2→4，3→3，4→2，5→1，再用公式转化分）

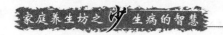

（2）气虚质（B型）（表3-3）原始分：

表3-3　气虚质测试表　转化分＝（原始分/32）×100

请根据近一年的体验和感觉，回答以下问题	没有 根本无	很少 有一点	有时 有些	经常 相当	总是 非常
（1）您容易疲乏吗？？					
（2）您容易气短（呼吸短促，喘不上气）吗？					
（3）您容易心慌吗？					
（4）您容易头晕或站起时眩晕吗？					
（5）您比别人容易患感冒吗？					
（6）您喜欢安静，懒得说话吗？					
（7）您说话声音低弱无力吗？					
（8）您活动量稍大就容易出虚汗吗？					

（3）阳虚质（C型）（表3-4）原始分：

表3-4　阳虚质测试表　转化分＝（原始分/28）×100

请根据近一年的体验和感觉，回答以下问题	没有 根本无	很少 有一点	有时 有些	经常 相当	总是 非常
（1）您手脚发凉吗？					
（2）您胃脘、背部、腰膝部怕冷吗？*					
（3）您感到怕冷衣服比别人穿得多吗？*					
（4）您冬天更怕冷，夏天不喜欢冷空调、电扇吗？*					
（5）您比别人更容易患感冒吗？*					
（6）您吃（喝）凉的东西会感到不舒服或者怕吃（喝）凉的东西吗？					
（7）您受凉或吃（喝）凉的东西后，容易腹泻拉肚子吗？*					

（注：标有*的条目需逆向计分，即1→5，2→4，3→3，4→2，5→1，再用公式转化分）

（4）阴虚质（D型）（表3-5）原始分：

表3-5　阴虚质测试表　转化分＝（原始分/32）×100

请根据近一年的体验和感觉，回答以下问题	没有 根本无	很少 有一点	有时 有些	经常 相当	总是 非常
（1）您感到脚心发热吗？？					
（2）您感觉身体、脸上发热吗？					
（3）您皮肤或口唇干吗？					
（4）您口唇的颜色比一般人红吗？					
（5）您容易便秘或大便干燥吗？					
（6）您面部两颊潮红或偏红吗？					
（7）您感到眼睛干涩吗？					
（8）您感到口干咽燥，总想喝水吗？					

（5）痰湿质（E型）（表3-6）原始分：

表3-6　痰湿质测试表　转化分＝（原始分/32）×100

请根据近一年的体验和感觉，回答以下问题	没有 根本无	很少 有一点	有时 有些	经常 相当	总是 非常
（1）您感到胸闷或腹部胀满吗？					
（2）您感觉身体沉重不轻松或不爽快吗？					
（3）您腹部肥满松软吗？					
（4）您有额部油脂分泌多的现象吗？					
（5）您上眼睑比别人肿（上眼睑有轻微隆起的现象）吗？					
（6）您嘴里有黏黏的感觉吗？					
（7）您平时痰多，特别是感到咽喉部总有痰堵着吗？					
（8）您舌苔厚腻或有舌苔厚厚的感觉吗？					

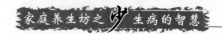

（6）湿热质（F型）（表3-7）原始分：

表3-7 湿热质测试表 转化分＝（原始分/28）×100

请根据近一年的体验和感觉，回答以下问题	没有 根本无	很少 有一点	有时 有些	经常 相当	总是 非常
（1）您脸或鼻有油腻感或者油亮发光吗？					
（2）您脸上易生座疮或皮肤易生疮疖吗？					
（3）您感到口苦或嘴里有苦味吗？					
（4）您大便有粘滞不爽或解不尽的感觉吗？					
（5）您小便时尿道有发热感、尿色浓（深）吗？					
（6）您带下色黄（白带颜色发黄）吗？ （限女性回答）					
（7）您的阴囊潮湿吗？（限男性回答）					

（7）血瘀质（G型）（表3-8）原始分：

表3-8 血瘀质测试表 转化分＝（原始分/28）×100

请根据近一年的体验和感觉，回答以下问题	没有 根本无	很少 有一点	有时 有些	经常 相当	总是 非常
（1）您的皮肤在不知不觉中会出现青紫瘀斑 （皮下出血）吗？					
（2）您两颧部有细微红斑吗？					
（3）您身上有哪里疼痛吗？					
（4）您有额部油脂分泌多的现象吗？					
（5）您面色晦暗或容易出现褐斑吗？					
（6）您会出现黑眼圈吗？					
（7）您容易忘事（健忘）吗？					
（8）您口唇颜色偏黯吗？					

（8）气郁质（H型）（表3-9）原始分：

表3-9　气郁质测试表　转化分＝（原始分/28）×100

请根据近一年的体验和感觉，回答以下问题	没有根本无	很少有一点	有时有些	经常相当	总是非常
（1）您感到闷闷不乐、情绪低沉吗？					
（2）您精神紧张、焦虑不安吗？					
（3）您多愁善感、感情脆弱吗？					
（4）您容易感到害怕或受到惊吓吗？					
（5）您胁肋部或乳房胀痛吗？					
（6）您无缘无故叹气吗？					
（7）您咽喉有异物感，口吐不出，咽不下吗？					

（9）特禀质（I型）（表3-10）原始分：

表3-10　特禀质测试表　转化分＝（原始分/28）×100

请根据近一年的体验和感觉，回答以下问题	没有根本无	很少有一点	有时有些	经常相当	总是非常
（1）您没有感冒也会打喷嚏吗？					
（2）您没有感冒也会鼻痒、流鼻涕吗？					
（3）您有因季节变化、地理变化或异味等原因而喘促的现象吗？					
（4）您容易过敏（药物、食物、气味、花粉、季节交替时、气候变化）吗？					
（5）您的皮肤起荨麻疹（风团、风疹块、风疙瘩）吗？					
（6）您的皮肤会因过敏而出现紫癜（紫红色瘀点、瘀斑）吗？					
（7）您的皮肤一抓就红，并出现抓痕吗？					

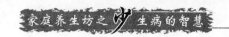

以上判别方法可由计算机程序来完成。

二、各体质的养生

（一）气虚体质养生

人是自然界的产物，气是构成生命的基本物质。人的形体和精神都根源于气，中医认为："人之生死，全赖乎气。气聚则生，气壮则康，气衰则弱，气散则死。"这句话是说，气是决定人生死的基本物质，人体内的气机只有有条不紊地积聚、发挥作用，人才得以生存。体内气旺则健康，一旦失去了气，人就失去了生命。气在人体中运行，发挥着推动、温煦、防御、固摄、营养和气化的作用。人体的各种生理活动无不依赖于气的升降出入。所以，气是人存在的根本，气不足则血无力，五脏也会没精神。

气也是血液生成的物质基础。《黄帝内经·灵枢·决气》中指出："中焦受气取汁，变化而赤，是谓血。"这句话是说位于中焦的脾胃接纳食物，吸收其中的精微物质，经过人体的气化作用变成红色的液体，这一液体就叫血。气推动着血液在人体内循行不息，当身体的气不足时，血液就无法滋养、濡润人的脏腑、形体、感官，脏腑经络和组织器官的生理功能也会随之下降，从而形成气虚体质。

1. 气虚体质的特征

气虚体质是指当人体脏腑功能失调、气的化生不足时，易出现气虚表现，常表现为语声低微，形体消瘦或偏胖，面色苍白，气短懒言，精神不振，体倦乏力，自汗，动则尤甚，舌淡红，舌边有齿痕，苔白，脉虚弱。气虚体质因各种病因而发病，因心、肺、脾、肾气虚部位不同而并见不同的症状。

气虚易患感冒、内脏下垂，平素抵抗力弱，而且一旦感冒或生病，持续时间较长，康复缓慢。气虚以补气养气为总治则，还应针对脏腑辩证，分别选用补脏腑之气方药。根据气血同源理论，适当加用补血药。

气虚体质是内脏功能不强，常因外邪或内在饮食积滞产生内热等虚实夹杂之症。气虚质是肺、脾、肾功能失调而导致气的化生不足，所以气虚质的人容易累、懒，经常心慌、出虚汗。

气虚体质和阳虚体质比较相近，从性质上来说，二者都属于虚性体质。阳虚体质以热量不够、阳气虚、缺乏温煦、畏寒怕冷为主。气虚体质也有阳虚体质的这些倾向，但它主要表现为脏腑功能的低下。气虚体质的人五脏中的肺和脾功能相对弱一点。气虚的病理反应涉及全身各个方面，如易汗、周身倦怠乏力、精神萎顿、水肿等。

气虚的原因是阴阳气血不足，五脏功能低下，也与元气不足、气虚有关。在调治上，根据中医的整体观念和辩证论治的原则和方法，对心、肝、脾、肺、肾进行整体调理，使机体有规律地自我更新、自我复制，从而逐渐恢复元气。

2. 气虚的种类

气虚有心气虚、肺气虚、肝气虚、肾气虚和脾气虚。

（1）心气虚：心气虚则血不足，气虚体质者面色萎黄或淡白。心主神明，人的七情六志都由心所主，所以气虚体质者易出现心悸、失眠、多梦、头晕、健忘、精神不振等现象，并且这类人性格较内向。心为脏，小肠为腑，两者在五行中都属火，心与小肠构成脏腑表里关系，生理上相互关联，病理上相互影响。心气虚则气血推动无力，小肠易腹胀或便秘。

心气虚的主要症状：胸闷，心慌、心悸，气短乏力，自汗，心律不齐，失眠多梦，健忘，反应迟钝，面色淡白无光，口唇无泽，双目无神。神疲体倦，脉细无力或结代。心阳虚则手足冷，畏寒，面色白。可用人参、黄芪、肉桂来调理。

（2）肺气虚：即肺的生理功能减弱。气息低弱、气短，说话语音低。肺开窍于鼻，主皮毛，寒邪、风邪最易通过口鼻、皮毛侵入体内，肺与大肠构成脏腑表里关系，肺气不足者易便秘或者腹泻。

肺气虚的主要症状：胸闷气短，语音低微，畏寒，自汗，易患感冒，慢性鼻炎，皮肤病，便秘，皮肤粗糙，易过敏等。肺气虚多由寒温不适、久咳伤气、悲伤不已、劳逸不当所致。症见咳喘无力，气短，动则益甚，痰液清稀，声音低怯，神疲体倦，面色㿠白，畏风自汗，舌淡苔白，脉虚。

（3）肝气虚：因肝阳气不足、肝血不足导致。肝为脏，胆为腑，两者在五行中都属木，肝主疏泄，如果气血不足，人易情绪不稳定，并且胆小不敢冒险。肝气虚的人易出现目眩、视物昏花等病症，并且此类体质者目光少神。

肝气虚的主要症状：易怒，头晕眼花，腰膝酸软，失眠多梦，惊恐不安，爱哭，月经不调，乳房小叶增生，子宫肌瘤，卵巢囊肿。

长期劳累，劳伤肝气，肝气不足，目酸而易疲劳；气不上行，津液不能布散头面，则口干面燥；气不载血上行，则脑部缺血，头目昏花，视物模糊，思维不清，面色萎黄；肝气不足，肝经壅滞，易为暑湿所伤而易中暑。肝阳不足则晨起经络僵硬、酸冷；肝阳不足夹风湿郁热则目红而肢痛。

肝血不足则易疲劳、思睡；肝虚火而多梦，熬夜加重。肝气血不足，则肝不疏泄脾胃，食而腹胀，日久脾胃虚弱；脾胃虚弱，后天失养则肝气血不足日重。

（4）肾气虚：肾气虚体质者，毛发不泽。肾为脏，膀胱之腑，两者在五行中都属水，肾与膀胱互为表里，肾气不足，膀胱受影响，气虚体质者小便较多。

肾气虚的主要症状：畏寒肢冷，耳鸣眩晕，骨质疏松，颈腰椎骨质增生，腰膝酸痛，精神萎靡，阳痿早泄，发育不良，宫冷不孕，黑眼圈，易生鱼尾纹，生黑斑，发胖，脱发及白发。生长生殖功能下降，摄纳无权等。肾气虚既有肾虚证症状，又见气虚证表现，主要症状为气短自汗、倦怠无力、面色晄白、滑精、早泄、尿后滴沥不尽，小便次数多而清，腰膝酸软，听力减退，四肢不温，脉细弱等，治以补肾为主。

肾脏属于泌尿系统的一部分，肾为先天之本，是人体生命的先天根本，关系着人类的生存繁衍。肾气盈亏除了可反映肾脏及其相关组织健康与否外，也可体现生命力是旺是弱。肾虚疾病中所谓的肾虚、肾亏，主要是肾脏及肾经的气血循环或功能与肾产生关联的器官组织的问题，如相关泌尿、生殖、内分泌等系统的问题，部分概念与现代医学解剖学上所称的肾脏有所不同。

（5）脾气虚：脾开窍于口，其华在唇。脾气虚者唇色淡白。脾主肌肉和四肢，气虚者肌肉松软，常感肢体疲乏无力。脾、胃在五行中都属土，互为表里，脾气虚者易食欲不振，消化、吸收不好。

脾气虚的主要症状：食欲不振，消化吸收不良，腹胀便溏，崩漏，消瘦或肥胖，水肿，神疲乏力，头目眩晕，内脏下垂，口周易生疮，唇白而粗糙，口臭，脸色发黄，晦暗，肌肤缺乏弹性。

3. 气虚体质的成因

（1）怀孕时营养不足，妊娠反应强烈而持久不能进食，早产，喂养不当。父母一方是气虚质或大病、久病之后元气大伤。

（2）长期过度用脑，劳伤心思，思虑伤脾；曾经是重体力劳动者或者职业运动员。

（3）长期节食造成人体营养摄入不足，形成气虚；喜欢吃冰冷寒凉、肥甘厚腻的食物，缺乏运动。

（4）七情郁结，不开心，尤其是吃饭时生气。

4. 气虚体质的调理

气虚调理的原则是补脾健脾，但并不意味着要去吃药，关键是你不要伤它。过度思虑及过度的体力活动十分伤脾。中医养生注重整体观，如果看到脾虚弱的一环，还要向前想三步，向后想三步。向前想三步就是要想到肝脏，因为是肝（木）克脾（土），致脾虚。向后想三步就是脾（土）虚了，首先会影响到肺（金），因为脾（土）能生肺（金），脾气虚了，迟早会把肺气拉下来，这样抵抗能力就弱，人就容易得病。脾胃是后天之本。

（1）饮食调理：饮食原则是补气养气，因肺主一身之气，肾藏元气，脾胃为气生化之源，故脾、胃、肺、肾皆当温补。

气虚体质适宜吃性平偏温具有补益作用的食物，如大枣、葡萄干、苹果、樱桃、红薯、芡实、南瓜、山药、胡萝卜、香菇、豆腐、土豆、莲藕、麦芽糖、蜂蜜、糯米、小米、黄豆、花生、鸡肉、兔肉、牛肉、羊肉、鸡肉、猪肚、青鱼、鲢鱼等。这些食物都有很好的健脾益气的作用，但食用的量不可过多，也不要太少，要根据自己的具体情况进餐。当然，如配合药膳则效果更好，如大枣粥、山药粥、茯苓粥、山药桂圆粥等。

（2）经络调理：经络调理主要针对督脉、膀胱经、肝经、脾经。调理办法为整脊法、指针推腹法、灸法的组合。通过经络调理，帮助提升气血。

①调理脾脏：按揉点中脘、神阙、气海、百会、大椎、风门、肺腧、肝腧、脾腧、天枢、足三里等穴。

脾腧：脾腧是脾脏的精气输注于背部的位置，和脾直接相连，刺激脾腧可以恢复脾的功能。最好的刺激办法是拔罐，其次是按揉，也可以艾灸，但四季采用的方法有所不同。早春和晚秋最好拔罐，夏末和冬季应该艾灸，夏冬两季艾灸不但可以温补脾气，还可以祛湿，尤其是夏末，这时候的天气有湿有寒，艾灸最为合适。其他时候则以按揉为主。每天晚上8点左右刺激脾腧最好，因为这是脾经精气最旺盛的时候。

足三里：足三里是长寿第一穴，是胃经的合穴，它是胃经经气的必经之处。要是没有它，脾胃就没有推动、生化全身气血的能力。古人称"常按足三里，胜吃老母鸡"，每次至少揉3分钟。冬天的时候也可以艾灸。

除此之外，要常按摩脾经、胃经、肾经、胆经；血海穴、三阴交穴、气海穴。

②艾灸：气海、关元、足三里穴，每次艾灸20分钟左右。还可以对任脉的中脘穴、神阙穴、气海穴，百会穴、大椎穴，足太阳膀胱经的风门穴进行经络穴位调理。每次选1~2个穴位，点按、艾灸均可，艾灸最好。

③泡脚：脚怕凉、怕冷，可将生姜捣碎泡脚，也可用红花泡脚，活血化瘀，将一两红花分成10份，每次取一份用纱布包好放在水里烧开，然后加一勺盐，先熏脚后泡脚，治腰酸痛。

④每天早晚坚持推腹100~200次。

（3）运动调理：气虚的人容易出汗，汗出是一个伤津耗气的过程。气虚的人可选择练气功。一些柔中带刚的以内养为主的传统健身法如气功、太极拳、太极剑、八段锦、五禽戏、经典养生功、经络操等锻炼方式，有利于养气、补气，改善体质。有氧代谢运动也是气虚质人的较佳选择，这种运动中氧气能充分酵解体内的糖分，还可消耗体内脂肪，增强和改善心肺功能，具体项目有快步走、慢跑、缓步登山、游泳、骑自行车、健身舞、韵律操、经络导引功等。

需要说明的是，气虚质的人要根据个人具体情况，因人而异地选择适合自己的运动项目，不宜做大负荷消耗体力和出大汗的运动。

（4）中药调理：常用的补气药物可选人参、黄芪、西洋参、太子参、怀参、党参、茯苓、白术、山药、炙甘草、灵芝、五味子、大枣等。平时也可适当用一些有补气功效的中药。高血压患者忌服人参、西洋参、五味子。

（二）阳虚体质养生

阳在中医里是指人体温暖、体格、运动方面的能力，阳气有温暖肢体、脏腑的作用。阳虚即人体脏腑功能活力不足，机体温煦功能减退，容易出现恶寒喜暖的症状。这种人平时畏寒喜热，耐夏不耐冬，喜食温热食物。阳虚者受到病邪侵袭后多化为寒症，因此，这类人群应食用补阳的食物或药物，尤其是入冬后食用这类食物或药物可提高畏寒阳虚者的抵抗能力。

"阳虚体质"又称为"虚寒体质"。阳虚体质的人明显怕冷，手脚凉，对气候转凉特别敏感，或腰背部有被冷水浇的感觉；喜喝热茶、热汤，疲乏无力，动则心慌、气短、容易出汗，或大便稀薄，受寒后易腹泻，劳累后浮肿，夜间多尿，性欲减退，男性易阳萎、早泄，女性月经减少，情绪低落、意志消沉，有孤独感。

1. 阳虚体质的特征

总地说来，阳虚表现为内阳气不足，阳虚生内寒，疲倦怕冷，四肢冰冷、手足不温，喜热饮食，面色苍白，少气懒言，体倦嗜卧，全身无力或肢体浮肿，舌淡胖、边有齿痕，苔淡白，脉沉微无力。易出汗，精神不振，睡眠偏多。男性遗精，女性白带清稀，易腹泻，排尿次数频繁，性欲衰退等。具体表现为以下几种。

（1）看上去白胖胖的，但是白得没有光泽神采，嘴唇颜色也偏淡。有的人眼睛周围还有黑眼圈。眼圈和口唇可以反映脾脏情况。脾阳虚很容易影响到肾，从而导致肾阳虚的发生。

（2）口淡不渴，喜热饮，总觉得嘴里没味，而且不爱喝水。如果想要喝水的话，一般会选择热饮料。

（3）抗疲劳能力差，自汗，稍微活动一下就大汗淋漓、气喘吁吁。

（4）小便多，夜尿多。有小便解不干净的感觉。女性的尿色清白，不像一般小便那样偏黄。

（5）大便稀，大多不成形，甚至会"完谷不化"。有的人还会出现"五更泻"。

（6）和气虚质的人一样，神疲乏力，精神不振。

（7）耐夏不耐冬，怕冷不怕热，夏天比较好过，冬天就难受了，很容易感冒，易被风、寒、湿邪所侵。

（8）一般喜安静，内向，不大说话，不喜欢活动，睡觉喜欢蜷卧。这类人的情绪比其他体质的人更易消沉，容易有抑郁的倾向。

（9）舌淡苔白滑，舌一般都是胖胖的，有的甚至有牙齿压迫的痕迹，舌头的颜色偏淡，舌苔呈白色，唾液比较多。

某些阳虚质的人明明阳虚，偏偏要装"热"，有长痘、口臭，甚至心烦失眠一类"热"的症状。其实这是假象，这是由于下焦阳虚（肾阳虚）使身体上半身有热的症状，如牙痛、口臭、心烦失眠、面部发红、皮肤油腻甚至冒痘等诸多貌似上火的症状。身体下半部分则表现出所谓的"寒像"：夜尿多、大便不成形、白带清稀、腰膝酸软等。中医称之为"上盛下虚"或"上火下寒"。这类人千万不可盲目败火，如动不动就吃清热解毒药，一定要致力于解决阳虚这个根本，不然只会适得其反。

2. 阳虚的种类

阳虚主要有心阳虚、肾阳虚和脾阳虚。

（1）心阳虚：心悸心慌，心胸憋闷疼痛，形寒肢冷，失眠多梦，心神不宁，舌淡胖或紫暗，苔白滑，脉弱或结代。治疗心阳虚要温补心阳，常用党参、黄芪、肉桂、生姜、甘草、戟天等。

（2）脾阳虚：食少，大便溏薄，肠鸣，腹中冷痛，因外感寒、湿之邪或进寒凉饮食加剧，舌淡胖。治疗常用党参、白术、附子、肉桂、干姜、肉豆蔻、补骨脂或附子理中汤。

（3）肾阳虚：腰背酸痛，形寒肢冷，下利清谷或五更泻泄，多尿，遗精，阳痿，舌淡苔白，脉沉迟、细弱无力。调理原则为温补肾阳。可用金匮肾气丸、右归丸。常用药有附子、肉桂、杜仲、续断、菟丝子、当归、枸杞、鹿角胶、熟地、山茱萸等。

肾阳虚男女又有所不同。

①男性肾阳虚的症状为神疲乏力、精神不振、活力低下、易疲劳，畏寒怕冷、四肢发凉（重者夏天也凉）、身体发沉。腰膝酸痛、腰背冷痛、筋骨萎软、性功能减退、阳痿、早泄、易患前列腺炎、小便清长、余沥不尽、尿少或夜尿频多、听力下降或耳鸣、记忆力减退、嗜睡、多梦、自汗。易患腰痛、关节痛骨质疏松症、颈椎病、腰椎病等，虚喘气短、咳喘痰鸣、五更泻。另外，也易便秘、身浮肿，腰以下尤甚，下肢水肿；小腹牵引睾丸坠胀疼痛，或阴囊收缩，遇寒则甚，遇热则缓；须发易脱落、早白；形体虚胖或羸瘦；反映在面部则色青白无光或黧黑。

②女性肾阳虚的症状：神疲乏力、精神不振、活力低下、易疲劳、畏寒怕冷、四肢发凉（重者夏天也凉）、身体发沉，腰膝酸痛、腰背冷痛、筋骨萎软、性欲减退、宫冷不孕、白带清稀。子宫、卵巢、乳房易生肌瘤、囊肿、增生等，易患泌尿系统感染、妇科炎症等。可致更年期提前、虚喘气短、舌白胖大或有齿痕。

3. 阳虚体质的成因

（1）先天不足，或因为久病导致体虚或者寒邪损伤阳气。

（2）阳虚与肾有密切关系。因肾为先天之本，内藏元气，对机体各脏腑有温煦生化的作用，肾若虚则一切阳气皆虚。而肾又是人体生殖功能的动力，若男子肾虚则阳痿、早泄、性欲减退，若女子肾虚则白带清稀如水或宫寒不孕。所以阳虚多是肾阳所致。

（3）饮食不节，过多食用冷食，如冰激凌、冰汽水等会伤及脾胃。寒属阴，阴盛就会伤阳。反季节吃食物也会造成阳虚，比如冬天吃西瓜就会耗损阳气。

（4）长时间待在过冷的房间里很容易留下阳虚的祸根。

（5）熬夜。我们一般认为熬夜容易伤阴，其实熬夜也会伤阳！自然界有生长收藏、升降沉浮的过程，夜晚是阳气收敛和休息的时候。人也是一样的，这个时候不好好休息，阳气不但不能修复，还要透支发挥功能。

（6）滥用抗生素。抗生素杀菌，就像中医的清热解毒药。然而如果不加辩证，大剂量使用，细菌是杀死了，但阳气也被伐了。

4.阳虚体质的调理

（1）饮食调理：脾肾阳虚型食疗原则为健脾益气、补肾利水。

宜食食物：饮食上要多吃些可使身体温暖的食物，如肉类的羊肉、牛肉、鸡肉、狗肉、鹿肉、麻雀、公鸡等；鱼类的草鱼、鲫鱼等；蔬菜类的韭菜、芥菜、香菜、南瓜、生姜等；坚果类的核桃、松子、腰果、花生等；水果类的荔枝、龙眼、桃子、大枣、核桃、桔子、樱桃等。也要适当吃些熟萝卜、白菜、芹菜、青菜，以免进补过度而上火。单独吃青菜的时候需要用些热性的调料，如生姜、大蒜、胡椒等。黄芪、枸杞可以作为炖菜煲汤的配料。身体虚弱的老人可以用虫草、人参少量多次补养。

脾、肾阳虚宜食温热食物，温热食物具有补益肾阳的作用。

谷物：籼米、糯米、黑米、枣、薏米、甘薯；肉类：羊肉、鸡肉、猪肚、牛羊肉、牛乳、鸡、海虾；蔬菜：淡菜、韭菜、辣椒、刀豆、肉桂等。山药、芡实、水果：荔枝、菠萝、桃、杏、龙眼肉；调料：蒜、生姜、辣椒、桂皮、胡桃、胡椒。

阳虚便秘者更宜食既温补又通便的食物，如核桃仁、薤白、海参、海虾等。

阳虚泄泻者，宜食既温补又止泻的食物，如糯米、鲢鱼、河虾、干姜、花椒等；具有收涩止泻的食物，如石榴、乌梅、莲子、芡实等。

忌食食物：性质冷凉的食物易伤阳气，滋腻味厚难以消化的食物也有损阴气，如绿豆、百合、苦瓜、甲鱼、梨、藕、香蕉、柿子、栗、蟹等。

阳虚便秘者忌食收涩止泻的食物，否则可加重便秘，如莲子、石榴、芡实、乌梅、糯米、河虾等。阳虚泄泻者忌食具有润下通便作用的食物，如核桃仁、芝麻、银耳、海参、海虾、牛奶、兔肉、龙眼、桃子、萝卜等。

阳虚者需禁饮金银花、蒲公英、白茅根、车前草、苦茶、冬瓜等。

（2）经络调理：阳虚体质的经络养生以刺激任脉、督脉、背部膀胱经为主。按摩任脉的神阙、气海、关元、中极这四个穴位有很好的温阳作用。"气海一穴暖全身"，意思是说气海穴有调整全身虚弱状态、增强免疫力的作用。气海在肚脐下1.5寸，大约二指宽的地方，但是这个穴位的按摩比较特别，要用拇指或中指的指端来揉,揉的力量要适中,每天揉一次,每次1~3分钟。非阳虚体质者同样可以经常按摩气海穴,它可以强壮全身。

另外,可以在三伏天或者三九天,尤其是阴历每月的最后一天,就是最热或最冷的时候,选择1~2个穴位用艾条温灸,每次灸到皮肤发红、热烫,但是又能忍受为度。使用热敷或者神灯、频谱仪照射也可以。如果有胃寒,可以灸中脘。

每天艾灸神阙穴、热水泡脚(泡至膝关节下)直至皮肤发红。这样痛经就会减轻,进而瘀血块少了,夜尿少了,脚也不肿了,人会感到非常舒服,睡觉也会沉一些。

艾灸百会、命门也能有效改善阳虚体质。艾灸百会主要用于改善阳虚体质的头痛眩晕,遇寒吹风会加重,导致精神萎靡不振等症状;艾灸命门主要用于改善腰腿疼痛、性功能下降、夜尿多等症状。

在三伏天可以做"天灸"。天灸重在调节体质,尤其是改善气虚、阳虚体质,比如哮喘、支气管炎、慢性鼻炎、慢性结肠炎、慢性胃炎、痛经等,这类发生在阳虚、气虚体质基础上的慢性病、内科病、妇科病,都可以选择天灸改善身体,一般是连续做三年。有的人灸后很有效,慢性病发作越来越轻、越来越少。

很多人一生病就去吃药,是药三分毒。药是一把双刃剑,治好病的同时,也会顺带损伤人的正气。人体自身有强大的自我调节能力,经络穴位就是一个天然药库。刺激经络、穴位就会开启体内的天然药库,从而调动人体自身的调节能力。

(3)中药调理:中药调理原则是温阳、健脾、益肾。可选用补阳祛寒、温养肝肾之品,常用药物有鹿茸、海狗肾、蛤蚧、冬虫夏草、巴戟天、淫羊藿、仙茅、肉苁蓉、补骨脂、胡桃、杜仲、续断、菟丝子等,成方可选用金匮肾气丸、右归丸、全鹿丸。若偏心阳虚者,可常服桂枝甘草汤加肉桂,虚甚者可加人参;若偏脾阳虚者,可选择理中丸,附子理中丸;脾肾两虚者可用济生肾气丸。

阳虚体质养生首选中药有鹿茸、海马、杜仲、冬虫夏草、肉苁蓉、蛤蚧、淫羊藿、锁阳。

(4)心理调理:阳气不足的人常表现出情绪不佳,如肝阳虚者善恐、

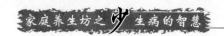

心阳虚者善悲。阳虚者必须加强精神调养，要善于调节自己的情感，驱散忧思，谨心惊恐和大悲等不良情绪。

（5）环境调理：因为足底有涌泉穴，它是肾经的第一个穴位。寒从脚下起，如果不注意保暖，寒气很容易从脚底直接顺着肾经进来，最先损伤的就是肾阳。具体的调理方法有以下三点。

首先，应避寒就温，注意保暖，特别是后背、胃脘部、脐周和足底部位。中老年人应多拿出一点儿时间晒晒太阳，以提高冬季的耐寒能力。

其次，中老年人在锻炼时应避免做过分剧烈的运动，以免大汗淋漓，损伤阳气。喜欢晨练的老年人，尤其在冬季，最好等太阳出来后气温有所升高时再进行，否则不仅起不到锻炼的效果，反而容易因过于寒冷而引发多种疾病。

最后，阳虚体质的人适应寒暑变化之能力差，天稍微转凉即觉冷不可受。因此，在寒冷的冬季，要"避寒就温"，在春夏之季，要注意培补阳气。如果能在夏季进行20～30次日光浴，每次15~20分钟，可以大大提高适应冬季严寒气候的能力。夏季人体阳气趋向体表，毛孔、腠理开疏，阳虚体质之人切不可在室外露宿，睡眠时不要让电扇直吹；有空调设备的房间，要注意室内外的温差不要过大，同时避免在树荫下、水中及过堂风很大的地方久停，如果不注意夏季防寒，只图一时之快，更易发生手足麻木不遂或面瘫等症。

（6）运动调理：阳虚体质之人需加强运动锻炼，春夏秋冬都要坚持不懈，每天可进行1～2次。具体项目因体质而定，如散步、慢跑、太极拳、五禽戏、八段锦、经络养生操和各种舞蹈活动等。另外，可坚持做强壮功、站桩、保健功、长寿功等。

（7）四季调理：冬季要避寒就温，春夏要培补阳气，多晒太阳；年老以及体弱之人不可露宿室外，夏天不要让电风扇迎面直吹，也不要在树荫下停留过久。

（三）阴虚体质养生

中医典籍里定义"水为阴"，缺水，就是阴不足，所以叫阴虚。阴虚体质是脏腑功能失调时，易出现体内水不足的现象，这个水就是体内的一切液体，包括血液、汗液、精液、唾液以及各个脏腑器官内的液体等。人体一旦缺水，就好像土地失去了灌溉，营养成分自然无法有效送达各个组织器官，身体就会表现出一系列的干燥失润现象。

阴虚体质是指有虚火的一类体质，由于精、血、津液等物质的亏耗，阴虚不能制阳，从而使阳热相对偏亢，机体就处于虚性亢奋的一种状态，最终可使人适应能力减弱，机体容易衰老。

1. 阴虚体质的特征

阴虚体质的人体形偏瘦，阴液亏少，看上去很精干，以口燥咽干、手足心热等虚热表现为主要特征。

这类人常见表现为口燥咽干，皮肤干枯，鼻微干，大便干燥，两颧潮红，潮热盗汗，心烦易怒、心烦眠少、盗汗遗精，喜冷饮，舌红少津，脉细数；五心烦热，常"面带假妆"，舌苔薄白、少或无苔；体内少水，阴份不足，少滋润，干涩，故火偏盛，易生内热，不耐春夏及暑、热、燥邪等。

阴虚体质者性格大多比较外向，容易兴奋和激动，说话声音比较高，语速也很快。平时热情、活泼。阴虚症状严重的人，在遇到不开心的事情时，很容易着急上火、发脾气，处理问题时常常不冷静。

阴虚体质者易患虚劳、失精、不寐等病；感邪易从热化。阴虚还易引起便秘、视力衰退、失眠、高血压、更年期提前等症。

阴虚体质者耐冬不耐暑，燥邪。

2. 阴虚的种类

阴虚分肺阴虚、心阴虚、肝阴虚、脾胃阴虚和肾阴虚。

（1）肺阴虚表现为干咳无痰或痰少而黏，口燥咽干，形体消瘦，午后潮热，五心烦热，盗汗，颧红，甚则痰中带血，声音嘶哑，舌红少津，脉细数。

调理原则是养阴清肺。可用沙参麦冬汤或百合固金汤。前者补肺胃之阴，后者补肺肾之阴。可以选择的食物有：雪梨、百合、银耳、山药等，也可常用沙参、麦门冬、百合、玄参、天花粉、玉竹、白扁豆、桑白皮、浙贝、桔梗、太子参等。

（2）心阴虚症状有心悸，心烦，失眠，多梦，口燥咽干，形体消瘦，或手足心热，潮热盗汗，两颧潮红，舌红少苔乏津，脉细数。

常用药方为天王补心丹，常用药有天冬、生地、玄参、丹参、酸枣仁、远志、茯苓、当归、淡竹叶。

（3）肝阴虚又称肝阴不足，由于慢性耗损或血不养肝所致，也可因肾精不足而致肝肾阴虚。肝阴虚可致头晕目眩、头痛、目赤、眼花、耳鸣、口苦、舌红、脉弦细数等症。

肝阴虚宜滋阴平肝潜阳。常用四物汤，一贯煎。常用药有生地、白芍、当归、何首乌、木瓜、女贞子、旱莲草、牡丹皮、枸杞、菊花、钩藤。

（4）脾阴虚者不思饮食，食入不化，胃中嘈杂不适，隐痛或干呕呃逆，口干咽燥，心烦消瘦，大便干结、舌质红、少津，苔黄或无苔，脉细数。

常用方为益胃汤。常用药有沙参、麦冬、白芍、淮山药、石斛、天花粉、蜂蜜、葛根。

（5）肾阴虚症状有眩晕耳鸣，失眠多梦，男子阳强易举，遗精，妇女经少、经闭或崩漏，形体消瘦，潮热盗汗，五心烦热，咽干颧红，溲黄便干，舌红少津，脉细数。

常用方为六味地黄丸。常用药有熟地、淮山药、枸杞、山茱萸、牡丹皮、茯苓、泽泻、知母、黄柏、菊花、麦冬、五味子。

3. 阴虚体质的成因

（1）先天的，父母遗传所致。

（2）性生活纵欲耗精，太过频繁，没有节制，从而损耗人体的津液，形成肾阴虚。女性如果性生活不加节制，和男性一样也会形成肾阴虚。

（3）饮食不节，吃太多辛辣、煎炸、炙烤的热性食物。尤其是北方人，喜欢吃炒料，比如炒瓜子、炒花生、炒核桃……这些干果本身就属于辛温燥烈的食物，水分很少，然后再通过热锅翻炒，炒的时候又加上陈皮、花椒等大温大热的香料，吃了之后，很容易慢慢伤到人体的阴液。

（4）过度减肥，损耗阴液，形成阴虚体质。

（5）高血压及糖尿病人或吃利尿药过多的人，也容易形成阴虚体质。

4.阴虚体质的调理

（1）饮食调理：阴虚体质的人应该多吃一些滋阴润燥的食物，比如猪瘦肉、鸭肉、燕窝、绿豆、冬瓜、莲藕、糯米、黑木耳、白木耳、豆腐、百合、山药、牛奶、海蜇。

①阴虚体质饮食调养应保阴潜阳，宜清淡，远离肥腻厚味、燥烈之品。可多吃些芝麻、糯米、蜂蜜、乳品、甘蔗、鱼类等清淡食物，少吃葱、姜、蒜、韭、薤、椒等辛味之品。

五谷：可多食粳米，粳米就是我们平常吃的大米，其性比较平和，因为谷类除了补脾健胃以外，还有滋阴的作用。另外，小米也能滋阴润燥。

肉类：阴虚体质的人适合吃一些猪肉，特别是猪皮、猪骨髓、鸭肉、鸭蛋和兔肉。猪肉比较平和，中医称它为"血肉有情"之物，可以滋补阴气。鸭子属于在水中生活的禽类，它偏寒凉，适宜阴虚体质的人。

水产：甲鱼、龟肉、墨鱼、海参、黄鱼等，都是补阴的。虾热而蟹寒，阴虚的人适合吃螃蟹，气虚阳虚的人吃螃蟹要配姜汁，还可放一些紫苏叶来缓解它的寒性。

蔬菜：阴虚的特征是热和燥，所以我们可选用一些有清热生津作用的食品。滋阴主要是从心、肝、肺、肾着手，银耳主要是补肺阴的，另外，还有黑木耳及菜类，如白菜、西红柿、黄瓜、苦瓜、丝瓜等。凡属于清润的菜类，都有清热的作用。

水果：比较有代表意义的水果有梨、火龙果、猕猴桃、荸荠和甘蔗。梨是白色的，与肺脏相配，它能生津止渴，润肺止咳。甘蔗性偏甘寒，而且水分很多，具有增液生津、清热滋阴的良好效果。因为阴虚体质的人经常会感觉口干，喜欢喝凉水，所以我们可以适当地补充一些滋阴增液的水果，如葡萄、柿子、雪梨、苹果、西瓜，还有莲藕，新鲜的脆藕可在夏天榨汁吃，清热又养阴，稍微老一些的莲藕，补脾胃比较好。水果对缓解阴液不足是有好处的。

②忌食或少食辛温燥、香浓的食物，如狗肉、羊肉、雀肉、海马、海龙、獐肉、锅巴、炒花生、炒黄豆、炒瓜子、爆米花、荔枝、龙眼肉、佛手柑、杨梅、大蒜、韭菜、芥菜、辣椒、薤白、生姜、砂仁、荜拔、草豆蔻、花椒、胡

椒、肉桂、白豆蔻、大茴香、小茴香、丁香、薄荷、白酒、香烟、红参、肉苁蓉、锁阳等。

③烹饪方式可选用焖、蒸、煮、炖，这样不容易上火。如果食物是油炸煎炒的，就算食物本身的性质不是那么热，经过这种加工方式以后，它就会上火而伤阴，还能让人又干又热。所以对阴虚体质的人来说，尽量少选用煎炸烧烤的烹调方式。

（2）中药调理：中药调理阴虚体质宜滋阴清热，调补肝肾，首选银耳、冬虫草、石斛、百合、玉竹等，另外还可吃些沙参、麦冬、玉竹、百合、雪梨。成方可选用六味地黄丸、杞菊地黄丸（眼干涩、耳鸣）、知柏地黄丸（内热、小便黄、心烦），睡觉不好时可用天王补心丹，其余的还可选用左归丸、大补阴丸等。平时常用中药方有以下几种。

①经常咳嗽，干咳无痰或者痰少而黏，这是肺阴虚的症状，可以服用百合固金丸。

②经常失眠多梦、心慌，记忆力差，内心烦躁，这是心阴虚的症状，可以服用天王补心丸。

③经常腰膝酸痛，潮热盗汗，男子遗精早泄，女子经少闭经，这是肾阴虚的症状，可以服用六味地黄丸。

④经常头晕眼花，眼睛干涩，视力减退，这是肝阴虚的症状，可以服用一贯煎。

（3）经络调理：艾灸、按摩穴位：三阴交、照海、太溪、复溜、血海、神阙、气海、关元、天枢、隐白、大都、太白、公孙。

背部刮痧：膀胱经双侧上的肺腧、肾腧。

腹部刮痧：任脉上的神阙、气海、关元至中极。

上肢刮痧：肺经双侧的列缺至太渊，心包经双侧的内关。

下肢刮痧：脾经双侧的三阴交，肾经双侧涌泉、太溪。

每天拍打经络，尤其是肺经和肾经。补阴常用的穴位有照海穴、太溪穴、三阴交穴，按摩这三个穴位，可以有效改善阴虚体质。

（4）运动调理：不管选择什么运动，要适当，不要做激烈的运动，只做到微微出汗即可（也有的人很少出汗），但不要出大汗，以免伤其津液。坚持快走、静坐、气功、经络导引功等。

（5）四季调理：阴虚体质的人，薄弱环节在肺和肾，肺是水之上源，肾是水之下源。肾阴不足的人先天因素大些。肺阴不足的人要在秋天多注意，秋季肺是主角，气机收敛，阳气要潜藏，肺主肃降，这样会压下你的肝火、心火，使你的情绪保持平稳，使阳气一路降下来，从而让肾水得到充分的补充，也就改善了你的阴虚体质。

那怎样让肺肃降呢？肺喜欢干净、滋润，所以要吃一些清凉滋润的食物，如沙参、麦冬、玉竹、百合、雪梨，秋季的应季水果如柿子等，这些都是清润的食物。只要让肺一润，它自然会降，这也是肺的天性，也是生命之道。肺是娇脏，不耐寒，不耐热，尤其不耐燥。所以到了秋天，如果不滋润肺燥，鼻子就开始干燥，情绪也开始烦躁，睡不好觉，大便干燥、肛裂，这就是不让肺气清润下降的结果，更重要的是会加重阴虚体质，再严重就会得那些易感染的病。

（四）湿热体质养生

什么是湿热？湿就是我们常说的水湿，它分外湿和内湿两种。内湿是一种病理产物，常因脏腑功能失调所致。消化不良，暴饮暴食，食用过多油腻、甘甜、厚味的食物就会加重脏腑负担，位于中焦的脾、胃、肝、胆最易受损，特别是脾最易受湿困，脾不能正常运化就会使机体"水湿内停"。

外湿是由于气候潮湿或居住环境潮湿，外来水湿入侵人体而造成的。外湿束缚体表，脾运化功能受阻或脾运不健，水湿滞留，致使湿从内生。因此湿与脾脏的关系最为密切。

热则是一种热象。辛辣或者热性的食物吃多了，人体就会滋生内热。体内阳气过盛，阴制阳不足，也易产生热象。水湿滞留过久会化热，而阳热的人则会因水湿入侵而形成湿热。湿热是指人体内的湿与热同时存在的现象。

湿热体质以湿热内蕴为主要特征。湿热内蕴是指湿热蕴于中焦脾胃及肝胆。水湿阻滞气机，与热邪相合，从而形成湿热交困的局面。阳热因受水湿困阻而难以正常运行，水湿受阳热熏蒸而使阳气更受损伤。

中医认为脾有"运化水湿"的功能，若体虚还消化不良或暴饮暴食，吃过多油腻及甜的食物，脾就不能正常地"运化"，造成"水湿内停"，而且脾虚也易招来外湿的入侵，外湿也常困阻脾胃，使湿从内生，所以两者既独立又相关联。

热是与湿同时存在，或因夏秋季节天热湿重，湿与热合并入侵人体，或因湿久留不除而化热，或因"阳热体质"而使湿"从阳化热"，因此，湿与热同时存在是很常见的。

1. 湿热体质的特征

湿热体质的人形体偏胖或消瘦、面垢油光、多有痤疮粉刺；常感口干口苦、不想吃饭或者吃饭后觉得胃胀；眼睛红赤、心烦懈怠、身重困倦、小便赤短、大便燥结或黏滞、男性多有阴囊潮湿、女性常有带下增多。脸上长"痘痘"，舌质偏红，苔黄腻、滑数。

湿热体质的人性情易急躁、容易发怒，不耐受湿热环境。

通常所说的湿热多指湿热深入脏腑，特别是脾胃的湿热，可见脘闷腹满，恶心厌食，便溏稀，尿短赤，脉濡数；肝胆湿热表现为肝区胀痛，口苦食欲差，或身目发黄，或发热怕冷交替，脉弦数；膀胱湿热见尿频、尿急，涩少而痛，色黄浊；大肠湿热见腹痛腹泻，甚至里急后重，泻下脓血便，肛门灼热、口渴。

2. 湿热的种类

湿热大致可分为湿重热轻、热重湿轻、湿热并重几类。

（1）湿重热轻：无身热或身热不扬，头重肢困，胸闷脘痞，胃纳呆、腹胀肠鸣，甚或恶心呕吐，口淡不渴或口渴不欲饮，小便微黄，大便稀溏，舌质淡红，舌苔白厚腻，脉濡缓或濡滑。

（2）热重湿轻：发热，汗出，口渴欲饮，恶心呕吐，纳呆，两胁胀痛，身重头昏，心烦心悸，或胸闷气促，脘痞腹胀，小便短赤，大便干结，舌质红，舌苔黄、厚腻、脉滑数。

（3）湿热并重：神疲乏力，头重身困，胸闷脘痞，两肋隐痛，腰部胀痛，恶心呕吐，胃纳呆，口渴不欲饮或喜热饮，发热汗出不解，小便短黄，大便溏而粘滞不爽，舌质红，舌苔黄腻，脉滑数。

辨别湿热之偏轻偏重，最简单也是最有效的方法，首先是看舌苔，其次问

是否口渴。湿重热轻者，舌苔白且腻，口淡不渴；热重于湿者，舌苔黄微腻或黄燥不腻，口渴明显而欲饮。湿热并重者，舌苔黄、厚腻，口渴不欲饮或口渴而喜热饮。

3. 湿热体质的成因

（1）长期的情绪压抑会伤肝胆，导致体内湿热无法疏泄，如果再借酒消愁，就易生湿热体质。

（2）滋补过度或本来就已经有内热的倾向，如果再进补，就易生湿热体质，所以湿热的人不要大补。

（3）外湿是由于气候潮湿或居住环境潮湿入侵人体而造成的。外湿可使脾运化功能受阻或脾运不健，从而使湿从内生。

（4）辛辣、热性的食物吃多了，或体内阳气过盛，人体就会产生热象。水湿滞留过久会化热，而阳热的人则因水湿入侵而形成湿热。

4. 湿热体质的调理

湿热体质的调养原则是疏肝利胆，清热祛湿。一般要分湿重还是热重，湿重的以化湿为主，热重的以清热为主。

（1）饮食调理：湿热体质的饮食以清淡为原则，湿热体质属"热性"体质，所以平时可多吃些平性偏寒凉的食物，遵循"热则寒之"的食疗原则。湿热体质者可依照个人饮食口味及习惯，多食用清利湿热的食品，多喝水，多吃有水分的水果和青菜。

祛湿热要对症，如果肝火旺那就加点菊花，胃火旺就加薏米，心火旺就用竹叶，肺火旺用胖大海和桑叶等。另外冬瓜也有祛湿热的作用。

湿热体质的人不适宜滋补，最好不吃或者少吃温热性食物，宜吃清利化湿、甘寒、甘平的食物。

谷物：薏苡仁、莲子、茯苓、红小豆、蚕豆、绿豆。肉类：兔肉、鸭肉、鲫鱼。蔬菜：绿豆芽、冬瓜、丝瓜、葫芦、苦瓜、黄瓜、白菜、芹菜、卷心菜、莲藕、空心菜、南瓜、莴苣等。水果：多吃清利湿热的水果，如西瓜、梨、香蕉、柚子；适量吃平性水果，如苹果、柠檬、葡萄、甘蔗。茶、艾叶、佩兰偏温性，可以除湿；竹叶、荷叶、绿茶、花茶偏凉性，可以清热，每天泡茶喝可帮助清除体内的湿热。

季节粥也可以改善湿热的体质，茯苓、白术、小米、大米各取适量，每天煮粥喝，健脾祛湿养胃。冬瓜、赤小豆、排骨各取适量煲汤，清热利湿。

湿热体质忌食的湿热食物有以下几类：

温热肉：狗肉、鹿肉、牛肉、羊肉、动物肝脏；

温热水果：荔枝、龙眼、榴莲、番石榴、椰子、桃子、菠萝；

辛辣燥烈及甜味的食物：辣椒、生姜、大葱、大蒜等。

湿热体质宜戒烟酒，还要注意不能暴饮暴食。

湿热体质不宜食用滋补药物，如麦冬、熟地、银耳、燕窝、雪蛤、阿胶、蜂蜜、麦芽糖等。体内湿热，如果只表现为轻微的症状时，通过以上调理就会有所好转，如果症状严重，通过调理效果不好的，可再用中药辩证调理。

（2）中药调理：中药调理原则是疏肝平胃，清利湿热。可选用茯苓、薏米、红小豆、玄参、决明子、金银花等。清热药与利湿药大多数为寒凉之品，属于"阴柔"之药物，其性凝重粘滞，守而不走，较难运化而影响疗效，而且也会影响脾胃的功能。使用此类药物时，应酌情配伍温燥行走之品，如川厚朴、陈皮、木香、苍术、法半夏、桂枝等，这类药物属于"阳刚"之药物（即使属于热重于湿的体质也不例外），它可以促使气机升降出入，有助药物的运化，同时也保护了脾胃功能，从而提升了疗效。

使用清热利湿药可通利小便，但难以避免地会耗伤津液。所以，运用清热利湿法时要适可而止。阴虚液亏者慎用本法，或酌情配伍养阴生津之品。不兼湿邪或湿邪已化燥化火者，忌用本法。

湿热体质是一种过渡性的体质，主要是青壮年易得，到了老年，易生阴虚、阳虚或气虚。湿热体质需清热解毒，但一些清热解毒的药不够平和，偏寒凉，不能久吃。另外，不能多喝清热利湿的凉茶，易造成脾胃失调。过于寒凉易转为阴虚体质或者气虚体质。

湿重于热、热重于湿和湿热并重三种体质要区别用药。

①对于湿重，中药调理时以化湿为主，常用滑石、生甘草、杏仁、薏苡仁、白蔻仁、茅根等，而脾虚无湿或阴虚之人，舌红少苔，口苦而渴，或脉数者，要禁用。

②对于热重的中药调理，以清热为主，可选用金银花、蒲公英、野菊花、

紫地丁、黄芩、黄连、葛根等。另外，可选用连朴饮、茵陈蒿汤，甚至葛根芩连汤。金银花对体内湿热症状有很大的疗效。

在化湿或清热的总原则下，再根据某些特殊表现选择相应的中药，如有湿疹、疔疱，可加野菊花、紫花地丁、苦参、白藓皮等；关节肿痛可加桂枝、忍冬藤、桑枝等；腹泻甚至痢疾可加白头翁、地榆、车前子等；血尿可加小蓟草、茅根、石苇、扁蓄等。

（3）经络调理：主要方法是艾灸、刮痧、拔罐。

改善湿热体质的经络主要有背部的膀胱经、脾经、胆经。灸具有防病保健、温经散寒、扶阳固脱、消瘀散结、引热外行的作用，日常生活中可以选用灸法来调理湿热质。改善湿热体质的最好方法是刮痧和拔罐，可刮完痧再拔罐，用这种方法改善体质，甚至可以不用去吃药。改善湿热体质主要的穴位有阳陵泉、三阴交、太冲、膀胱经。

（4）动静调理：湿热体质者适合做大强度、大运动量的锻炼、如中长跑、游泳、爬山、各种球类、武术、气功、养生功、经络操、静坐等。不要熬夜、保证睡眠，良好的睡眠有祛湿清热的作用。睡好觉会神清气爽，皮肤光洁。

（5）心理调节：湿热体质有时会急躁易怒、紧张焦虑，压抑，因此，应该注意静养心神。静能生水清热，有助于肝胆舒畅。心理调节总的原则为以静养神，愉快神怡。只要有热，人就容易心烦发怒、躁动不安。湿热偏颇越重，表现越明显。因此，需要有意识地克制自己的过激情绪，合理安排自己的工作、学习，培养广泛的兴趣爱好，听流畅、悠扬、舒缓、有镇静作用的音乐。在安静、优雅的环境中做爱好的活动，如书法、瑜伽、太极拳、气功等。

另外，还应避免居住在潮湿的地方，居住环境宜干燥、通风。盛夏暑湿较重的季节应减少户外活动的时间。

（五）痰湿体质养生

痰湿是指人体表现出的一种症状，这里的"痰"并非指一般概念中的痰，而是指人体津液的异常积留，是病理性的产物。"湿"分为内湿和外湿，外湿指空气潮湿、环境潮湿，如淋雨、居处潮湿等，外在湿气会侵犯人体而致病；

内湿是指消化系统运作失宜，水在体内的流动失控以致津液停聚，这是因为饮食而使体内水分过多，或因饮酒、乳酪、生冷饮料而使体内津液聚停而形成内湿。此种体质者多伴有脾胃功能失调、内分泌失调等。

"胖人多痰湿，瘦人多内热"。痰湿重的人容易发胖，发胖的人通常是痰湿体质，所以痰湿重的人经常感觉身体沉重。喝了水，进到身体里，而出得慢，若再过多喝水，则会加重脾胃和膀胱的负担，水排不出去，会增加体重，肚子也会胀。

1. 痰湿体质的特征

（1）一般特征为体形肥胖，腹部肥满而松软，四肢浮肿，按之凹陷，面部皮肤油脂较多，面少血色，白中常发青，且少光泽，眼泡微浮，脉濡而滑，大便次数多、不成形，夜尿多且尿量多而色清如水。舌体胖大，舌苔白腻或甜，舌边常有齿印，口中粘腻，口唇色淡，很少感觉口渴。

（2）痰湿的人身体好倦缩，手足冰凉，胸闷，痰多，容易困倦，身重如裹，懒动、嗜睡，关节酸痛，肌肤麻木，肠胃不适，喜食肥甘黏，容易出汗，易出现耳鸣。

（3）痰湿的人性格比较温和、稳重，多善于忍耐。

（4）痰湿体质的人出汗常见两极分化，要么出汗太多，要么就少汗无汗。有的人不爱出汗，在天热、运动、热饮时也明显比别人出汗少，不爱出汗、肥胖就和痰湿体质有一定关系。如果无汗，应用各种方法把发汗功能调动起来。出汗其实是在排毒，正常出汗能充分散热，内热火毒就少，也保证了一条重要的能量消耗途径的畅通。该出汗而不出汗，此时，汗停在体内就是温热火毒、痰湿废物。所以，出汗是非常必要的，可以起到调节体温的作用，另外出的汗不是清水，是很多代谢的废物。

有的人不运动、没吃热饮也出大汗，甚至晚上也盗汗，那是气虚了。

（5）痰湿体质的女性比较容易发胖，皮肤经常油腻粗糙，易生痤疮等。这类人平时要保持六通，即月经通、水道通、谷道通、皮肤通、血脉通、情绪通。月经通就是月经周期规律，量正常；水道通就是水的循环过程要通，指小便通；谷道通是大便正常，而痰湿体质者经常是大便发黏不畅通；皮肤通是指皮肤要清洁，毛孔汗孔要畅通，出油出汗不能受阻，如果出油受阻会产生痤疮，如果出汗受阻会产生痱子；血脉通就是全身循环畅通，不会经常这儿痛那儿痛；情绪能就是情绪平稳，保持气机舒畅。

2.痰湿体质易患疾病

（1）湿阻滞血脉，容易造成月经延后、月经量少甚至闭经。一旦闭经则会加重痰湿体质，促生肥胖。痰湿体质肥胖与月经不调如影随形，互为因果，并且在此基础上可引发不孕。男性肥胖也会有不育的情况。

（2）痰湿体质易白带过多，色、质、味异常，伴有全身或局部症状。痰湿体质的女性最容易患带下病。

（3）痰湿体质的人舌苔厚腻不退、腹胀、大便黏滞不爽、身体沉重，易患慢性胃炎、结肠炎。

（4）痰湿体质的人口味偏浓重，经常小腿踝关节处肿胀。如果伴有恶心、呕吐私液、胸闷、面目郁胀、常于潮湿天气加重的眩晕，多数和痰湿体质有关。痰湿体质常伴有口干口苦，腹胀胸闷及经常性失眠。

（5）痰湿体质的人油性皮肤居多，因此很容易生座疮，而且由于痰湿有缠绵黏滞的特点，不论什么病，只要和顽痰湿浊混在一起，治疗起来就比较麻烦。

3.痰湿体质的成因

痰湿体质多由各种病因导致脏腑气化功能及气血津液运化失调，水湿停聚，聚湿成痰，痰湿内蕴，留滞脏腑，反过来影响脏腑功能。另外，痰湿体质也因寒湿侵袭、饮食不节、先天禀赋、年老久病、缺乏运动而发病，常随痰湿留滞部位不同而出现不同的症状。

（1）先天禀赋：父母素体胃热或怀孕期间过食肥甘厚味，脾运不及聚湿生痰。

（2）寒湿侵袭：气候潮湿、涉水淋雨或久居湿地，湿邪侵袭人体，脾胃受困，水湿运化失职，聚湿成痰，痰湿蕴肺。

（3）饮食不节：暴饮暴食、过食肥甘醇酒厚味损伤脾胃，脾胃不能布散

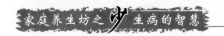

水谷精微及运化水湿，致使湿浊内生，蕴酿成痰，痰湿聚集体内。

（4）年老久病：脾胃虚损，运化功能减退或肾阳虚，不能化气行水。

（5）缺乏运动：长期喜卧、久坐少动，气血运行不畅，脾胃运化呆滞，不能运化水湿，聚湿致痰湿内生。

4. 痰湿体质的调理

痰湿体质的人要养成良好的饮食习惯，忌食肥甘厚味生冷之物，戒烟酒，平时可以多吃点生姜、蔬菜、水果等富含纤维、维生素的食物，保持大便顺畅正常。因"脾为生痰之源，肺为贮痰之器"，痰湿体质的人平时可适当服用六君子丸或杏苏二陈丸健脾化痰。此类体质的人应避免涉水淋雨、久居湿地，注意保暖，防止外感寒湿之邪伤困脾，梅雨季节注意防潮湿；适当参加体育锻炼，应以微汗为宜，以助气血顺畅；要持之以恒地锻炼身体；保持低脂、低糖、低盐、多粗纤维素的清淡饮食，不暴饮暴食，不酗酒。

（1）饮食调理：饮食应以清淡为主，尤其是一些具有健脾利湿、化痰祛痰作用的食物应多食之，如白萝卜、荸荠、紫菜、海蜇、洋葱、白果、扁豆、红小豆、蚕豆、包菜、紫菜、香菇、海带、冬瓜、芥菜、韭菜、大头菜、香椿、辣椒、大蒜、葱、生姜、木瓜、山药、栗子、粳米、小米、薏苡仁、玉米、芡实、豇豆、牛肉、鸡肉、鲢鱼、鳟鱼、带鱼、黄鳝、河虾、海参、杏、荔枝、柠檬、樱桃、杨梅、槟榔、佛手、鹌鹑。

忌食或少食肥甘厚味的食物，如石榴、大枣、柚子、枇杷，肥肉及甜、黏、油腻的食物。酒类也不宜多饮，还应少食或忌食田螺、螺蛳、鸭肉、蚌肉、牡蛎肉、梨子、山楂、甜菜、枸杞子、甜饮料、砂糖、饴糖等，另外，还应限制食盐的摄入。

要养成良好的饮食习惯，饭吃七八成饱，吃饭速度不要太快，不要吃夜宵。痰湿体质的人一定要吃早餐，越不吃早餐湿气越重，吃早餐是改善痰湿体质、减肥的第一步。

用生姜来改善痰湿体质，促进发汗，温暖脾胃，散水湿、痰湿。可以用姜做姜茶，把姜片、红糖、枣片一起煮水喝，这种红糖姜茶特别适合女性朋友。痰湿体质的人夏天坚持喝一段时间红糖姜茶，会觉得情绪平稳很多。喝姜茶人就会发汗，只要发汗，人就通透了，情绪就会稳定，同时也会发现肤色漂亮很多。

姜的用量要根据痰湿的轻重决定。如果痰湿体质重，而且肥胖又不爱发汗，可以用量多点，放七片姜。如果是痰湿体质，但本身不是太胖，那么放三四片姜就可以了。如果是痰湿体质，可月经不是很好，瘀血块多，那就多放点红糖。

男性如果是痰湿体质，还有抽烟、喝酒的习惯，吃生姜就会受不了，因为抽烟喝酒多的人，喉咙很容易受刺激而咳嗽，而生姜的辣味则会刺激喉咙。

痰湿体质的人应该少吃酸性、寒凉、腻滞和生涩的东西，特别是要少吃酸性的食物。中医认为"酸甘化阴"，阴就是津液，痰湿体质本来就津液多，再吃酸性的东西，痰湿会更加严重。例如山楂，它是酸的，酸的食物虽然能够降血脂，但是不能多吃，要适可而止，痰湿重的人吃多了山楂，不仅不能去血脂、降体重，反而还会伤脾胃，加重痰湿。因此要少食李子、石榴、柿子、大枣、柚子、枇杷等偏酸甘的水果，这类水果易生痰湿。

西瓜是天然白虎汤，也是寒凉的，要少吃。有人夏天减肥会选择天天吃西瓜，不吃主食，结果体重不但没有减反而增了，因为西瓜寒凉，每天都吃就会把脾胃伤了，因此开始发胖。

痰湿体质者多气虚、脾虚，不适宜吃甲鱼，甲鱼是脾虚者的大忌。孕妇及中虚、寒湿内盛、时邪未净者，切忌之。

痰湿者不要秋冬进补，越补舌苔越厚，越辛湿越重，结果越补越胖，甚至还可能患糖尿病。

（2）中药调理：中药调理原则是健脾理气，化痰渗湿。痰湿之生，与肺、脾、肾三脏关系最为密切，故重点在于调补肺、脾、肾三脏。

若因肺失宣降，津失输布，液聚生痰者，当宣肺化痰，方选二陈汤；若因脾不健运，湿聚成痰者，当健脾化痰，方选六君子汤或香砂六君子汤；若肾虚不能制水，水泛为痰者，当温阳化痰，方选金匮肾气丸。

痰湿体质者多发咳嗽、哮喘、痰多、头晕、肠胃不适、呕吐等症状，易生慢性支气管炎、支气管哮喘、肺气肿、动脉硬化、慢性胃炎、慢性肠炎、肥胖症等疾患。痰湿体质者可通过温燥化痰类的药物进行调养。

痰湿体质宜健脾利湿、化痰泻浊，常用中药有白术、苍术、黄芪、防己、泽泻、荷叶、橘红、生大黄、鸡内金、生蒲黄、白芥子、莱菔子、苏子等，这类药物健运脾胃，兼去痰湿。

党参、扁豆、砂仁、陈皮、淮山、慧仁、茯苓、赤小豆、冬瓜皮、白芥子等都有一定的祛痰湿作用，但是祛痰湿的部位不同。比如白芥子、陈皮主要是祛肺部、上焦的痰湿；陈皮如果和党参、白扁豆一起用，可祛中焦的痰湿；赤小豆主要是让湿气从小便排走。

痰湿体质如果出现明显偏颇，如大便特别黏滞、腹胀、痤疮发作加重，吃排毒养颜胶囊可以有所缓解。但是要记住"中病即止"，不可长期服用，要在中医师指导下进行科学调理。

痰湿可能会出现在不同部位，应辩证调理。

①痰湿蕴肺：痰湿位于肺部，主要症状是咳嗽反复发作，痰多黏腻或稠厚成块，色白或带灰色，进甘甜油腻食物加重，体倦，舌苔白腻，脉濡滑。治疗原则为燥湿化痰、温肺降逆，常用陈皮、煮半夏、茯苓、厚朴、莱菔子、白芥子、紫苏子。

②痰湿中阻：痰湿位于腹部，主要症候是腹部痞塞不舒，进食尤甚，胸闷，头晕目眩，身重困倦，恶心呕吐，胃纳呆滞，口淡不渴，大便正常或不实，舌苔厚腻，脉沉滑。治疗原则为燥湿化痰、理气和中，常用陈皮、煮半夏、茯苓、厚朴、苍术等。

③痰湿蒙窍（痰蒙清窍）：痰湿位于胸部，主要症候是头重昏蒙，胸闷恶心，呕吐痰涎，食少多睡困乏，舌苔厚腻，脉沉滑。治疗原则为燥湿化痰、健脾和胃、平肝息风，常用白术、天麻、陈皮、煮半夏、茯苓、竹茹等。

（3）经络调理：

①经络：任脉、足太阴脾经、足少阳胆经、足阳明胃经、足太阳膀胱经。

②穴位：中脘穴、水分穴、神阙穴、关元穴、阴陵泉穴、足三里腧、脾腧、三焦腧，这几个穴位可以轮换地配合使用。

③方法：最适合用艾条温灸，一般灸到皮肤发红发烫。每次背部、下肢各取1个穴位进行艾灸，不要太多。如果灸后有口苦、咽喉干痛、舌苔发黄、大便干结、梦多或失眠，就多喝水、减少艾灸穴位，症状如果明显减轻，停灸即可。如果夏天吃喝冰冻之物太多、环境很潮湿、汗出严重或体重飙升，可以马上灸一灸，不仅能够改善痰湿体质，并能在一定程度上控制体重的增长。另外，也可经常按摩以上穴位。

（六）血瘀体质养生

血瘀体质是指当人体脏腑功能失调时，易出现体内血液运行不畅或内出血不能消散而成瘀血内阻的体质，常表现为面色晦黯，皮肤粗糙呈褐色，色素沉着或有紫斑，口唇黯淡，舌质青紫或有瘀点，脉细涩。多因七情不畅，寒冷侵袭、年老体虚、久病未愈等病因而发病，常随瘀血阻滞脏腑经络部位不同而出现不同的症状，易患症瘕、痛症及血症。

血瘀体质是全身性的血脉不畅通，有一种潜在的血瘀倾向。血瘀证可见于很多疾病。一般而论，凡离开经脉之血不能及时消散瘀滞于某一处，或血流不畅，运行受阻，郁积于经脉或器官之内呈凝滞状态，都叫血瘀。

在气候寒冷、情绪不调等情况下，很容易出现血脉瘀滞不畅或阻塞不通，也就是瘀血。瘀塞在什么部位，什么部位就发暗发青、疼痛、干燥骚痒、出现肿物包块，当然此部位的功能也会受到影响。

1. 血瘀体质的特征

血瘀体质者形体胖瘦均见，偏瘦者居多。多以血行不畅、肤色晦黯、色素沉着，容易出现瘀斑，舌质紫黯或有瘀点，舌下络脉紫黯或增粗，脉涩，经常有痛、紫、瘀块、涩的表现形式为主要特征。

血瘀体质易患痛证、血证、肥胖、消瘦、暗疮、痛经、乳腺增生、子宫肌瘤、月经不调、抑郁症、偏头痛、肋间神经痛。此体质对药物治疗的反应差。血瘀体质还会导致心脑血管病、冠心病、中风、肿瘤等许多疾病。

典型的血瘀体质为"瘀血不去，新血不生"，微循环不畅通，直接影响组织营养，就算吃得再多，也到不了该去的地方发挥作用。而且由于下游不畅，时间久了也会使上游食欲受到影响。

血瘀体质者，皮肤干燥较多见。皮肤干燥常引起骚痒，中医认为这是风，"治风先治血，血行风自灭"。瘀痒是血脉不畅通在皮肤上的反映。

血瘀体质容易生斑，面色晦暗，口唇发暗，眼睛浑浊，容易脱发，而且不好治疗。血瘀体质也常见黯紫小丘疹或结节为主的痤疮，痤疮之后的暗疮印（色素沉着）很难消散。

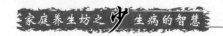

血瘀体质者舌头上有长期不消的瘀点和瘀斑。舌系带两边有两条小静脉，如果瘀血严重，那两条小静脉就是怒张的。

血瘀体质者有时皮肤会莫名其妙地出现青斑，在不同的部位，有疼痛感，两颊会出现特别细小的血丝；容易产生黑眼圈，嘴唇暗紫。另外，血瘀体质还会出现记忆力衰退，人的精神是靠血液供养的，血瘀、供血不足正是导致健忘症的元凶。

血瘀体质常见表情为抑郁、呆板，面部肌肉不灵活，易烦躁、健忘。

2. 血瘀的种类

血瘀分气虚血瘀与气滞血瘀两类。

（1）气虚血瘀是气虚运血无力，血行瘀滞而表现的症候。常由病久气虚，渐致瘀血内停而引起。表现为面色淡白或晦滞，身倦乏力，气少懒言，疼痛如刺，常见于胸胁，痛处不移，拒按，舌淡暗或有紫斑，脉沉涩。气虚血瘀证，虚中夹实，以气虚和血瘀的症候为要点。气虚运血无力，血行缓慢，终致瘀阻络脉，故面色晦滞，血行瘀阻，不通则痛，故疼痛如刺，多见心肝病变，因而疼痛常出现在胸胁部位。气虚舌淡，血瘀舌紫暗，沉脉主里，涩脉主瘀，是为气虚血瘀证的常见舌脉。

（2）气滞血瘀是指气滞和血瘀同时存在的病理状态。其病变机理，一般先由气的运行不畅，然后引起血液的运行瘀滞，是先有气滞，而后导致血瘀，也可由离经之血阻滞，从而影响气的运行，这就先有瘀血，而后导致气滞，也可因闪挫等损伤而气滞与血瘀同时形成。气滞血瘀证，是气机郁滞而致血行瘀阻所出现的症候，多由情志不舒或外邪侵袭引起肝气久郁不解所致，表现为胸胁胀闷，走窜疼痛，急躁易怒，胁下痞块，刺痛拒按，妇女可见月经闭止或痛经，经色紫暗有块，舌质紫暗或见瘀斑，脉涩。

（3）血滞于不同部位产生的不同症状

①瘀阻于肺：胸痛咳嗽，气促，甚者喘息不能平卧，胸闷如塞，心悸不宁，舌质紫暗或有瘀斑、瘀点，脉弦涩。治则：活血理气，行瘀通络。主方：桃仁红花煎。常用药：桃仁、红花、当归、川芎、赤芍、桑白皮、薏苡仁等。

②瘀阻于心：胸闷疼痛，痛引肩背，心悸，口唇青紫，舌质青紫或有瘀斑、瘀点，脉涩或结代。治则：活血理气通脉。常用药：桃仁、红花、当归、

川芎、丹参、桂枝、赤芍、枳壳、郁金等。

③瘀阻于胃：胃痛，按之痛甚，食后加剧或有包块，入夜尤甚，甚者便血或呕血，舌有瘀斑、瘀点，脉弦涩。治则：化瘀通络止血、理气和胃。常用药：蒲黄、五灵脂、丹参、檀香、砂仁、延胡等。

④瘀阻于肝：胁痛痞块，夜尤甚，舌质紫暗或有瘀斑，脉弦涩。治则：祛瘀通络，疏肝理气。常用药：桃仁、红花、当归、川芎、丹参、香附、赤芍、乌药、枳壳、延胡索等。

⑤瘀阻于肢体：肢体局部可见肿痛或青紫，舌质紫或有瘀斑、瘀点，脉涩。治则：活血行气，祛风除湿、通痹止痛。常用药：桃仁、红花、当归、川芎、丹参、赤芍、枳壳、秦艽、羌活、地龙等。

⑥瘀阻于胞宫：少腹疼痛，月经不调，痛经，经色紫黑有块，舌紫暗或有瘀斑，脉弦涩。治则：活血化瘀，和络止痛。常用药：当归、川芎、赤芍、延胡索、肉桂、干姜等。

⑦瘀阻脑窍：眩晕，头痛经久不愈，兼见健忘，失眠，心悸，耳鸣耳聋，舌质紫暗或有瘀斑、瘀点，脉弦涩。治则：祛瘀生新，活血通窍。常用药：桃仁、红花、当归、川芎、丹参、赤芍、枳壳、地龙。

以上各型严重时，均属临床急症，需急诊住院治疗。

3. 血瘀体质的成因

血瘀体质与肝有关，肝主疏泄而藏血，具有条达气机、调节情志的功能，情志不遂或外邪侵袭肝脉则肝气郁滞，疏泄失职，故情绪抑郁或急躁，胸胁胀闷，走窜疼痛；气为血帅，肝郁气滞，日久不解，必致瘀血内停，故渐成胁下痞块，刺痛拒按；肝主藏血，为妇女经血之源，肝血瘀滞，瘀血停滞，积于血海，阻碍经血下行，经血不畅则致经闭、痛经。

（1）七情不畅：肝主疏泄，喜条达，若情绪长期抑郁，肝失疏泄，气机瘀滞，气行则血行，气滞则血瘀；恼怒过度，肝郁化火，血热互结，或血热煎熬成瘀。"心主血脉""脾统血"，思虑过度，劳伤心神，易致心失所养，脾失统摄，血液运行不畅或血溢脉外不能消散而成血瘀。

（2）寒冷侵袭：气候骤冷，久居寒冷地区，寒邪侵袭人体，经脉蜷缩拘急，血液凝滞，即寒凝血瘀。

（3）年老体弱：脾胃虚损或肾阳虚衰，气虚鼓动无力，血液运行不畅，血液瘀滞，即气（阳）虚血瘀。

（4）久病未愈：久病入络，血脉瘀阻，血行不畅；久病正气亏损，"气不摄血"，血行脉外不能消散而成血瘀。

（5）外伤所致：跌打损伤之后，瘀血没有消除，血瘀出经络之外，久而久之气血会运行缓滞。

4.血瘀体质的调理

血瘀体质者的病因与气血瘀滞有关。气血一旦瘀滞，既可能化寒，也可能化热，甚至痰瘀相杂为患。养生根本之法在于活血化瘀。血瘀体质者要注意调整自身气血，吃一些活血类型的食物或补药，多做有利于心脏血脉的运动，调整自身心理状态，保持身体和心理的健康。

血瘀体质之人在精神调养上要注意培养乐观的情绪。精神愉快则气血和畅，血液流通，这也有利于血瘀体质的改善。反之，此种体质者若陷入苦闷、忧郁的情绪，则会加重血瘀倾向。

血瘀体质常伴有气血不足，平素可进补气养血活血之药品，如党参、黄芪、白术、大枣、甘草、熟地黄、丹参、红花、川芎、当归等，还可选八珍汤、当归补血汤等补气血制剂或丹参片、银杏叶胶囊、桂枝茯苓丸等活血化瘀制剂。适当选用党参、黄芪、大枣、熟地黄、当归等煲汤可缓解血瘀症状。另外，还可用桂枝、红花、乳香、鸡血藤、没药、当归等活血通络中药煎汤泡脚，水量为2000mL，水温在40℃上下，每次可泡20～40分钟。

（1）饮食调理：血瘀体质的饮食以清淡为主，可多食赤小豆、绿豆、芹菜、黄瓜、藕等甘寒、甘平的食物；少食羊肉、韭菜、生姜、辣椒、胡椒、花椒等甘温滋腻及火锅、烹炸、烧烤等辛温的食物。

①血瘀体质者宜食有活血功能的食物。

桃仁、油菜、慈姑、黑豆、莲藕、洋葱、蘑菇、香菇、猴头菇、木耳、海带、魔芋、金针菇、猪心、菠萝、橘仁、山楂、菱角、余甘子、刺梨等。

气滞血瘀体质宜选用有行气、活血功能的食物，例如：白萝卜、柑橘、大蒜、生姜、茴香、桂皮、丁香、韭菜、黄酒、红葡萄酒、银杏、柠檬、柚子、金橘、玫瑰花茶、茉莉花茶等。

黑木耳能清除血管壁上的瘀积，适量的红葡萄酒能扩张血管、改善血液循环，山楂或米醋能降低血脂、血黏度。

山楂可以用于血瘀体质、肥胖间夹瘀血、慢性心脑血管疾病的调养。

韭菜、洋葱、大蒜、桂皮、生姜等，适合瘀血体质的人在冬季吃或阳虚间夹瘀血体质的人吃。如果吃后出现眼屎增多、眼睛模糊的病症，就说明吃得量过了。

性凉活血的蔬菜有生藕、黑木耳、竹笋、紫皮茄子、芸薹菜、魔芋等，适合瘀血体质的人在夏天吃或瘀血间夹湿热、阴虚内热体质的人吃。然而，由于血脉有喜温恶寒的特点，因此，不宜大量吃，或者需要配温性食物一起吃。

油菜有活血化瘀、解毒消肿、宽肠通便的作用，能治疗游风丹毒、手足疖肿、习惯性便秘等病症，特别适合口腔溃疡、齿龈出血、牙齿松动、有瘀血腹痛的人食用。

菌类仅养肝护肝，还能防癌抗癌，因此也很适合血瘀体质，香菇油菜有益补肝肾、健脾养胃、活血散结、补血益气、益智安神、美容减肥、润肠解毒的功效，有高血压、高血脂的血瘀体质者更应常食。

螃蟹、海参，螃蟹主要用于消散外伤后遗留的瘀血。海参对于形体干枯、皮肤干燥的血瘀体质者效果不错。

红糖、糯米甜酒、红葡萄酒最适合女性瘀血体质的调养，尤其是在产后（葡萄酒除外）、痛经、经血暗黑、月经血块多、月经延迟等情况下服用最好。醋可用于软化血管，因此中老年人瘀血体质中有心脑血管疾病倾向者可多食用。

血瘀体质的人一定要少喝酒，酒虽然有活血作用，但是伤肝。活血短暂，伤肝永久，要论取舍，少喝为佳。血瘀体质者可以少量饮用红葡萄酒、糯米甜酒，这样既可活血化瘀，对肝脏又构不成严重影响，尤其适合女性。每天晚上睡前喝一小杯红葡萄酒，既有活血化瘀、通经络、散瘀结、祛除疲劳、放松身心、开胃消食、美容养颜、益寿延年的效果，还有助于睡眠。此类人群也可以吃一点葡萄干，葡萄有强心、益补肝肾、养血益气、止咳除烦的功效。此外，玫瑰花、茉莉花泡茶喝，也有疏肝理气、活血化瘀之功，喝时可加些蜂蜜。

芒果果肉也是缓解血瘀体质很好的果品，芒果味甘、酸，可益胃，能改善食欲不振、消化不良、晕眩呕吐的症状。其性微凉，可去烦、润燥、清热、生津、明目，还能治疗口渴、咽干、咽喉肿痛等病症。

②瘀血体质的人不宜吃收涩、油腻、寒凉的食物。

气滞血瘀体质宜少吃盐和味精，避免血黏度增高而加重血瘀的程度，还应少吃如甘薯、芋艿、蚕豆、栗子等容易胀气的食物。

血瘀体质者不宜多吃肥肉、奶油、鳗鱼、蟹黄、蛋黄、鱼籽、巧克力、油炸食品、甜食，这类食物会使血脂增高，从而阻塞血管，影响气血运行，另外，冷饮也会影响气血运行。

（2）中药调理：中药调理原则为理气化瘀，调养心脾。气滞血瘀体质宜用行气、活血药疏通气血，达到"以通为补"的目的，可选用活血养血的中药，如柴胡、香附、郁金、当归、川芎、红花、薤白、枳壳、桃仁、参三七、银杏叶等。另外，应根据气滞血瘀部位不同灵活选用药材。

胃腹胀痛、嗳气、大便不爽或便秘，可用木香、陈皮、砂仁、槟榔、豆蔻、厚朴、大腹皮、莱菔子、大黄、神曲、山楂、谷麦芽、鸡内金等，这类药可行气、止痛、消食、通便。

气滞血瘀者如有情绪抑郁，应以心理疏导为主，配合疏肝理气解郁的药物，如柴胡、郁金、青皮、香附、川芎、绿萼梅、八月札等。

血瘀体质者还可用地黄、丹参、五加皮、地榆、续断、茺蔚子等行气活血的药。有助于改善气滞血瘀体质的中药还有如赤芍、牛膝、黄芪等。黄芪补气可做茶饮，每天泡十几片，喝到没有味道、没颜色为止。

（3）经络调理：血瘀质的人很适合推拿、拔罐、刮痧、放血疗法。

改善血瘀体质可点按揉、温灸、刮痧、放血、敷贴、照射相应穴位，常用的穴位有神阙穴、膈俞穴、肝俞穴、太冲穴、三阴交穴、委中穴、曲池穴。刺激以上穴位的作用类似于当归、益母草、田七、山楂等的治疗效果。

如果月经方面有问题，常用的穴位有太冲穴、五枢穴、维道穴、血海穴、三阴交穴、合谷穴。另外，心胸肝胆方面的慢性病，可用膈俞穴、肝俞穴、内关穴、期门穴、日月穴、曲泉穴等穴位调理。

（4）心理调理：精神养生对血瘀质尤其重要，精神愉快则气血和畅，营卫流通，有利于血瘀体质的改善。反之，苦闷、忧郁、肝气不舒导致的血瘀可加重血瘀倾向。典型的血瘀质者，绝大多数是情志不展、内心不敞亮，这类人要多和乐观开朗的人在一起参与团体活动，培养一些兴趣，让自己沉浸在其

中，如体会聚精会神或听欢快舒畅的音乐。

（5）运动调理：心肺功能被唤起非常有助于消散瘀血，还有益于心脏血脉的活动。但是中老年血瘀质的人不宜参加剧烈的运动。舞蹈、太极拳、快步走、慢跑、保健按摩、经络引导操等较为适宜。

（七）气郁体质养生

什么是气？人体之气是人生命运动的根本和动力。生命活动的维持，必须依靠气。人体的气，除与先天禀赋、后天环境以及饮食营养相关以外，与五脏的生理功能也密切相关。所以机体的各种生理活动，实质上都是气在人体内运行的具体体现。当气不能外达而结聚于内时，便形成"气郁"。

郁有气郁、湿郁、痰郁、热郁、血郁、食郁。六郁之中，气郁为先，气郁一成，诸郁遂生。七情所伤，气郁为先。气血冲和，万病不生，一有怫郁，诸病生焉。故人身诸病，多生于郁。所谓气郁，通常是指肝气郁结。肝司疏泄，以气为用，气之疏泄，则可使周身之气机、脏腑之功能活动条达畅茂。若肝气郁结，疏泄失司，木郁而致诸脏气机皆不得畅达。肝气郁结有两类，一是肝气郁于本经，症见胸胁胀满或胀痛，抑抑不乐，二是肝气郁及它脏，肝气既郁，疏泄不利，气机郁结，则可导致其他五郁。

1. 气郁体质的特征

一般来说，气郁和人本身的性格有关，有的人平素性情急躁易怒，易激动，有的人经常郁郁寡欢，疑神疑鬼。这几种性格的形成，可能是先天遗传，也有可能是生活中受到精神刺激、突然惊吓或产生恐惧等。有些人由于个人欲望得不到实现，长期忧愁、焦虑，有了心事也不愿意讲出来，自己也不能化解，时间一长，堵在心里的怨气越来越多，就觉得心烦胸闷，从而引起气机运行不畅。

中医认为，人体"气"的运行主要靠肝的调节，气郁主要表现在肝经所经过的部位气机不畅，所以又叫作"肝气郁结"。

气郁体质的成因一是先天禀赋，二是多和幼年时期经历过比较大的生活挫折有关，如父母离异、父或母早亡、寄人篱下、自信心受到打击等。再加上自我调节能力差，就会产生气郁。

气郁体质主要表现为神情忧郁，情感脆弱，烦闷不乐；多愁善感，忧郁，焦躁不安；经常无缘无故地叹气，容易心慌、失眠、受到惊吓，遇事易感到害怕，舌淡红，苔薄白，胁肋部或乳房容易胀痛。具体表现为以下四点。

（1）形体消瘦或偏胖，面色苍暗或萎黄，无光泽，表情郁闷、不开心；气机郁滞，以神情抑郁、忧虑脆弱等为主要特征。

（2）舌淡红，苔白，脉弦。

（3）性格内向，不稳定，敏感多虑。性情急躁易怒或忧郁寡欢，胸闷不舒。

（4）抑郁的人易患脏躁（多指女性精神忧郁、心情烦乱、哭笑无常、呵欠频作）、抑郁症、失眠、更年期综合症、月经前期紧张综合症等。

2. 气郁体质易得病

一是易患抑郁症；二是易患狂躁症，歇斯底里，哭笑无常；三是易失眠，基于气郁体质者的失眠是不好治的。除此之外气郁体质还易患胸痛和肋间神经痛、乳腺增生、月经不调。

气郁体质的关键在肝。瘀血体质和气郁体质都是女子多见，所以有的中医学家说"女子以肝为先天"。对于女子来说，肝是特别重要的，很多妇科病就是从肝这条线过来的。

气郁体质的人还容易得慢性胃炎、慢性结肠炎、肝炎、消化道溃疡，多数患者还有大便不爽等症。

3. 气郁体质的调理

气郁体质和血瘀体质一样，养生原则主要是针对肝脏，要肝气活，一定要让肝气舒展才行。如果肝血不足的话，要么是疏泄过度，烦躁易怒，血压飙升，要么是郁在哪儿，哪个部位就气滞了。气郁体质时间久了，多数都转到血瘀体质了，因为气不行，血也就不容易行，实际上气郁体质和血瘀体质同属一类，只不过血瘀体质对人生命和健康的威胁更大些。气郁体质在某种程度上是血瘀体质的上游阶段。

（1）饮食调理：气郁体质具有气机郁结而不舒畅的潜在倾向，应选用具有理气解郁、调理脾胃功能的食物，如大麦、荞麦、高粱、刀豆、蘑菇、豆豉、苦瓜、萝卜、洋葱、菊花、玫瑰等。多食行气的食物有佛手、橙子、柑皮、韭菜、茉莉花、荞麦、茴香菜、大蒜、火腿、高粱皮、刀豆、香橼等。

气郁体质者应少食收敛酸涩之物，如乌梅、南瓜、泡菜、石榴、青梅、杨梅、草莓、杨桃、酸枣、李子、柠檬等，亦不可多食冰冷食品，如雪糕、冰激凌、冰冻饮料等。

疏肝理气，可少量饮酒（最好为葡萄酒），以活动血脉，提高情绪。以下为适合气郁体质者的两种药膳：

①百合莲子汤：干百合100克，干莲子75克，冰糖75克。将百合浸泡一夜，莲子浸泡4小时，冲洗干净后将两者置入清水锅内，武火煮沸后，加入冰糖，改用文火继续煮40分钟即可。此汤可安神养心，健脾和胃。

②甘麦大枣粥：小麦50克，大枣10枚，甘草15克。先煎甘草，去渣，后入小麦及大枣，煮粥。空腹服用。此粥可益气安神，适用于缓解妇女脏器燥热，精神恍惚，时常悲伤欲哭不能自持或失眠盗汗、舌红、脉细。

（2）心理调理：忧思郁怒、精神苦闷是气郁的原因所在。气郁体质者性格多内向，缺乏与外界的沟通，情志不达时精神便处于抑郁状态。所以，气郁体质者的养生重在心理卫生和精神调养。

气郁体质者要多参加社会活动、集体文娱活动，常看喜剧、滑稽剧以及富有鼓励和激励意义的电影、电视，多听轻快、明朗、激越的音乐，以提高情志；多读积极的、展现美好生活前景的书籍，以培养开朗、豁达的性格；多交开朗的朋友。人开朗了，气就舒展了。在名利上不要计较得失，胸襟要开阔，不要患得患失，要知足常乐。

（3）经络调理：按揉中脘穴、气海穴、内关穴、膻中穴、太冲穴。可以在每晚睡觉前或春天快来的时候，把两手搓热，擦胁肋部。另外，气郁体质的人也不适宜受寒。

气郁体质的人还要每天坚持做经络养生操，拍打十二经络、任督二脉及相关的穴位，还可推腹、拉筋、静坐等。

（4）中药调理：中药调理的原则是疏肝解郁，条达安神。当气郁比较明显，出现乳房胀痛、月经紊乱、胃口不好的时候，就可以选些中药来调理一下。

补肝血的药物：何首乌、白芍、阿胶、当归。

疏肝理气的中药：香附子、佛手、香橼、柴胡、陈皮、菊花、酸枣仁、逍遥丸、柴胡疏肝散、越鞠丸等。

气郁体质者可常用以香附、乌药、川楝子、小茴香、青皮、郁金等药为主组成的方剂。

（5）运动调理：多参加体育锻炼及外出旅游。体育锻炼和旅游均能活动身体，运通气血。气郁体质者也可做气功、养生功等着重锻炼呼吸吐纳功法，以疏导瘀滞之气。

（八）特禀体质养生

特禀体质又称特禀型生理缺陷、过敏体质，是一类体质特殊的人群。特禀体质是指由于遗传因素和先天因素造成的特殊状态的体质，主要包括过敏体质、遗传病体质、胎传体质等。

许多书上称特禀体质就是过敏体质，其实过敏体质是特禀体质的一种，具体来说，各种遗传疾病、各种生下来就有的身体缺陷，都是特禀体质的范畴，但是后天调理对过敏体质的人比较有效。

1. 特禀体质的特征与易得疾病

（1）特禀体质的特征：形体无特殊，或有畸形，或有先天生理缺陷。这类人性格比较脆弱和敏感。

遗传性疾病有遗传性、先天性、家族性特征。胎传性疾病具有母体影响胎儿个体生长发育及患相关疾病的特征。过敏体质者易药物过敏或花粉过敏，对外界环境适应能力差。

（2）易患疾病：特禀体质有多种表现，这类人易患哮喘，容易对药物、食物、气味、花粉等过敏；不感冒也会鼻塞、流鼻涕或流眼泪。在季节变化、温度变化或闻到异味等情况下，会出现咳嗽、气喘、气闷等；有些人的皮肤如果抓一下，就会出现明显的抓痕或者发红，眼睛容易出现红血丝、瘙痒或红肿；还有些人则会经常无缘无故地出现腹痛、恶心、呕吐、腹泻等，春季或秋季常有咽喉发痒、肿痛、有异物感等。

特禀体质者的脸常较干燥，有些人的脸上容易出现一簇簇的紫红色出血点或者风团、丘疹，面部红血丝是特禀体质者经常会出现的一种征象，尤其是在食用某些食物，接触某些花粉、金属、动物皮毛，用过某些化妆品或染发之后出现。

过敏性结肠炎患者常会解黏液样或肉冻样稀便。过敏性紫癜患者会出现血尿或蛋白尿。

2. 特禀体质的调理

如果我们能认识到自身是过敏体质，那么我们要主动改变自己的过敏体质，而不是只去阻断过敏源。

（1）饮食调理：食宜益气固表，宜清淡、均衡，粗细搭配适当，荤素配伍合理。特禀体质者应少食荞麦（含致敏物质荞麦荧光素）、蚕豆、白扁豆、牛肉、鹅肉、鲤鱼、虾、蟹、茄子、酒、辣椒、浓茶、咖啡等辛辣、腥膻发物及含致敏物质的食物。

特禀体质的人应选用具有增强体质、调节免疫力的五谷，如益气补脾肺的糯米、营养丰富的燕麦和养心益肾、除热止渴的小麦或小麦做的各种面食。另外，还可食薏苡仁、猪肉、胡萝卜、蕃茄、金针菇、黑木耳、蘑菇、青椒、木瓜、卷心菜、花菜等。

胡萝卜中的β-胡萝卜素能有效预防花粉过敏症、过敏性皮炎等。金针菇，能调节免疫功能，抑制哮喘、鼻炎、湿疹等过敏性疾病，还能有效地增强机体活力。青椒、木瓜等含有丰富的维生素C，可缓解过敏反应。

（2）中药调理：调理原则为祛风养血。推荐玉屏风散（玉屏风颗粒）一方，黄芪、防风、白术三味药配伍相得益彰，黄芪用来补气，固表；白术用来健脾，脾胃之气固，则卫表之气方有生化之源；防风，祛风，散风，为风中之要药。三味药组成的玉屏风散具有益气、固表、止汗之功效，对于抵抗外邪入侵、预防感冒及过敏性疾病的改善功效明显，主要适用于过敏性鼻炎、荨麻疹以及易患伤风感冒者，也适用于常常自汗（虚汗）的人。

（3）经络调理：经常刺激章门、足三里、尺泽。

①暖心穴位之一：章门穴，章门穴是脾之募穴，如果你遇到心胸郁闷、胀满、烦热、口干、不想吃东西、面黄肌瘦、身体虚弱、全身无力的情况，只要按压章门这个穴位，就能够使情况得到改善，长期按摩这个穴位，对肝气郁结、胃痉挛、肝脾肿大、肝炎、肠炎、泄泻等疾患具有治疗、调理和改

善的作用。

②暖心穴位之二：尺泽穴，按摩此穴对无名腹痛有特效，对咳嗽、气喘、肺炎、支气管炎、咽喉肿痛有一定疗效。尺泽穴是最好的补肾穴，通过降肺气而补肾，最适合上实下虚的人，高血压患者多是这种体质。

（九）平和体质养生

平和体质是最稳定、最健康的体质，这类人阴阳气血调和，先天禀赋良好，后天调养得当。平和体质以体态适中、面色红润、精力充沛、脏腑功能强健为主要特征。平和体质所占人群比例约为32.75%，也就是1/3左右，男性多于女性，年龄越大，平和体质的人越少。

1. 平和体质的特征

体形匀称、健壮，面色、肤色润泽，头发稠密有光泽，目光有神，鼻色明润，嗅觉通利，味觉正常，唇色红润，精力充沛，不易疲劳，耐受寒热，睡眠安和，胃口良好，两便正常，舌色淡红，苔薄白，脉和有神。

性格随和开朗，平时较少生病，对自然环境和社会环境适应能力较强。

2. 平和体质的调理

（1）合理膳食：日常饮食主要包括谷类、肉蛋类、奶制品、豆制品、蔬菜水果类。注意荤菜与素菜搭配，要"谨和五味"。饮食应清淡，不宜有偏嗜。五味偏嗜会破坏身体的平衡状态，如过酸伤脾，过咸伤心，过甜伤肾，过辛伤肝，过苦伤肺。要遵循"早饭宜好，午饭宜饱，晚饭宜少"的养生格言。

（2）适量运动：适量的运动对于身体各个器官的代谢、运作、营养吸收有着不可忽视的作用。一般来说，一个人每天需要半小时的运动量，而以有氧运动为好。可多练太极拳、养生功（操），也可选择快走，一天走半个小时，既不累人，又能锻炼身体。总之要根据个人的身体情况选择适合自己的运动方式和运动量。

（3）经络调理：坚持每天做养生功（操）、拍打十二经，可保持经络畅通，增强免疫力。

①头部：导引小周天、干梳头、干洗脸，点鱼腰、睛明、上眼眶，揉太阳穴、搓耳揪耳、点按风池穴、搓揉拿颈部。

②腹部：拿、揉、拍上肢，按膻中穴、中脘穴、气海穴、关元穴，揉推腹穴。拍打小腹和带脉。

③下肢：推拿揉拍大腿和小腿，点气冲穴、足三里穴、搓八髎穴、点承扶穴、殷门穴、委中穴、承山穴、太溪穴、三阴交穴。

④背部膀胱经肾腧、腹部脾胃经，可刮痧。

⑤足底按摩、泡脚，点按涌泉。

（4）四季调理：在维持自身阴阳平衡的同时，平和质的人还应该注意自然界的四时阴阳变化，顺应此变化，以保持自身与自然界的整体阴阳平衡。平和质的人还可酌量选择具有缓补阴阳作用的食物，以增强体质。

①春季阳气初生，宜食辛甘之品以发散，而不宜食酸收之味。宜食韭菜、香菜、豆豉、萝卜、野菜、豆芽、枣、猪肉等。

②夏季心火当令，宜多食辛味助肺以制心，且饮食宜清淡而不宜食肥甘厚味。宜食菠菜、黄瓜、丝瓜、冬瓜、桃、李、绿豆、鸡肉、鸭肉等。

③秋季干燥易伤津液，宜食性润之品以生津液，而不宜食辛散之品。宜食银耳、杏、梨、白扁豆、蚕豆、鸭肉、猪肉等。

④冬季阳气衰微，故宜食温补之品以保护阳气，而不宜食寒凉之品。宜食大白菜、板栗、枣、黑豆、刀豆、羊肉、狗肉等。

对于平和质的人，宜饮食调理而不宜药补，因为这类人阴阳平和，不需要药物纠正阴阳之偏正胜衰，如果用药物补益反而容易破坏阴阳平衡。

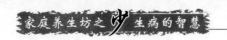

第四章　经络养生

经络系统是中医几千年前发现的人体网络系统，经络相贯，遍布全身，通过有规律的循行和广泛的联络交会，构成了经络系统，把人体的五脏六腑、器官孔窍以及皮肉筋骨等组织连成一个统一的机体。所以，经络是运行全身气血、联络脏腑肢节、沟通内外上下、调节体内各部分的一种特殊通道。

经络系统是由经脉、络脉及其连属部分组成。具体说是出十二经脉、任脉、督脉和奇经八脉组成的，其连属部分在内属五脏六腑，外在连属的筋肉皮肤。

经脉、络脉是系统中纵行的干线，大多行于深部。经脉有一定的循行路线。络脉有网络的意思，是经脉的分支，循行于较浅的部位，有的还显现于体表。络脉纵横交错，无处不在。

一、人体经络概述

（一）十二经脉

手足三阴经：手太阴肺经、手少阴心经、手厥阴心包经；足太阴脾经、足少阴肾经、足厥阴肝经。

手足三阳经：手太阳小肠经、手少阳三焦经、手阳明大肠经；足太阳膀胱经、足少阳胆经、足阳明胃经。

1. 二十经脉的关系

十二经脉之间交接规律与走向分布有一定规律性，具体如下。

手三阳经起于手，经手外侧，到头与足三阳经相交。

足三阳经起于头，经背胸腿外侧，到足与足三阴经相交。

足三阴经，起于足，经腿内侧到腹，与手三阴经相接。

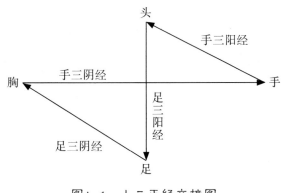

图4-1 十二正经交接图

这样的走向和交接就构成一个阴阳相贯，如环无端的循环路径。如图4-1十二正经交接图可以看出阳经与阳经交于头部，阴经与阴经交于胸部，阴经与阳经交于四肢末端。

2. 十二经脉的分布规律

手足六阳经皆交于头；阳明经行于面部、额部；太阳经行于面额、头顶及后颈；阴经行于四肢内侧，阳经行于四肢外侧；内侧三阴经太阴在前，厥阴经在中，少阴在后。但下肢上八寸以下厥阴在前，太阴在中，少阴在后。外侧三阳经，阳明在前，少阳在中，太阳在后。

3. 十二经脉的表里关系

手太阴肺经与手阳明大肠经为表里；手厥阴心包经与手少阳三焦经为表里；

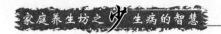

手少阴心经与手太阳小肠经为表里；足太阴脾经与足阳明胃经为表里；足厥阴肝经与足少阳胆经为表里；足少阴肾经与足太阳膀胱经为表里（图4-2）。

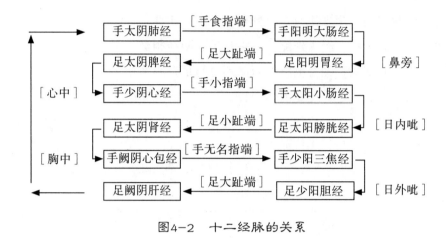

图4-2　十二经脉的关系

凡具有表里关系的经脉均循行分布于四肢内、外两个侧面的相对位置，并在手、足末端相互交接。

经脉的表里关系不仅由于表里两经的衔接而加强联系，而且由于脏腑经相互络属，因而使表里的一脏一腑在生理功能上相互配合，在病理上也相互影响，在治疗上，相为表里的两经的腧穴可以交叉使用。

（二）经络腧穴（穴位）及其作用

1. 腧穴（穴位）

腧穴（穴位）是人体脏腑经络之气输注于体表的部位。人体的腧穴分别归属于各经络，经络又隶属于一定脏腑，这就使腧穴、经络、脏腑间相互联系。

2. 穴位的作用

穴位的作用与脏腑、经络有密切关系，主要表现在反应病症、协助诊断以及接受刺激、防治疾病两方面。

（1）穴位在病理状态下具有反应病候的作用。如胃肠疾患的人常在足三里、地机等穴位出现压痛反应，或在胸椎附近触及软性异物，又如肺脏有疾病的人，常在肺俞、中府等穴位有压痛反应。

（2）穴位不但是气血输注的部位，而且也是邪气所客的处所，还是刮痧、推拿、针刺等的刺激点。

● 近治作用，穴位均能治所在部位及组织、器官的病症。如眼区的睛明、承泣、四白等能治眼病，又如耳区的听宫、听会、耳门、翳风等穴能治耳病，胃脘部的中脘、建里、梁门等能治胃病。

● 远治作用，尤其是十二经脉分布在四肢、肘、膝关节以下的穴位，不仅能治局部病症，而且能治远离部位的组织、器官、脏腑的病症，有的甚至会影响全身。如合谷不仅能治上肢病症，而且能治颈部和头面部病症，也能治外感风寒的发热；足三里不仅能治下肢病症，也能治消化系统的疾病，甚至对保健、免疫反应方面都有很大的好处。

3.穴位的主治规律

每个穴位都有较广泛的主治范围，这与其所属经络和所在部位不同有直接关系，即"经络所通，主治所及"。

（1）分经主治规律：十四经穴位的分经主治，既能主治本经的病，也能主治二经或三经相同的病症。

（2）分部主治规律：

● 头、面、颈穴位除个别能治全身疾病或四肢疾患外，绝大数均治局部疾病症；

● 胸腹部穴位大多可治脏腑及急性疾患；

● 背腰部穴位除少数能治下肢病外，大多能治局部病症及脏腑疾患和慢性病；

● 小腹穴位除能治脏腑疾患外，还能治全身性疾患；

● 四肢肘膝以上部位的穴位以治局部病症为主；

● 肘膝以下至腕、踝部的穴位除能治局部病症外，还能治脏腑疾患；

● 腕、踝以下至手足指穴位，除能治局部病症外，还能治头面、五官病

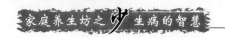

症以及发热、神志病等全身性疾患。

（三）特殊穴位的功能

在十四经脉中具有特殊治疗作用的穴位，称为输穴，包括在四肢肘、膝以下的五输穴、原穴、络穴、郄穴、八脉交会穴；在胸腹、背腰的腧穴、募穴。

1. 五输穴

十二经脉在肘膝关节以下各有五个重要的经穴，分别为井、荥、输、经、合，合称五输穴，由四肢末端向肘膝方向依次排列，是十二经脉之气出入之所。病在脏者，取之井；病变于色，取之于荥；病时轻时甚者，取之于输；病变于音者，取之经；病生胃及以饮食不节得病者，取之合。

"井"多位于手足之端，比喻为水的源头，是经气所出的部位，为阴阳交会、气血流注的远点。此穴位有两个作用，一是开窍泻实，如治疗中风昏倒、不省人事、昏厥、癫狂等症，二是通经宣痹，如治疗小便不利、血少不荣。

"荥"多位于掌指或跖趾关节之前，表示水流尚微，荥迂未成大流，是经气流行的部位，"所留为荥"。各经热病初起，病变于色可取荥治疗，如外寒肺热。

"输"多位于掌指或跖趾关节之后，表示水流由小而大，出浅注深，是经气渐盛、由此注彼的部位。此穴位有益气化凝、通经活络、散阔止痛的作用。凡寒湿留滞、经气不畅所致四肢疼痛均可通过此穴治疗。

"经"多位于腕、踝关节以上，表示水流变大，畅通无阻，是经气正盛运行经过的部位。此穴位有疏通经络、清热祛寒功能，主治肺经受邪引起的寒热咳嗽，身寒不温。

"合"多位于肘膝关节附近，比喻江河水流汇入湖海，经气由此深入，进而会合于脏腑的部位。此穴位有调脏腑，益精气的作用。凡脏腑功能不和出现的胀满、泄泻、气逆、结滞，多用合穴治疗。

2. 募、腧穴

"募"是五脏六腑之气汇集在胸腹部的输穴，为阴，是阳病行阴的重要处所。"腧"是脏腑之气输注到背部及阴病阳行的重要位置。"募""腧"穴与各自所属的脏腑有密切关系，脏腑之气与募腧穴都是相通的，都有对应的募、俞穴，因此，可选相应的募、腧穴来治疗相应的脏腑疾病。

3. 原穴

原穴是脏腑的原气输注经过留止的部位。原穴是脏腑原气所留之处，原气来源于肾间动气，是人体生命的原动力，通过三焦运行于脏腑，因此，脏腑发生病变时，就会反映到原穴位上来。各经脉都有一个原穴。

4. 八会穴

八会穴是指脏、腑、气、血、筋、脉、骨、髓之精气所会聚的腧穴。章门、中脘、膻中、膈俞、大杼、阳陵泉、太渊、绝骨。

章门：为脏之会穴。五脏皆裹于脾，为脾之募穴。主治五脏病，以治肝脾病为主。

中脘：为腑之会穴，六腑皆裹于胃，为胃之募穴。主治六腑病，以治胃与大肠病为主。

膻中：为气之会穴，是宗气汇集地，为心包之募穴。主治一切气病，如胸满胀、呼吸等。

膈俞：为血之会穴，位于心肝腧穴之间，心主血，肝藏血，主治一切血病。

大杼：为骨之会穴，由于其离椎骨最近的缘故，因此主治骨病。

阳陵泉：筋之会穴，因其位于膝下，膝为筋之俯，因此主治筋病。

太渊：为脉之会穴，属于手太阳肺经的原穴。治无脉证，心肺疾病。

绝骨：（悬钟穴）为髓之会穴，属胆经，胆主骨所生病，骨生髓，主治瘫痪等症。凡与此八者有关的病证均可选用相应八穴来治疗。

5. 郄穴

郄穴是各经经气所深聚的地方。十二经脉各有一个郄穴，大多分布在四肢肘膝以下，合为十二郄穴。

（1）阴经郄穴：

中都：足厥阴肝经郄穴；地机：足太阴脾经郄穴；

水泉：足少阴肾经郄穴；阴郄：手少阴心经郄穴；

孔最：手太阴肺经郄穴；郄门：手厥阴心包经郄穴。

（2）阳经郄穴：

外丘：足少阳胆经郄穴；养老：手太阳小肠经郄穴；

梁丘：足阳明经胃经郄穴；会宗：手少阳三焦经郄穴；

温溜：手阳明大肠经郄穴；命门：督脉郄穴。

阴经郄穴多治血证，如中都治崩漏；孔最治咯血；地机治顽固性头痛；郄门、阴郄治心闷痛；水泉治足跟肿痛。

阳经郄穴多治急性疼痛，如外丘治颈项痛；养老治急性腰扭伤；梁丘治胃脘疼痛；会宗治手臂酸麻；温溜治头疼、面舌肿痛、疔毒。

6. 督任二脉

督、任二脉主要作用是统率、联络和调节十二经脉，加强十二经脉之间的联系，调节十二经脉的气血，气血有余时流注于奇经八脉，气血不足时可由奇经溢出，予以补充。

（1）督脉：包括头部和背部的诸穴位。"总督诸阳"，经常推背，打通督脉，补足阳气，人才能健康长寿。

（2）任脉：在人体前胸，是"总诸阴之海"。调理任脉时可艾灸肚脐（神阙）大补元气；在中脘下面拔罐，可调理五脏六腑，调神安心；经常拔罐、推腹、揉膻中穴可打通任脉。

（四）各经脉当令时刻

子时：23：00-1：00，胆经当令，阳气开始升发，应睡觉保护。

丑时：1：00-3：00，肝经当令，血回流于肝，睡觉养肝。

寅时：3：00-5：00，肺经当令，气血注入肺经，易发心脏病。

卯时：5：00-7：00，大肠经当令，大肠精气开始旺盛，此时为饮水最佳时。

辰时：7：00-9：00，胃经当令，进食最佳时，最易消化。

巳时：9：00-11：00，脾经当令，主运化，消化吸收，大脑最具活力。

午时：11：00-13：00，心经当令，阳气最盛，午睡保养大脑和肝脏。

未时：13：00-15：00，小肠经当令，主吸收，饮水稀释血液增加血流。

申时：15：00-17：00，膀光经当令。

酉时：17：00-19：00，肾经当令，主藏精，可食小米粥保护。

戌时：19：00-21：00，心包经当令，大脑清醒。

亥时：21：00-23：00，三焦经当令，身体应该休息了。

（五）养生从经络开始

养生最好的捷径是从经络开始，学而即用，用而有效。

经络的穴位有很多，共三百六十多个，我们不可能全记住，只需要掌握二十多个常用的穴位就可以了。另外，穴位找准是比较困难的，关键是记住离穴不离经。当身体得病时，穴位会有反应，用手压相应位置会比其他地方要疼，感觉发凉、发烫，手指按穴位时里面好像有沙粒或者硬结一样的东西。这些反应能帮你找到穴位，还能帮你发现你身体哪儿出了问题。以下表4-1与表4-2对我们找准穴位与治疗病症有一定的帮助。

表4-1 十二经脉五输穴与五行的关系

五输穴	井	荥	输	经	合
五行	木	火	土	金	水
手太阴肺经	少商	鱼际	太渊	经渠	尺泽
手厥阴心包经	中冲	劳宫	大陵	间使	曲泽
手少阴心经	少冲	少府	神门	灵道	少海
足太阴脾经	隐白	大都	太白	商丘	阴陵泉
足厥阴肝经	大敦	行间	太冲	中封	曲泉
足少阴肾经	涌泉	然谷	太溪	复溜	阴谷
手阳明大肠经	商阳	三间	合谷	阳溪	曲池
手太阳小肠经	少泽	前谷	后溪腕谷	阳谷	小海
手少阳三焦经	关冲	液门	中渚	阳池	支沟
足阳明胃经	厉兑	内庭	陷谷	冲阳	足三里
足少阳胆经	窍阴	侠溪	临泣	丘墟	阳陵泉
足太阳膀胱经	至阴	通谷	束骨京骨	昆仑	委中

表4-2　募、腧、原穴、经脉、脏腑对照一览表

募穴（阴）	腧穴（阳）	原穴	对应经脉	对应脏腑	郄穴
巨阙	心腧（膀胱经）	神门	手少阴心经	心	阴郄
期门	肝腧（膀胱经）	太冲	足厥阴肝经	肝	中都
章门	脾腧（膀胱经）	太白	足太阴脾经	脾	地机
中府	肺腧（膀胱经）	太渊	手太阴肺经	肺	孔最
京门	肾腧（膀胱经）	太溪	足少阴肾经	肾	水泉
膻中	厥阴腧（膀胱经）	大陵	手厥阴心包经	心包	郄门
关元	小肠腧（膀胱经）	腕骨	手太阳小肠经	小肠	养老
日月	胆腧（膀胱经）	丘墟	足少阳胆经	胆	外丘
中脘	胃腧（膀胱经）	冲阳	足阳明胃经	胃	梁丘
天枢	大肠腧（膀胱经）	合谷	手太阳大肠经	大肠	温溜
中极	膀胱腧（膀胱经）	京骨	足太阳膀胱经	膀胱	金门
石门	三焦腧（膀胱经）	阳池	手少阳三焦经	三焦	会宗

二、经络大药房

我们都知道人体的自愈能力十分强大，但这种自愈能力需要去激发才能发挥出来。首先我们要相信它，然后再静下心来去寻找它，挖掘它。我们刺激经络就是激发我们身上的自愈机制。人体的自愈潜能就是经络大药房。经络不仅能诊治病，而且可以身心同治。

当我们身体有不适时，我们会想如何去抓药呢？抓什么药呢？十二条经络、任督脉就是人体中的药房，每条经络中的穴位就是药的品种。我们就要根据自己的病情去药房抓药。那么各个药房都有什么药，每味药又有何作用呢？

（一）解郁大药房——手厥阴心包经

心经是君主之官，君主之官有个特性，就是君主不受邪。心包经相当于心

经的外卫，是代君受过者，是"救命的心包经"。

心包是五脏的大主。本经腧穴主治心、心包、胸、胃、神志病以及经脉循行经过部位的其他病证。

1. 手厥阴心包经的功能与主治疾病

手厥阴心包经主治心痛、胸闷、心悸、心烦、癫狂等脏腑疾病及腋肿、肘臂挛急、掌心发热、目黄、胸胁胀满、胸痛、面赤等症。

经常敲、揉手厥阴心包经，可以增强心脏的无氧代谢功能，使血液流动加快，有利于血液中的垃圾排出；还可以有效地消除心脏外部的心包积液，解除心脏所受的不必要的压迫，使心脏的功能得到正常发挥，可将血液送到身体各个部位，同时将堆积的废物带走。心包经通畅，心脏功能就能正常发挥，间接提升了脾脏的能力。脾脏是人体免疫系统最重要的器官，因此心包经通畅也可以提升人体的免疫能力。对于多数疾病来说，按摩这条经络都能有一定程度的缓解。

具体来说按摩心包经还有以下好处：

（1）拍心包经可化解心郁。在日常生活中，可以采用拍两臂心包经的方法。

拍心包经先要掐住腋窝下的极泉穴，极泉穴是解郁的大穴。如果人经常郁闷，就可能在腋窝下长出一个包，这是心气被郁滞的象。把极泉穴弹拨开以后，就能逐渐化解了包。掐住极泉穴后再用空拳沿着手臂内侧的中线慢慢地从上往下拍，在曲泽穴处多拍几下，这样能够化解心郁。

心花怒放膻中穴，膻中也是解郁的大穴。我们快乐的情绪都是从胸口的膻中穴发出来的。所以，多按摩膻中穴，对我们改善情绪是有好处的。

拍心包经可消除失眠，特别是患有失眠症的人，每天晚上拍心包经，既能养生保健，还能消除失眠。

（2）拍心包经可消除多汗，有的人手心老出汗，这相当于心包经不收敛，因为人的心包为厥阴经，是主收的，不收敛就会手心出汗。

（3）拍心包经可缓解紧张情绪，有的人只要一紧张就爱拼命地搓手，这种下意识动作其实也是一种自救，搓手心就是在刺激心包经。

（4）按摩心包经络也是减肥的重要方法之一，尤其是减脏器的脂肪。

（5）按摩心包经也是退烧的好方法。

按摩心包经的第一步是先按摩足膀胱经上的昆仑穴，第二步按摩任脉上的膻中穴，第三步按摩两手的心包经。

心包经是从胸往手循行。按摩时则逆着方向从手指尖的中冲穴往胸的方向按摩。顺着经络循行的方向按摩为补，逆向则为泄。心气虚或血虚时就顺着手臂内侧从上向下按摩，有心实火时则从手腕向上按摩。

按摩心包经的目的在于排出经络中过多的垃圾，因此为泄。

2. 手厥阴心包经穴位大药房

手厥阴心包经穴位图，如图4-3所示。

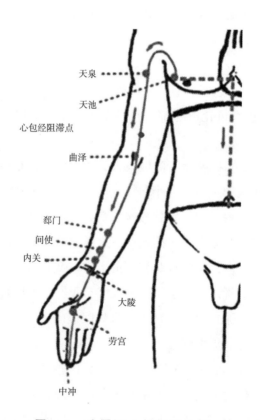

天泉
天池
心包经阻滞点
曲泽
郄门
间使
内关
大陵
劳宫
中冲

图4-3　手厥阴心包经穴位图

（1）天池穴：储液之池，是心包经与胆经交会穴，与肝同属厥阴经。人气郁时，郁结会从肝胆夺路而上，串到心包经，若有血瘀心包经就阻塞不通了，天池是最容易阻塞的。天池穴治胸闷、咳嗽痰多、气喘、胁肋胀痛等肺心疾病以及乳痈；还可重塑胸部、改善乳房松弛、外扩现象。经常揉、捋天池穴可顺气。

配乳中、三阴交，行气散结，活血止痛，可缓解乳痈。

配列缺、丰隆、合谷，可止咳化痰、利气平喘，适用于咳嗽、气喘、痰多等症。

（2）天泉穴：给心脏补血的穴，能理血化痰，散热增湿。治心闷咳嗽、心绞痛、心动过速、心内膜炎、肋间神经痛、膈肌痉挛、支气管炎、上臂内侧痛、视力减退等。

配内关、公孙、膻中，可益心气、通血脉，有效缓解和改善心悸、心痛症状。

（3）曲泽穴：心包经气血在此会合，合穴。合至内府，有舒筋活血，清热除烦，散热降浊，修复心脏损伤的功能。此穴治心痛、心惊、心悸、胃痛、呕吐、转筋、热病、烦燥、肘臂痛、咳嗽、上肢擅动、心脏供血不足、肝气郁结、急性胃炎等。

配内关穴、中脘穴、足三里穴，可缓解呕吐、胃痛。

（4）郄门穴：是心脏郄穴，可疏导水湿、理气活血、清热止血、宁心止痛。此穴治胸痛、胸膜炎、痫症、神经衰弱、乳腺炎、心悸、心动过速、心绞痛、心烦、咳血、疔疮、癫疾。郄门穴可通乳腺、乳房，能治急性乳腺疾病。

此穴较深，手法要重些，患者自救时，可用右手拇指按定左手郄门穴，然后左手腕向内转动45°再返回，以一分钟60下的速度重复该动作，一分钟左右即可缓解症状。

配神门、心腧，用于治疗冠心病、心绞痛。配曲泽、大陵治心痛。

配内关治急性缺血性心肌损伤。

（5）间使穴：能通心窍，化痰通瘀，清心安神，宽胸和胃。此穴治心痛心悸、胃痛、呕吐、烦躁、腋肿、肘挛臂痛、脑中风、神志不清。

（6）内关穴：能疏导水湿、宁心安神、理气镇痛。此穴治心脏病、哮喘、打嗝、胃病、呕吐恶心、双向调血压、心律不齐、头痛、心悸、失眠、孕

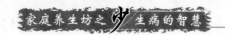

吐、晕车、手臂疼痛、眼睛充血、胸肋痛、上腹痛、心绞痛、月经痛、腹泻等。内关穴是心胃胸全管的穴位，但它不是补的穴位。体虚者不宜按揉。

（7）大陵穴：心包经的原穴，属土，有健脾的作用，能燥湿生气。此穴治失眠、消化不良、胃痛、呕吐、心痛心悸、胸胁痛、腕关节疼痛、足跟痛、喜笑悲恐，相当于吗丁啉。

配劳宫，治心绞痛、失眠。配外关、支沟，治腹痛、便秘。配尺泽，治短气。

（8）劳宫穴：属手厥阴心包经荥（火）穴，是养气血的大补穴，是休息的宫殿，能清热宁心、通经活络、安心神。此穴主治心痛心悸、口疮口臭、中风、发热无汗、两便带血、胸胁支满、心绞痛、失眠、神经衰弱、糖尿病、高血压。

（9）中冲穴：是心包经"井"穴，能发散内热，开窍醒神、回阳救逆。此穴主治昏迷、中暑、心绞痛、热病、心烦心痛、中风昏迷、舌强肿痛、利喉舌。另外，对于治疗小儿夜啼、咽喉肿痛也有一定的作用。

（10）心包经阻滞点：在上臂的心包经上。具体来说，位于天泉穴与曲泽穴之间靠近曲泽的三分之一处。阻滞点位置如果按上去很痛，说明心包经在这里堵住了，心血管也出问题了。此类人可能经常感到胸闷、心绞痛，也可能患冠心病或早期的心肌梗塞。如果有痛点，一定要把这个阻滞点揉开、揉散。

（二）调气通道大药房——手少阳三焦经

1. 手少阳三焦经的功能与主治疾病

手少阳三焦经分布在人体上肢的两侧，就像两扇门，所以称"少阳为枢"，三焦经是一条找不到相应脏腑的纯中医概念。

三焦是网络、网膜。胸蔽骨以上是上焦，有心脏和肺；胸蔽骨到肚脐是中焦，有肝胆和脾胃，是消化的地方；肚脐以下是下焦，有肾脏和膀胱，三者合为三焦。

上焦如雾，雾很轻、很干净。中焦如沤，当中焦经气快没有的时候，病人会表现出打嗝，虽说这时还可以吃，但表示中焦气快没有了，也就是三焦阳气快没有了。下焦如渎，是指下焦比较脏，是排出食物残渣的地方。

水道是三焦所管，膀胱是州都之官，津液出焉，腹水胀满就是三焦水道不通，阳气不通。我们常用行阳的手法治疗，不管是针刺还是药物，只要阳气通了，水就不会累积。

平时打坐的时候，心情很平静、安宁，三焦阳气会很顺畅地散布到全身四肢。当你有欲望的时候，三焦的气就会慢慢回来，在行房时，三焦经气集到命门，再从命门发射出去，形成射精。

手少阳三焦经属少阳，主气调水道，水病多由于气化失常所致。

手少阳三焦经失衡时表现为腹胀、水肿、遗尿、小便不利、耳聋、耳鸣、咽喉肿痛、目赤肿痛、颊肿、肩臂肘部外侧疼痛。

三焦病者，溢则为水，留则为胀；大络在太阳、少阳之间，亦见于脉，取委阳。

2. 手少阳三焦经穴位大药房

手少阳三焦经穴位图如图4-4所示。

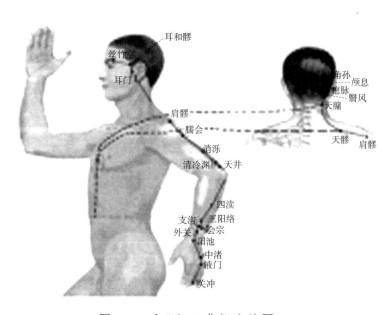

图4-4 手少阳三焦经穴位图

（1）关冲穴：三焦经之井穴。为三焦经体内与体表经脉的交接处，本穴属金，气血运行变化表现出五行金的属性。关冲穴能泻热开窍，清利喉舌，活血通络，为急救穴之一。此穴主治头痛、寒热、头眩、心痛心烦、昏厥、目痛、口干口苦、舌卷、舌缓不语、喉痹、耳聋鸣、肩背痛、臂肘痛、急性扁桃体炎、喉炎、结膜炎等症。

配风池、商阳，有退热解表的作用，主治热病无汗。

（2）液门穴：三焦经之荥穴，属水。液门穴能降浊升清，疏风散邪，清热消肿。此穴主治干燥症，如眼干、嘴干、少咽唾液，对发热头痛、目赤、耳痛、耳鸣、耳聋、手臂痛也有一定的缓解作用。

配条口可有效缓解肩周炎，配鱼际穴治喉痛。

（3）中渚穴：本经之输穴，在五行中属木。中渚穴能清热通络，明目益聪、清热散邪。此穴主治干燥症、目眩、站立时头昏眼花、耳鸣耳痛、头痛、目赤、喉痹舌强、肩背肘臂酸痛、手指不能屈伸、肩背部筋膜炎等劳损性疾病、肋间神经痛、肘腕关节炎等。

配外关、期门，有舒肝理气、活络止痛的作用，主治肋间神经痛。

（4）阳池穴：三焦经之原穴。阳池穴能激发阳气，沟通里表。此穴主治头痛、目赤肿痛、耳聋、喉痹等头面五官疾患，对腕痛、消渴、女性手脚冰凉也有一定的缓解作用。另外，阳池穴常用于治疗糖尿病、前臂疼痛麻木、腕关节炎等。

配条口、鱼际，可治疗肩周炎。配胃腧、脾腧、太溪，可治疗糖尿病。

（5）外关穴：是控制疼痛的总闸门，八脉交会穴。外关穴能清热解表、通经活络。主治头痛、颊痛、目赤肿痛、耳鸣耳聋等头面五官疾患，还可治疗胁肋痛、上肢痹痛、偏头痛、高热、神经性耳聋、肋间神经痛、落枕、急性腰扭伤等。

配后溪，治落枕。配阳池、中渚，主治手指疼痛、腕关节疼痛。

（6）支沟穴：能生风化阳，清热理气，降逆通便。主治头痛、耳鸣耳聋、中耳炎、目赤目痛、暴喑、咽肿、胸膈满闷、逆气、肩臂腰背酸痛、落枕、手指震颤、腕臂无力、缠腰火丹。

配支沟、照海，治大便秘结。配支沟、足三里、膻中、乳根，治乳汁不足。

（7）会宗穴：手少阳之郄穴。能吸湿降浊，清热解痉，通络益聪，清利三焦，疏通经络。主治耳聋、痢症、上肢肌肤痛。

（8）天井穴：本经之合穴，五行属土。能行气散结，安神通络。主治眼睑炎、扁桃腺炎、外眼角红肿、咽喉疼痛、中风、忧郁症、精神分裂症、支气管炎、颈淋巴结核。还可治疗心痛、胸痛、偏头痛、颈项痛、肘关节及上肢软组织损伤、落枕。

（9）清冷渊：能清热散风、疏经止痛，疏散风寒，运化水湿。主治头痛、目黄、肩臂痛不能举。

（10）消泺穴：能清热醒神、疏通经络，祛湿化痰。主治肋痛、头痛、牙痛、颈项强痛、上肢麻木、肩背痛等疾。

（11）肩髎穴：能祛风利湿，疏通经络。主治肋间神经痛、脑血管疾病后遗症，对胸膜炎的缓解和改善也有一定作用。还可治疗肩膀酸痛或手臂无法上举等症。

（12）天髎穴：能祛风利湿，疏通经络。主治五十肩及颈肩部位的不适症状。

配秉风、天宗、曲垣，治颈肩综合症。配肩井，适用于肩周炎。配角孙、率谷，适用于偏头痛。

（13）天牖穴：能清头明目，消痰截疟。主治头痛、头重、牙齿痛、脸部浮肿、颈部僵硬等症。另外，也可用于改善重听、视力衰退、疲劳、气色差、容易做梦等症状。

（14）角孙穴：穴在耳上角对应处，隐于发际，为耳上角所遮盖。能清热散风，消肿止痛。可用于调理眼睛、耳朵、牙齿的疾病。对于眼睛发炎、耳鸣、中耳炎、蛀牙、牙周病的不适感都有不错的缓解作用。

（15）丝竹空：能清头明目，散风止痛。能有效缓解各种头痛、头晕、目眩、目赤肿痛等病症；对眼球充血、视神经萎缩也有明显的疗效；长期坚持，对低血压、高血压、脑充血、脑贫血等症有一定的改善作用。

配合谷、颊车、下关，治牙痛。

三焦经是各脏器之间的协调官，是运化元气的器官，总领五脏、六腑、荣卫、经络内外上下之气。通调水道和运化水谷是三焦经的两大功能。

经常推腹、揉腹、拨罐、刮痧、艾灸和按摩，可使三焦经和水谷通道通畅，从而保证各脏器协调工作。推腹或揉腹可每天早晚各一次，每次推揉

100~200下。

（三）调节情志大药房——手少阴心经

1. 手少阴心经的功能与主治疾病

手少阴心经有两大功能，一是治心脏的原发病，二是治疗情志方面的病。心经的穴位都可以调节情志，像魂魄、意志、喜怒忧思悲恐惊等各种情绪，都由心所主。心动则五脏六腑皆摇，所以心神混乱，要想身体健康是不可能的。因此，养身一定要先养心。"美其食，任其服，乐其俗"是养心的办法。"美其食"，就是不管吃什么，是山珍海味，还是粗茶淡饭，都吃得津津有味；"任其服"就是不管穿什么衣服，都干净利落、有自信；"乐其俗"就是不管别人与自己是否对脾气，都能与其交流，这是精神养心的办法。如果这种办法行不通，可以用打通经络的办法，按揉腋窝下心经的起点极泉穴与终点少冲穴。

每天捏心经上的穴位时间不要太长，每次3分钟就可以了。对于长期在电脑前工作的人来说，是治疗和保健的有效方法。在中医里心是君主之官，是最重要的器官，百病都是由心引起的。

心经有热则咽干，阴液耗伤则渴而欲饮；心之经脉出于腋下极泉，故胁痛；心经有邪，经气不利，故手臂内侧疼痛，掌中热痛。心脉痹阻则心痛，心失所养，心神不宁，心悸，失眠，心神被扰，甚则神志失常。

经常按摩心经，可以保持气血畅通，通以泄精气，对健康很有好处。

实则热，虚则寒，静则安，动则燥。虚寒者怯怕多惊，健忘恍惚，清便自可，诊必濡细迟虚；实热者癫狂谵语，腮赤舌干，二腑涩黄，脉须数洪沉实。心盛则热见于标，心虚则热收于内。虚实既知，补泻必得当。味甘泻而补之以咸，气热补而泻之以冷。

2. 手少阴心经穴位大药房

手少阴心经穴位图如图4-5所示。

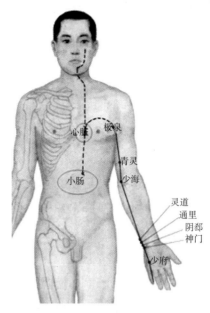

图4-5 手少阴心经穴位图

（1）极泉穴：穴在腋窝处，心经掌管人体的血脉，能调整心血管、心律，宽胸宁心、活络止痛。对于心脏病突然发者，可以强压本穴，有急救之功。配曲池、肩贞可治臂痛。

（2）青灵穴：能理气止痛，宽胸宁心，还能缓解头痛、肋痛、肩臂疼痛、肩胛及前臂肌肉痉挛等疾患，对于改善循环系统的疾病也有一定效果，如心绞痛等。另外，青灵穴还能改善神经系统的疾病，如神经性头痛、肋间神经痛等。

（3）少海穴：心经属火，少海是合穴，属水，水火相济。火太旺的人，揉这个穴可降火，同时又可滋阴补肾。心肾不交，夜里比较烦燥、此类人爱出汗、睡不着觉，可以多揉少海。

少海能治的病非常多，有心脏痛、手臂麻、手擅、手痉挛等，因此平时可多揉少海。配合谷穴，对治疗失眠、两肋痛、牙龈肿痛效果更好。

（4）灵道穴："灵道"的意思是说心灵所行的道路。本穴能宁心安神，活血通络。主治神志疾患、心脏疾病，尚可宣通肺气，治疗惊恐恼怒以及心动过速。刺灵道能开郁泻火，而达开喑之效。灵道穴还对早搏及房颤有一定疗效，可增强心肌收缩力、减缓心率、调整血管的舒缩功能等。

（5）阴郄穴：手少阴经"郄"穴，气血深聚处。此穴能清心安神，固表开音，预防或缓解心脏疾病，如心律不齐、头部充血、心绞痛等症，也可以缓和鼻塞、幼儿抽筋等症状。肺之阴虚火旺引起的盗汗、潮热、梦多，针刺阴郄穴也有较好的疗效。

（6）神门穴：是检测心脏是否异常的重要穴位，原穴。此穴能宁心安神，通经活络，缓解心律不整、焦虑、歇斯底里症所引起的心悸，也可用于改善食欲不振、手臂酸麻疼痛、关节痛、眼睛疲劳、失眠、疲劳困倦等症。

（7）少府穴：穴为脉气所留之处。少阴心经之"荥"穴。此穴能清心泻火，理气活络，能缓解各种各样的心脏疾患，如风湿性心脏病、心悸、心律不整、心绞痛等。此穴还能通达心肾，缓解两经抑郁之气，调理女性生殖器官的疾病，治小便困难、月经过多等，长期按压此穴，还对前臂神经麻痛、手指酸痛有很好的调理和保健作用。少府穴相当于牛黄清心丸。

（8）少冲穴：是少阴心经之"井"穴。能清热熄风，醒神开窍。此穴为心脏疾病急救穴，能醒脑安神，对脑卒中突发、胸闷、心悸心痛急救显著；对头部充血、手臂疼痛也有不错的效果。如突然有人脑卒中倒下，牙关紧闭，不省人事，刺激少冲穴相当于吃牛黄解毒丸。

（四）调液大药房——手太阳小肠经

1. 手太阳小肠经的功能与主治疾病

在中医里，小肠经是分清浊的地方，是把胃消化食物中的营养吸收了，再把糟粕的东西排出去。小肠主液，包括月经、乳汁、白带、精液及胃液、胰腺、前列腺、滑膜分泌的滑液等。凡是与液有关的疾病，都可以从小肠经来寻找解决办法。

小肠经肩上的穴位一般都是采取一捋而过的方法，这样肩上的穴位就都照顾到了。这些穴位都是治颈椎病的要穴，其中主要是天宗穴。除了揉按之外还可以采取刮痧、拔罐的方式。

手太阳小肠经上有19个穴位，不一定要找准那个穴位的具体位置，只需顺着小肠经，哪儿痛就揉哪儿，或者刮痧。

手太阳小肠经腧穴主治头面五官病、热病、神志病及经脉循行部位的其他病症。此穴也是宁心安神、舒筋活络的主要经脉。

小肠主液，小肠经与心经为里表，心火常移小肠，如口舌生疮、舌尖红痛等，通常是通过小肠排尿，导出心火。

2. 手太阳小肠经穴位大药房

手太阳小肠经穴位图如图4-6所示。

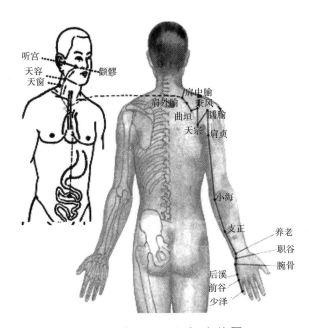

图4-6　手太阳小肠经穴位图

（1）少泽穴："井"穴，属金。能生发金气，清热利咽，通乳开窍。此穴主治神经头痛、精神分裂症、脑血管病、昏迷、扁桃体炎、咽炎、结膜炎、白内障、乳腺炎、乳汁分泌不足、前臂神经痛、小指及食指疼痛。此穴为急救穴之一。

（2）前谷穴：本穴属水，能降浊升清。主治头痛、目痛、耳鸣；咽喉肿痛、热病、癫痫；前臂神经痛，手指麻木；扁桃体炎、腮腺炎；产后无乳、少乳、乳腺炎等。

（3）后溪穴：八脉交会穴（通督脉），五输穴之输（木）。此穴能强化督脉阳气，缓解头项强痛，治疗耳疾、急性腰扭伤、落枕、精神分裂症、角膜炎等。

（4）腕骨穴：原穴，能调整小肠功能、舒筋活络、增液止渴、清热安神、定惊、祛身体湿热。此穴还治热病无汗、头痛、项强、指挛腕痛、黄疸、口腔炎、糖尿病。

（5）阳谷穴：五行属火，是经穴。此穴能升发阳气，治头痛目眩、耳鸣耳聋、腕臂痛，是降血压要穴。阳谷穴能增强人体免疫力。

（6）养老穴：预防衰老的穴位，能降血压、预防老年痴呆、清头明目、舒筋活络、养阳气，还可治腰酸腿痛、急性腰扭伤。

（7）支正穴：是络穴。此穴能清热通络、安神定志，沟通心经与小肠经气血。主治头痛、手麻、癫狂、肘臂酸痛、记忆力差。

（8）小海穴：是小肠经的合穴，称麻筋。此穴能生发小肠阳气、清热祛风、宇神定志。小肠吸收、造血功能不良以及贫血等疾病，可以通过按摩此穴得到缓解。面部气色不佳、贫血，在下蹲后站立时容易感到眼前昏黑、有眩晕感的人，可长期按压此穴，会有很好的改善作用。另外，此穴对丁肩、肱、肘、臂等部位的肌肉痉挛以及头痛、下腹痛、四肢无力等病症也具有良好的调理和保健作用。

（9）肩贞穴：能清头聪耳、通经活络。主要用于治疗肩部疾患，长期按摩此穴，可以改善双肩血脉运行不畅、肌肉僵硬、肩膀疼痛，对肩周炎也有不错的疗效。

（10）天宗穴：为人体上部重要的腧穴。能通经活络、理气消肿、缓解疼痛。主治肩重、肘臂重不可举、胸肋支满、颊颌肿、肩胛痛，另外，长期按摩天宗穴，可以缓解上臂神经痛、五十肩、手臂活动困难、手臂高举困难等症状。

天宗穴也是缓解女性急性乳腺炎、乳腺增生的特效穴位，还可改善女性乳汁分泌不足、乳腺炎，对脸部浮肿、胸部疼痛、坐骨神经痛也有一定疗效。

（11）曲垣穴：能舒筋活络、散风止痛，可缓解肩周炎、颈肩及手臂方面的症状。手臂酸麻、疼痛、无法上举，颈肩僵硬等都可通过曲垣穴加以改善。按摩曲垣穴还可以使身体的脊椎伸直，促进血液畅通。

（12）肩外腧穴，肩中腧穴：能舒筋活络，散风止痛，可以缓解肩膀及肩部酸痛。对因感冒造成的身体疲倦、肌肉酸痛等急性症状，也有很好的改善效果。长时间坐着看书、用电脑者按摩一下肩中腧穴，可以舒筋活血，使肩部的气血运行得到改善，进而缓解肩背的酸痛。

（13）天窗穴：能聪耳开窍、宁神定志，可改善耳聋、咽肿等各种人体上部孔窍的疾患。常用于改善耳鸣、重听、中耳炎等病症。另外，对腮腺炎、颈肩僵硬、手臂酸痛、脸部僵硬或红肿、喉咙痛等也有不错的效果。按揉此穴时最好闭上眼睛，这样效果更佳。

（14）听宫穴：此穴为调理耳疾的要穴，能聪耳开窍，宁神定志。此穴还可以强化耳朵功能，预防和缓解与耳朵、听觉有关的各种疾病，如耳鸣耳聋、中耳炎、外耳道炎等，对头痛头重、晕眩、视力减退、记忆力减退也有一定效果。

（五）调气大药房——手太阴肺经

1. 手太阴肺经的功能与主治疾病

肺开窍于鼻，所以肺与鼻、嗓子、感冒有关，肺主皮毛，所以肺也与皮肤有关。手太阴肺经与足太阴脾经是一条经，打通肺经主要是为了排出浊气。

肺在情志上主悲。肺气虚时，对外界刺激的耐受性就会降低，容易产生悲观、自卑等情绪，反过来肺气过盛时会产生自负的情绪。所以心态决定心情，反过来心情又影响心态。

肺与大肠、胃密切相关，所以心情不好时，就会食欲下降，大便产生异常，腹部胀满等。

手太阴肺经异常时，表现为肺部胀满，气喘咳嗽，锁骨上窝"缺盆"内（包括喉咙部分）疼痛，还会感到胸部烦闷，视觉模糊，易发生前臂部的气血阻逆如麻木、疼痛等症。

本经所属腧穴，能治有关"肺"方面的病症，如咳喘、气短、烦心、肺胀满、便频、鼻塞、感冒、流涕、伤风怕冷等。

手太阴肺经能治外经脉病，如胸满、缺盆痛、臂内前廉痛厥、掌中热，或缓解疼痛、发冷、酸胀感觉。

2. 手太阴肺经穴位大药房

手太阴肺经穴位图如图4-7所示。

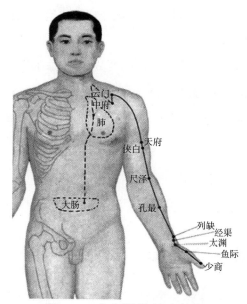

图4-7　手太阴肺经穴位图

（1）中府穴：中焦脾胃之气聚集肺经之处。中府穴是肺之募穴，能肃降肺气、和胃利水、止咳平喘、清泻肺热、健脾补气。

此穴主治咳嗽、气喘、胸满痛等肺部病症，还可兼治脾肺两脏之病，如肺气不足、腹胀、消化不良、水肿、肩背痛、胸痛、肩背痛、支气管炎、肺炎、哮喘、肺结核。

配太渊穴相当于补中益气丸。

（2）云门穴：能肃降肺气、宣肺止痰、化痰散结、泻四肢热。此穴主治咳嗽、气喘、胸闷、肩背痛，尤其当手臂举不起来时，按压此穴能活络肩膀的筋骨，减轻疼痛感。云门穴也多用于缓解支气管炎、支气管哮喘、肋间神经痛等。

（3）天府穴：能通宣肺气、安神定志、清热凉血。此穴主治咳嗽、气喘、甲状腺肿大、精神病、鼻衄、吐血、肩臂部疼痛，还可抗菌消炎，尤其对过敏性鼻炎有显著改善作用。

（4）侠白穴：与肺部健康有关的穴位，能宣肺理气、宽胸和胃。此穴主治支气管炎、咳嗽、干呕等呼吸道疾病。按压侠白穴可改善胸闷、心痛、短气、心动过速、心悸、呼吸困难、咳嗽、痰多或手臂酸痛等症。

（5）尺泽穴：水聚集的地方，合穴。尺泽穴为调气要穴，有肃降肺气、滋阴润肺、清肺泻热、舒筋利节、和胃降逆的作用。此穴能缓解手肘酸痛、腹痛、发热、咽喉痛、剧烈咳嗽、气喘、胸闷胸痛、风湿等疾病，还可消除手臂的脂肪，避免手臂肥厚。常按揉尺泽穴还可补肾阴。

配复溜相当于麦味地黄丸。

（6）孔最穴：理气通窍最佳穴位，郄穴。此穴能清热止血、润肺理气、肃降肺气、清宣止血，有凉血止血之功。孔最穴常用于改善肺部疾病，对于慢性支气管炎、气喘、咳嗽等肺部疾病有突出疗效，尤其是突然咳嗽不止时，按压此穴位可以缓和症状。另外，孔最穴也可缓解手腕疼痛无力、肘臂疼痛等症状。

（7）列缺穴：与肾经交会穴。此穴能宣肺解表、通经活络、调通任脉、宣肺疏风、补肾。列缺穴主治咳嗽、牙痛、慢性支气管炎、半身不遂、手臂酸痛麻痹、头颈酸痛及鼻子、前列腺方面的疾病。

（8）太渊穴：肺经之原穴，是脉之会，也是补气的最佳穴位，体内的脉都由它控制。此穴能顺气平喘、化痰止咳、活血通脉，对于缓解咳嗽、气喘、咳血、胸背痛、咽喉肿痛、无脉症、呃逆、腕痛无力、心血管病等也有不错的效果。心跳、早搏、房颤、血管、静脉曲张、脉管炎均可通过按揉此穴来改善。

配商丘穴，相当于参苓白术丸。

（9）鱼际穴：荥穴，能清泻肺热、止咳平喘，是退热的穴位。通过此穴可以判断肠胃、肝脏的健康状况，腹泻时拇指根部会呈现青筋；肝脏病变时，拇指根部会呈现红色的斑块；患有慢性疾病时，筋脉的颜色会偏黑。另外，此穴还可调小孩肠胃。

（11）少商穴：能清热利咽、醒脑开窍。少商为脑卒中、休克急救穴。此穴对于咽喉肿痛、咳嗽、鼻衄、高热、昏迷、指端麻木等外感风寒及虚火上升引起的咽喉肿痛有明显的调理作用，也可缓解精神疾病。

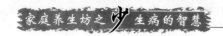

（六）肺和皮肤健康的大药房——手阳明大肠经

1. 手阳明大肠经的功能与主治疾病

大肠经属阳明经，是气血都很旺的经络。此经络可以帮助人体增强阳气或把多余的火气去掉，大肠经与胃经同属阳明经，络于肠胃，是消化、吸收以及排出废物的器官。平时要保持手阳明大肠经和足阳明胃经的气血通畅，这样可以预防和治疗呼吸系统及消化系统的疾病。

大肠经失调会引起与大肠功能有关的病症，如腹痛、肠鸣、泄泻、便秘、痢疾等。此外，由于大肠经经过口腔及鼻，因此牙痛、流清涕、流鼻血、循经部位的疼痛或热肿等病症都可能显示大肠经出了问题。

肺的浊气不能及时排出会直接通过大肠排泄，肺功能弱了，体内毒素便会在大肠经瘀积，所以会脸上起痘，身上起湿疹。便秘、脸上长痤疮都是大肠经出了问题。经常按摩大肠经可以驱除身体里的"邪"。

2. 手阳明大肠经穴位大药房

手阳明大肠经穴位图如图4-8所示。

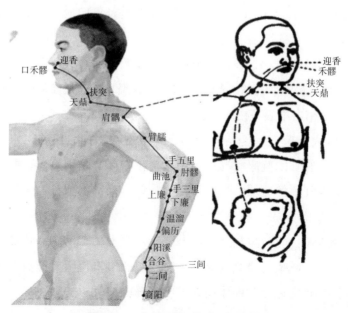

图4-8　手阳明大肠经穴位图

（1）商阳穴：手阳明大肠经的井穴，能清热解表、理气平喘、开窍苏厥。此穴能缓解牙齿疼痛，对于腹痛、上吐下泻、咳嗽、眼睛疲劳及胸口疼痛也有一定的缓解作用。商阳穴还专治便到肛门但排不出来。

（2）合谷穴：是大肠经原穴、万能穴，能镇静止痛、通经活络。

合谷穴是全身反应最大的刺激点，治各种疼痛，用于治疗头部和面部五官的疾病，对于头痛、牙痛、感冒很有疗效。牙痛一旦发作，及时按压合谷穴，止痛效果立即呈现。肠胃不适、生理痛等各种症状也可通过按压明显缓解。另外，此穴还能消除青春痘、改善眼袋和皮肤粗糙，是适应范围较广的穴位。

（3）阳溪穴：本经的经穴，能清热散风，舒筋利节。此穴主治手臂酸麻、头痛、耳鸣、牙痛、喉咙痛、咳嗽、气喘等，也可改善供血不足、胸痛、心律不整等症状，还能补阳气、提神、改善眼部供血、明目。

（4）温溜穴：人体停留温热阳气的穴位，郄穴。此穴能调理肠胃，清邪泄热，有清热解毒、调整肠胃、补阳泻火的作用，日常可以通过刮痧泻火。温溜穴主治腹胀、腹鸣、肩臂疼痛、牙齿痛。

（5）手三里穴：此穴与足三里一样是功能强大的穴位。手三里穴主治头面肿、上身肿，不论鼻子、嘴、口腔，只要是头面的，都是它治疗的范围。此穴还可治腰膝痛、慢性腰肌劳损、肠胃功能不好、过敏性鼻炎、身体虚弱等。但要特别注意的是膝关节有问题时，要揉胳膊肘；相反胳膊肘痛时，要揉膝盖附近痛点。脚踝有问题，要揉手腕，而风湿性手指僵硬，则要揉脚趾，这叫反射疗法。与足三里一样，平时要多揉手三里穴，可增强免疫力。

手三里穴能通经活络，清热明目，理气通腑。此穴是缓解上肢疲劳的要穴，对肠壁、腹痛、腹泻及肩背部的疾病有显著的缓解功效，还可以有效改善手臂酸麻、手肘疼痛、牙痛、肩部酸痛僵硬、糖尿病、流鼻涕、鼻塞等不适。另外，手三里穴还能安定精神，缓解精神性阳痿，改善容易感冒的体质。

（6）曲池穴：是本经合穴，为强壮穴之一，能疏风清热，调和营卫。常按压曲池穴可以增加气血循环，改善气血与肤质，消除手臂脂肪，对于气血型的肥胖很有帮助。另外，曲池穴还能缓解发烧、头重头痛、关节疼痛、眼睛疲劳、月经不调。

（7）臂臑穴：有驱寒通经的功效。此穴能清热明目，祛风通络，主治肩颈部的疼痛、可改善胸痛、肌肉萎缩、肩臂肌肉紧张，能纤细手臂。臂臑穴还是一个明目要穴，对各种眼疾，如眼干、眼痒、迎风流泪等都有一定的改善作

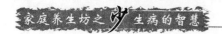

用，还可调理和改善白内障、视神经萎缩等症。

（8）迎香穴：能疏风解表，通利鼻窍。迎香是缓解鼻病的重要穴位，主治鼻塞、流鼻涕、流鼻血、嗅觉减退等症。迎香穴还能消除眼睛疲劳、眼袋、黑眼圈、气色不佳、脸部浮肿，对于脸部神经痛、感冒也有很好的改善效果。

（七）消气清火大药房——足厥阴肝经

1. 足厥阴肝经的功能与主治疾病

肝主藏血，有贮藏和调节血液的功能，故有"肝主血海"之说。人卧则血归肝，肝开窍于目。肝主筋，其华在爪；主疏泄，助脾胃消食运化。肝气升发，气机舒畅；肝气郁结则躁动不安；肝主谋虑，肝郁多躁，谋虑不周。

肝经气不利，则腰痛不可俯仰，胸胁胀满，少腹疼痛，疝气，咽干，眩晕；肝主疏泄，肝气郁结，郁而化火则口苦，情志抑郁或易怒。

本经腧穴主治肝胆、泌尿生殖系统、神经系统、眼科疾病和本经经脉所过部位的其他疾病，如胸胁痛、少腹痛、疝气、遗尿、小便不利、遗精、月经不调、头痛目眩、下肢痹痛等症。

2. 足厥阴肝经穴位大药房

足厥阴肝经穴位图如图4-9所示。

（1）大敦穴：穴在足大趾端，脉气聚结而厚，是肝经敦养、滋生脉气的根源，井穴。此穴能回阳救逆、调经止淋、调理肝肾、熄风开窍，还能改善疝气、子宫脱垂、月经失调、阴部瘙痒等生殖器官的病症，也是脑卒中昏迷的急救穴位。现代人压力巨大，精神紧绷、焦躁不安的症状也可通过指压此穴获得改善，同时此穴也是人体的消火通道。

（2）行间穴：是火穴、荥穴。此穴能清肝泄热，安神止血，是泻心火的要穴。主治两肋胀痛、嘴苦、肝火旺、牙痛、腮帮子肿痛、口腔溃疡、鼻出血等，治疗时可先按太冲穴再按行间穴这样不仅消肝火，还可以有效改善目赤肿痛、青光眼、失眠、痛经、崩漏、月经不调、带下、小便不利、尿痛等症。

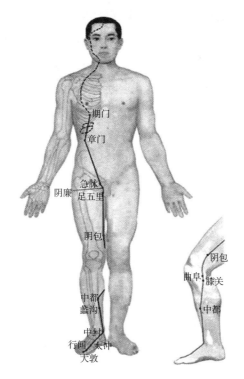

图4-9　足厥阴肝经穴位图

（3）太冲穴：输穴、原穴。太冲是肝经的重要穴位，有调经和血、疏肝理气的作用，能回阳救逆、调经止淋、疏肝、消气、燥湿生风。

太冲穴主治乳腺炎、头痛失眠、眩晕、高血压、痛经、肝炎、肠炎等病症，还可健胸、理气通络，对生殖器官疾病，如子宫疾病、白带异常或尿道炎都有不错的调理作用。治疗时要先揉阴包穴再揉太冲穴，并推向行间穴。

配阳陵泉，相当于消遥丸。

（4）中封穴：经穴。此穴通经活络、疏肝解郁、清泄肝胆、通利下焦，能缓解踝关节的疾病、风湿性关节炎等。此穴还可以改善视力不佳、下腹疼痛、遗精、小便困难、情绪低落、头脑不清等。

（5）蠡沟穴：能疏肝理气、调经止带、清热利湿、调整气血。此穴主治肝胆慢性病、月经不调或白带过多、排尿困难、疝气、下腹肿痛、常打哈欠、吞咽困难、背部酸痛等症。

（6）中都穴：本经郄穴。此穴能疏肝理气、调经止血、降浊升清，主治肝胆急性病和生殖器官疾病，尤其是女性疾病，如产后持续出血或分泌物不止、子宫或卵巢等方面的问题。另外，此穴还可缓解膝盖疼痛、足部疼痛。

（7）膝关穴：即指膝关节。穴当两腿骨相交之犊鼻下陷中，能祛风除湿，疏利关节。膝关穴主治膝膑肿痛、下肢痿痹、痛风、风湿性关节炎等膝关节疾患。

（8）曲泉穴：在膝内侧横纹头上方凹陷处，合穴，沟通肝肾，滋阴，祛湿。此穴能疏肝理气，调经止带，可以调整体液、祛湿热、治肝肾阴虚病，如腹泻、排尿困难、排尿疼痛、尿频、足部疼痛、胫骨痛、月经不调、经血量异常。曲泉穴相当于杞菊地黄丸。

（9）阴包穴：因肝经潜行于双腿内侧（内属阴）而得名，能利尿通淋，调经止痛，收引水湿。此穴主要用于缓解腹部及胞宫各种疾患，主治腰骶引小腹痛、小便不利、尿失禁、尿潴留、月经不调、骶髂关节炎、腰肌劳损。

（10）足五里穴、阴廉穴、急脉穴：三经能疏肝理气，调经止带，通利下焦，是调理和改善女性月经不调、赤白带下的特效穴位。此穴主治腰部虚冷，可缓解男性的阳痿、疝气、小腹痛、外阴肿痛、阴茎痛、阴挺、阴痒、囊湿疹、尿潴留、遗尿等。

（11）章门穴：足厥阴脉行此与五脏经气交汇，脏会穴、脾募穴，是五脏气血的集穴，能疏肝健脾，理气散结。此穴掌管消化器官的疾病，主治胃痛、胃下垂、消化不良、肝脏、脾脏疾病，对黄疸、呕吐、水肿、小便困难、背部僵硬、水肿等也有调理作用。

（12）期门穴：肝经的募穴。此穴能平肝潜阳，疏肝健脾，可缓解乳痛、月经失调、胸部胀痛、肋间神经痛、肝炎、食欲不振、恶心呕吐、胃痛、腹痛腹泻、打嗝等症。

（八）排除积虑大药房——足少阳胆经

1. 足少阳胆经的功能与主治疾病

足少阳胆经是人体最火的一条经，是"万金油"，也是人体循行最长的一条经。经常刺激胆经可以改善气血运行，尤其是对消化系统特别有好处。

足少阳胆经失调时主要表现为口苦、胁痛、偏头痛、外眼角痛、颈及锁骨上窝肿痛、腋下淋巴结肿大、第四足趾运动障碍、肩痛、下肢痿痹、腰腿痛、肋痛及股、膝、小腿外侧疼痛。

胆经要常敲，尤其是多敲腿部，可用干梳头的方法刺激头部胆经。

2.足少阳胆经穴位大药房

足少阳胆经穴位图如图4-10所示。

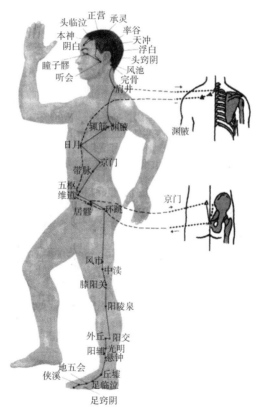

图4-10　足少阳胆经穴位图

（1）听会穴：是合穴。此穴能清降寒浊、疏风清热、开窍聪耳，主治头痛、耳鸣耳聋、面瘫。

（2）风池穴：可以蓄积风邪的穴位，也是改善风邪疾患最重要的穴位。此穴能祛风解毒，通利孔窍，是缓解感冒的特效穴位。主治关节疼痛、发烧、咳嗽、疲倦，改善失眠、脖子僵痛、头痛头晕、腰酸背痛、眼睛疲劳、落枕等症状。

（3）肩井穴：是四通八达的穴位。此穴能通络止痛，活血利气，可促进手部的气血循环畅通，能缓解手臂酸麻、落枕、肩颈酸痛、背痛等症。

（4）日月穴：募穴。日月就是阴阳的意思，日月穴是维持人体阴阳平衡的重要穴位，也是脏腑经气结聚于胸腹部的腧穴。此穴能疏肝理气，降逆止呕，主治胸部疼痛、胸腹灼热、呕吐、肝炎、胆囊炎等。

（5）京门穴：属肾募穴，肾为人体之气之根源，是益肾利水要穴。此穴能补肾壮腰，宽肠通气，缓解胁痛、腹胀、腰痛、泄泻、小便不利等疾患。京门穴还可治疗泌尿系统结石、水肿、肾炎、疝痛、肋间神经痛、高血压等。

（6）带脉穴：能健脾调经，通经止痛，改善月经失调、白带异常及子宫、卵巢、输卵管等女性生殖系统疾病。对腰部或腹部酸痛也有缓解效果，还可缓解腹泻、尿量少、排尿困难、小儿慢性肠胃疾病等症状。

（7）环跳穴：是胆经和膀胱经交会穴，疏通经络，活血止痛，能改善腰胯疼痛、闪挫腰痛、半身不遂、坐骨神经痛、下肢麻痹、行动不良等症状，并有促进血液循环、消肿、纤腰、瘦臂、瘦腿的功效。

（8）风市穴：主浑身瘙痒麻痹诸症，是祛风的要穴。此穴能舒筋活络、祛风止痒、祛风湿、强壮筋骨，主治脑卒中瘫痪、下肢麻痹、风湿关节炎或头晕头痛等，也可改善腰冷膝痛、全身瘙痒，促进下肢血液循环、消除腿肿。

（9）膝阳关穴：在膝关节的外侧。此穴能通利关节，疏通筋脉，主要用于改善膝膑肿痛、膝关节炎、筋挛急、坐骨神经痛、小腿麻木、股外侧皮神经炎、脚气等。

（10）阳陵泉穴：是合穴，筋之会。此穴能活血通络，疏调经脉，缓解和改善胆道和下肢疾病。阳陵泉穴主治下肢瘫痪酸麻、肌肉抽筋、筋骨僵硬、坐骨神经痛、腰痛、膝盖痛、小儿麻痹、眩晕、消化不良、胃部灼热、打嗝、恶心呕吐等。此穴还能加速血液循环，有纤腿的效果。需要注意的是，此穴不要揉，要拨才行。

（11）光明穴：能疏风清热，舒筋活络。此穴主治眼疾，可使眼睛重见光明，对于治疗咽痛、青光眼、夜盲症、白内障、视力模糊有不错的效果。另外，此穴还能缓解头痛、胸痛、体热无汗、下肢麻痹等症状。

（12）悬钟穴：髓之会穴。此穴能通经活络，疏筋止痛，对于缓解腰腿痛、坐骨神经痛，半身不遂、脚气、颈项强痛、颈椎病、肩痛、胸胁疼痛、腋下肿、颈淋巴结核、小儿舞蹈病、动脉粥样硬化等有一定效果。当颈肩右侧僵硬疼痛时，可按摩左脚的悬钟穴；反之，若是左侧颈肩扭伤时，则按摩右侧的悬钟穴。

（13）丘墟穴：原穴。此穴能清肝明目，通经活络，可缓解与脚踝、关节有关的疾病，如脚扭伤、脚跟痛、坐骨神经痛、足踝疼痛、足部肌肉血液循环不良、小腿抽筋，对于肩颈僵硬疼痛、胸部疼痛、眩晕等疾病也有改善。指压丘墟穴若感到剧烈疼痛，则表示可能患有胆结石，经常按压此穴可稍微缓解胆结石引起的疼痛。

（14）侠溪穴：能祛风止痛，活络聪耳。此穴主治足背肿痛、膝股痛、胸胁痛、头痛、目痛、耳鸣、耳聋、颊肿、眩晕、惊悸、疟疾、脑卒中、高血压、肋间神经痛、脑血管疾病后遗症等症。

（15）足窍阴穴：胆经之井穴，足少阳经脉气由此而出。此穴能祛风止痛，通经聪耳，可调理和改善失眠、心烦、头痛、眼睛疼痛等症，若头痛引起目眩，可轻压此穴位，使之缓解。另外，足窍阴穴对耳鸣耳聋、胸胁胀痛、肋间神经痛、心烦等症都有一定的缓解作用。

（九）激活先天之本大药房——足少阴肾经

1. 足少阴肾经的功能与主治疾病

肾藏精，藏先天之精，禀受于父母，与生俱来。由于生殖之精是人类繁殖最基本的物质，故称肾为先天之本。

肾藏志，志立则能作强，唯肾为能作强，而男女构精，人物化生，伎巧从是而出。故肾气盛则精神健旺，筋骨强劲，动作敏捷，同时生殖能力正常，胎孕从化而生。

肾主水，是人体水液代谢的重要脏器。

肾主骨，能充养骨骼、滋生脑髓，骨、脑的生长发育和功能，取决于肾气的盛衰。齿更发长，亦与肾气盛衰有关。

肾失衡以虚证为多，所谓实证，也多属本虚标实，当辩证施治。肾的主要病症有遗尿、小便不利、水肿、泄泻、月经不调、痛经、遗精、阳痿；耳鸣耳聋、腰脊强痛、小腿内侧痛、内踝肿痛、足跟痛等。

本经腧穴主治妇科、前阴病，肾、肺、咽喉病以及经脉循行部位的其他病症，如面黑如柴、头晕目眩、气短暴喘、咳嗽咯血、心胸痛、腰脊及下肢无力、肌肉萎缩、脚底热痛、心烦、易惊、易怒、口热舌干、咽肿。

肾经的很多穴位都能治同样的病，所以如果今天觉得太溪管用，明天就不一定管用了，那么就换一个穴位。只要把肾经打通了，病症就会消除。肾是先天之本，人老肾先衰，激活先天之本，可以延缓衰老。

2. 足少阴肾经穴位的功能

足少阴肾经穴位图如图4-11所示。

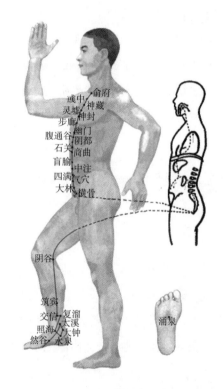

图4-11　足少阴肾经穴位图

（1）涌泉穴：井穴，能滋阴熄风、醒脑开窍、散热生气，具有增强体力、改善体质的效果。此穴是长寿穴，能降肝火，改善身体疲倦。主要用于治疗疼痛、腰部酸胀、月经失调等病症，还可缓解反胃、呕吐、头痛、烦躁、心悸亢奋、失眠等症，对于降低血压也有一定效果。

此穴是肾经源头，把血引到脚上，叫引血归原，人们常说人老脚先老，把血引到脚，人不易衰老。把血引到脚的一个重要方法就是练金鸡独立。

（2）然谷穴：肾经的荣穴，能滋阴补肾，清热利湿，平衡水火寒热，有效缓解阴挺阴痒，主治月经不调、带下、膀胱炎、尿道炎、遗精、阳痿等男女生殖系统疾病，对小儿脐风、足背肿痛、糖尿病等也有一定的疗效。

（3）太溪穴：是肾经的原穴，能激发调动全身的动力，并储存于涌泉，是大补穴。此穴能滋阴益肾，壮阳强腰，能改善血液循环，对脚扭伤、小腿抽筋、腰痛、膀胱炎、晕眩、耳鸣、关节炎、风湿痛、月经不调、痛经、气喘、咽痛等症都颇具疗效。

配复溜、涌泉，相当于十全大补汤。

（4）大钟穴：能利水消肿，活血调经。大钟穴除对足跟肿痛有治疗作用，还能改善与肾脏有关的咳喘病，缓解惊恐、痴呆等与心主神志功能有关的病变。另外，此穴还可改善与膀胱有关的病症或月经不调、闭经、不孕症、尿路感染、遗尿等与女性有关的疾病。

（5）水泉穴：肾经之郄穴，肾属水脏，泉水多从郄出。此穴能利水消肿，活血调经，对痛经、闭经有改善作用。肾是藏精的器官，肾精也多从郄出，肾精充足，则天癸至，月经按时来潮。另外，水泉穴还能有效改善足跟痛、水肿、小便不利等症。

（6）照海穴：具有光照作用，让人体脉气旺盛如大海，是八脉交会穴。此穴能滋阴调经，熄风安神，对治疗女性疾病有不错的效果。照海穴主治月经不顺、生理期不调造成的焦躁、易怒或各种不适症状，还可缓解精神不佳、腰痛、下腹胀痛、恶心、虚冷症、足部关节炎等症。

（7）复溜穴：是经穴，能补肾滋阴，温阳利水。此穴可利水消肿，对于女性体质寒冷、下腹闷痛、经痛及不孕症有缓解效果。复溜穴还可改善腹胀、腹泻、尿失禁、自汗、盗汗、体热无汗、水肿、下肢肿胀、下肢痿痹、腰肌劳损、手脚冰冷等。

要养肾，先按揉复溜穴，把血引出来，再按揉尺泽穴把血固定下来，最后再按太溪，这样才能最有效地养肾。

（8）交信穴：与脾经交会穴，郄穴，能益肾调经，清热利尿。古以月经为信，交信穴是专门的调经大穴。此穴主治月经失调、子宫脱垂、闭经、睾丸疼痛、腹泻、腰部酸痛、下肢疼痛、便秘等。

（9）筑宾穴：调补肝肾大穴，能清热利湿，是解毒大穴。此穴主治小儿胎毒、缓解疲劳、失眠、浮肿、晕车、宿醉、恶心、呕吐、膝盖疼痛、腰痛、头痛、小腿疼痛，腓肠肌痉挛、下痢、白带异常等症。

（10）阴谷穴：是合穴，用于缓解膝股内侧疼痛，调理泌尿系统及生殖系统疾病。此穴能益肾调经，理气止痛，缓解和改善虚冷症，治白带过多、女性下腹胀痛、月经不调、月经量过、膝盖无力、风湿、膝关节炎、肾脏功能不佳、小便困难等症。

（11）幽门穴：近胃之下口幽门，能健脾和胃，降逆止呕。此穴可有效调理和改善腹痛、腹胀、呕吐、泄泻、痢疾等胃肠道疾病，还可有效缓解乳腺炎、乳汁缺少、妊娠呕吐等女性疾病的不适症状。

（12）神封穴：此穴临心脏，地处心脏所居之封界，能通乳消痈，降逆平喘。此穴用于治疗心脏疾病及乳房病变，可缓解因狭心症所引起的各种不适，如胸闷、胸部发热、头痛、恶心、呕吐、咳嗽等，对于乳汁分泌不足、丰胸、通乳，也可通过按摩起到改善的效果。

肾经在胸腹部的穴位不易被记住，也很少单独使用，可用推腹的方法调理心经、肾经、胃经及任脉来改善生殖系统疾病，通常从腧府穴往下推到横骨穴。

（十）排毒通道大药房——足太阳膀胱经

1. 足太阳膀胱经的功能与主治疾病

足太阳膀胱经上的穴位很多，有67个，而且主要分布在人体的背部和腿的后侧。膀胱经是人体的藩篱，它是抵御外界风寒的一个天然屏障。而风寒通常又是从人的后背侵入。同时膀胱经还是人体排毒的三大通道之一，是一条最大的排毒通道。刺激膀胱经可以增加全身的血液循环和新陈代谢，把人体的废物从尿液中排出。膀胱经掌控尿液和汗液两条通道，所以膀胱经一定不能被堵塞，另外，膀胱经直接连接脏腑，脏腑的毒要通过膀胱经后背的腧穴及时排出。因此，我们要保持膀胱经始终畅通。

膀胱是州都之官，津液藏焉，气化则能出矣，简单地说，膀胱是水库管理员，负责调度水库的水气化蒸腾来滋养身体。

膀胱经有问题，人一般会发冷，穿厚衣服也会觉得寒冷，而且流鼻涕，头痛，项背僵硬、疼痛，小腿肚像撕裂一样疼，膀胱经所经过的部位都会有痛感。疏通膀胱经对感冒、失眠、背部酸痛有很好的治疗效果。

膀胱经背部分布着与脏腑相对应的诸腧穴，是各脏腑的反应点，起着调节脏腑功能的作用。所以经常按揉膀胱经可使气血畅通，五脏功能得以正常运行。

膀胱经上的67个穴位没有必要都记住，掌握常用、有效的几个就足够了。

2. 足太阳膀胱经穴位大药房

足太阳膀胱经穴位图如图4-12所示。

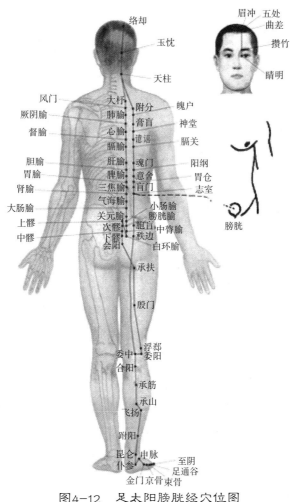

图4-12　足太阳膀胱经穴位图

（1）睛明穴：在眼眶内侧的边缘，为手足太阳经、足阳明经之交会穴。此穴能明目退翳，祛风清热，消除眼部疲劳、充血，舒缓近视眼、视神经萎缩、青光眼、结膜炎，也可淡化眼周黑眼圈及浮肿的泡泡眼。

（2）攒竹穴：能清热散风，活络明目。此穴能改善头痛、昏晕等多种症状，可以缓解眼袋浮肿，美化脸部肌肤，消除眼睛疲劳，改善头重、鼻症、高血压、结膜炎、脸颊疼痛、常流泪等症。

（3）眉冲穴：能清头明目，通窍安神。经常按摩眉冲穴能够有效缓解头痛、眼肌痉挛、三叉神经痛、偶感风寒、鼻塞、眩晕等不适。

（4）玉枕穴：能开窍明目，通经活络。此穴可有效缓解头项痛、视神经炎、目视不明、青光眼、近视、鼻塞、嗅觉减退、口疮及枕神经痛等病症。

（5）天柱穴：清头明目，强壮筋骨。颈部有很多连接头部和身体的血管及神经，刺激天柱穴可以促进头部的血液循环，消除头晕、头痛等各种头部疾病。此穴可降血压，改善慢性鼻炎、鼻塞、鼻窦炎、耳鸣、落枕、颈椎扭伤、脖子僵硬等症，对容易疲劳、虚冷症、晕车、增强记忆力、美化颈部曲线也有一定效果。

自我保健时可经常按摩此穴，可使头脑反应敏锐，记忆力增强及心脏机能改善。

（6）大杼穴：手、足太阳经交会穴。此穴能舒筋活络、清热解表、宣肺止咳，可改善因头痛而致的发热咳嗽、气喘、胸闷、鼻塞、流鼻涕、喉咙肿痛、肩胛酸痛、颈部僵硬疼痛、手臂疼痛等症状。

（7）风门穴：膀胱经、督脉交会穴，能祛风散邪，宣肺固表。此穴为调理初期感冒的重要穴位，对各种感冒症状的缓解均有效。风门穴还能增强抵抗力，预防感冒，缓解上气不接下气、头痛、肩颈酸痛、胸背痛、晕眩、呕吐、脸部浮肿、咳嗽不断、颈项坚硬、肩背酸痛等症状。

（8）肺俞穴：为肺脏之气输注部位。本穴是肺脏经起转输、输注膀胱经的重要穴位，能解表宣肺，止咳平喘。肺俞常用于预防和缓解肺部疾病及慢性疾病，还能缓解咳嗽、气喘，改善腰酸背痛、身体虚冷、发烧、感冒、糖尿病、疲劳、盗汗、胸闷、咳嗽、气喘等症状。

（9）厥阴俞：心包气血之气输注部位。此穴在肺俞和心俞之间，能宁心安神，宽胸理气。厥阴俞常用于治疗心脏、呼吸、咳嗽急喘、冷虚、恶心呕吐、胸闷、精神烦闷、牙痛、心痛、心悸、精神紧张、不堪压力、过敏性肠胃炎等症。

（10）心腧穴：为心脏气血之气输注足太阳膀胱经的重要部位，能宽胸理气，宁心安神。此穴是缓解心脏疾病、心血管疾病及精神疾病的重要穴位，主治心脏病、心悸、胸闷、头晕、心绞痛、失眠、神经衰弱、健忘及胃肠不适、慢性支气管炎等病症。

（11）肝腧穴：肝脏气血输注于后背体表的部位，能疏肝利胆，安神明目。肝腧穴可以清肝明目，调理气血，安定心神，对肝炎、胆囊炎、胸痛、胃痛、晕眩等有不错的调理功效，还可改善失眠、体质衰弱、口腔炎、肌肉抽筋、食欲不振等症。

（12）胆腧穴：胆腑气血输注于后背体表的部位，能清热祛湿、利胆止痛。胆腧穴可以调理脾胃，帮助消化，对于背部僵硬、黄疸、喉咙干涩、口苦无味、食欲不振、肝炎等症状也颇有疗效。

（13）脾腧穴：脾脏气血输注于后背体表的部位，能健脾利湿、和胃益气。脾腧主管胰腺，与胰岛素的分泌有关，主治口渴、全身无力、容易疲劳、食欲不振等，对于脾胃虚弱、消化不良、十二指肠溃疡、腹胀、黄疸、呕吐、腹泻等脾胃不适造成的症状有一定疗效。

（14）胃腧穴：胃腑气血输注于后背体表的部位，能健脾和胃，理气降逆。此穴与脾腧共同用于预防和缓解胃肠慢性疾病，如胃痛、十二指肠溃疡、消化不良、胃下垂等，也可改善糖尿病、焦躁、口腔溃疡、幼儿吐奶、肝炎、食欲不振、恶心呕吐等症。

（15）肾腧穴：肾脏气血输注于后背体表的部位，能益肾助阳，纳气利水。肾腧常用以改善肾脏与生殖系统、泌尿系统的疾病，主治男性遗精、早泄、女性月经失调、痛经、白带异常、子宫脱垂、水肿、腰酸背痛、下肢无力、腹胀腹鸣、坐骨神经痛等症。

（16）大肠腧：大肠之气血输注于后背体表的部位，能疏调肠胃，理气化滞。大肠腧主要用于预防和改善大肠的疾病，主治腹泻、腹痛、慢性肠炎、腹鸣、便秘、早泄等症，具有健腰背、调肠腑的功能，改善背部僵硬、腰足疼痛、腰部扭伤、坐骨神经痛，还能代谢体内毒素，增加肌肤光泽。

（17）小肠腧：小肠之气输注于后背体表的部位，能清热利湿，通调二便。此穴主治泌尿、生殖系统疾患，能缓解便秘、预防痔疮，改善血便、尿色异常、尿量少及男性早泄、女性分泌物异常、下腹疼痛、呼吸困难等症。

（18）膀胱腧：膀胱之气血输注于后背体表的部位。膀胱腧属于六腑之一，为津液之腑，具有储存、排输人体水分及尿液的功能。此穴能清热利湿，通淋止痛，可增强膀胱功能，用于治疗泌尿方面的疾病，还可疏通膀胱、提高膀胱功能。膀胱腧主治小便困难、尿频、尿失禁、腹泻、便秘、腰酸背痛、手脚冰冷、腿部水肿等症。

（19）白环腧：人体藏精之处谓之"白环"，多用于治疗女性白带过多，能清热利湿，通调二便。此穴对腰骶痛、小腹胀痛，小便不利、遗尿、遗精、白带、疝气、痔疮、糖尿病等疾患均有一定的缓解、改善和调理功效。

（20）上髎穴、次髎穴、中髎穴、下髎穴：臀部的扁平骨称作骶骨，在骶骨的左右两侧各有四个凹陷，最上面的穴位称为上髎穴，依次为次髎穴、中髎穴、下髎穴，合称八髎穴。八髎穴是预防和缓解妇科、腰部疾病的常用穴位，能补益下焦，清利湿热。上髎穴具有调经活血、壮腰补肾的作用，对于痛经、闭经、白带异常、子宫脱垂、小便困难、阳痿、遗精、阴部瘙痒等症有不错的缓解作用，也可用于膝盖冷虚疼痛、鼻衄、痉挛、腹部胀痛、腿部浮肿等症的治疗。

（21）承扶穴：能舒筋活络，消痔通便。此穴主治大腿后侧到足部的疼痛，可改善腰腿酸痛、肌肉疼痛、坐骨神经痛、痔疮、便秘等疾病。

（22）殷门穴：能疏通经络，理气止痛。殷门穴是调理坐骨神经痛、腰酸背痛的重要穴位，能改善腰酸背痛、大腿疼痛、坐骨神经痛、腰椎间盘突出、下半身酸痛、小腿抽筋等症，还可促进气血循环，消肿瘦臀。按摩殷门穴还有纤细大腿之功。

（23）委阳穴：能通利三焦，舒筋活络，改善背痛腰痛、膝盖疼痛、排尿困难、抽筋、坐骨神经痛、膀胱炎等症状，对因老化而造成的膝关节骨骼变形、膝盖周围筋或肌肉紧绷、松弛效果显著。

（24）委中穴：能疏通清热，消肿止痛。此穴是缓解腰背酸痛、足部疼痛的主要穴位，能改善小腿抽筋、静脉曲张、坐骨神经痛、女性病、腹痛、上吐下泻、中暑、小便困难等，还能消除下半身浮肿，促进血液循环。指压委中穴，还可舒缓腰扭伤的疼痛。

（25）合阳穴：能理气止痛，调经止崩。此穴可缓解腰脊强痛、下肢痿痹、疝气、崩漏、月经不调、小腿疼痛、脑血管疾病后遗症等。

（26）承筋穴：能舒筋活络、调理中焦、清泻肠热。此穴可缓解腿部疼痛、转筋等，还可改善坐骨神经痛、便秘、痔疮、流鼻血、呕吐、腹泻等症状，另外，承筋穴也能促进血液循环，消肿瘦臀，纤细美化小腿。

（27）承山穴：能舒筋解痉，调理肠腑。此穴可改善足部肿痛、脚趾疼痛、下肢麻痹、下肢酸痛、半身不遂、坐骨神经痛、腰部扭伤、小腿抽筋等腿部症状。

经常按摩承山穴对身体疲劳也有不错的调理作用，还可促进血液循环，改善小腿水肿，有瘦臀美腿的功效。

（28）飞扬穴：能散风清热，宁神消痔。此穴可缓解腰椎或骨盆周围疼痛、脚麻、疲劳、膝盖酸痛、晕眩、流鼻涕、鼻塞等症状。对长时间站立、坐立或步行引起的腿部肌肉疲劳、腿部肿胀也有一定疗效。

（29）跗阳穴：郄穴，能疏通经络，退热散风，理气止痛。此穴能缓解头痛、腰腿疼痛、急性腰扭伤、下肢痿痹、外踝肿痛、面神经麻痹、三叉神经痛等症。

（30）昆仑穴：经穴，能疏通经络，清热熄风，改善和缓解剧烈头痛、颈肩僵硬、眩晕、下肢浮肿、卵巢睾丸病症、坐骨神经痛、扭伤、脚踝疼痛、阴部肿痛、手脚麻痹等，是抑制腰痛的特效穴位。

（31）申脉穴：八脉交会穴，能活血理气，宁心安神，善治筋脉拘急、屈伸不利等病症。此穴可缓解关节疼痛，多用于治疗足部关节炎、风湿和关节扭伤，对头痛、晕眩、精神疾病、腰腿酸痛、脚麻脚酸、腿部无力等有改善或缓解的效果。

（32）京骨穴：膀胱经原穴，本经诸疾均可用此穴来调理改善，能清热止痉，明目舒筋。京骨穴常用于治疗头痛、项强、目翳、腰腿痛、癫痫、疟疾、佝偻病、脑膜炎等。

（33）束骨穴：足太阳膀胱经的输穴，主要用于调理和改善本经脉的外周疾患。此穴能安心定神、清热消肿，用于治疗本经诸疾，如头痛、项强、目眩、腰背及下肢痛等。

（34）足通谷穴：荥穴，是脉气通过之处。此穴能疏通经气，安神益智，可缓解头痛、精神病、哮喘、鼻衄、目眩、慢性胃炎。

（35）至阴穴：井穴，能活血理气，正胎催产。此穴可改善颈部疼痛、头

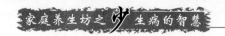

部沉重、胎位异常、头痛、鼻塞、流鼻涕、排尿困难、侧腹疼痛、便秘等症。

（十一）慢性病、祛湿大药房——足太阴脾经

1. 足太阴脾经的功能与主治疾病

脾为后天之本，对于维持消化功能及将食物化为气血起着重要的作用。若脾经出现问题，会产生脾胃病、妇科病、前阴病及经脉循行部位的其他病证，如胃脘痛、食则呕、嗳气、腹胀、便溏、黄疸、身重无力、舌根强痛、下肢内侧肿胀、厥冷、足大趾运动障碍等。大多数人食欲不振、经常腹胀满、大便稀、多面色萎黄、形体消瘦、软弱无力的症状，都表明脾气虚弱，也是脾的运化功能不正常，水谷不能化生为气血所致。

脾还有统摄血液、约束血液行于脉内而不外逸的作用，这也被称为"脾统血"。脾气虚了，就统摄不了血，会出现紫癜、产后出血不止，呕血、便血、尿血等症。

2. 足太阴脾经穴位大药房

足太阴脾经穴位图如图4-13所示。

（1）隐白穴：井穴，能调经统血，健脾回阳。此穴可缓解心脾疼痛，改善食欲不振、月经过多或崩漏、尿血、便血、吐血、腹痛、多梦、昏厥、心胸痛、泄泻、腹满等症，有云南白药的作用。

（2）大都穴：能健脾和中，泄热止痛，宁心安神，补肺健脾。此穴等同于山药、薏米，可健脾利湿，改善腹胀、胃痛、食不化、便秘、热病无汗、体重肢肿、心烦不得卧等疾患。对于因脾虚无力充养肌肉所致腰腿疼痛、麻木不仁、日久肌肉萎缩也有一定疗效，还可缓解小儿惊厥，促进营血通畅，改善肢体麻木、骨质疏松等。

（3）太白穴：足太阴脾经的输穴、原穴，能健脾和胃、清热化湿。太白穴是改善脾胃功能的重要穴位，能够调理由各种原因导致的脾虚，主治呕吐、消化不良、胃痛、腹泻、腹胀、便秘、胸闷、腹痛等症。

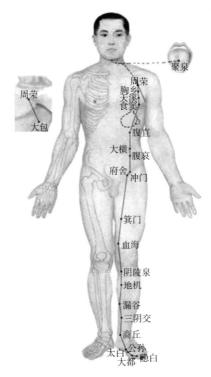

图4-13　足太阴脾经穴位图

（4）公孙穴：人体络脉通达脏腑的穴位，脾经之络脉从此通向胃经，八脉交会穴之一，能健脾和胃、调理冲任。此穴可改善胃痛、呕吐、大便稀软、水肿、腹泻、消化不良、痰多、足部疼痛、心烦气躁、胸闷等症。

（5）商丘穴：能健脾化湿、通调肠胃、肃降肺气，可缓解足踝疼痛、痔疾、腹胀腹痛、泄泻便秘、黄疸、消化不良、脚气、水肿、小儿惊厥、百日咳等症。

（6）三阴交穴：足太阴脾经、足厥阴肝经、足少阴肾经之交会穴，妇科第一大穴。此穴能健脾和胃、调经止带、兼调肝肾，改善腹泻、腹胀、消化不良、胃肠虚弱等肠胃道疾病，对于月经不调、白带、闭经、乳汁分泌不足、子宫下垂等妇科疾病及遗精、阳痿、尿道炎、便秘、漏尿等疾病有一定疗效。另外，三阴交穴还可促进睡眠，缓解腿部酸痛、下肢麻痹。

经常按摩三阴交穴可健美胸部、美肤、消除小腹，改善水肿、下肢肥胖，提高内脏机能，调整激素分泌等。

（7）漏谷穴：能健脾和胃、利尿除湿、消肿。此穴可改善胸部、腹部、大腿部、膝部、足踝部、脚趾部等经脉循行部位的组织、器官疾病，如腹胀、肠鸣、小便不利、下肢痿痹、湿痹不能行、女性赤白带下、肩胛部疼痛、尿路感染等。

（8）地机穴：足太阴脾经气血深聚之处，是足太阴脾经的郄穴，能健脾渗湿，调经止带，经常按摩地机穴对于痛经、闭经、便血等出血病症有良效，此穴还可用于改善由脾胃功能失调、水谷运化失职引起的腹痛、泄泻。

（9）阴陵泉穴：本经之合穴，能健脾理气，通经活络，固精益肾。此穴可改善足部、腰部、生殖系统、泌尿系统、小便困难、腹胀膝痛、白带异常、月经失调等女性疾病、更年期障碍、阳痿、尿路感染、腹痛、缺乏食欲、手脚冰冷等症。

（10）血海穴：能健脾化湿，调经统血。此穴是脾经发出脉气、聚集脾血的地方。血海穴犹如汇聚百川的海洋，可以有效地促进血液循环，对于月经不调、痛经、下腹闷痛等女性生理方面的疾病有改善效果。血海穴可结实大腿肌肉，消除腿部水肿，对肩膀酸痛、头痛、贫血、湿疹、脚麻等都有治疗效果，而且也可有效缓解更年期的各种症状。

（11）箕门穴：足太阴脾经的门户，能健脾渗湿，通利下焦。箕门穴是调理女性疾病及男性生殖器官疾病的穴位之一，对于足部经脉瘤、痔疮、尿失禁、排尿困难等症有改善效果。

（12）冲门穴：足太阴、厥阴经交会穴，能健脾化湿，理气解痉。冲门穴可用于治疗一般的女性疾病，如生理痛、崩漏、带下、子宫痉挛、乳腺炎等，中门穴位于男女生殖器附近，对男女生殖器官附近的疾病都有疗效。

（13）府舍穴：足太阴、厥阴、少阴、阳明、阴维5条经脉气血聚会之处所，能健脾理气，散结止痛。可用于疝气、腹痛、脾肿大、肠炎、阑尾炎、便秘、睾丸炎、附件炎、腹股沟淋巴结炎等症的辅疗。该穴对膀胱张力有双向调节作用，可改善各种疝气病，对缓解男子精子缺乏症也有一定的作用。

（14）大横穴：能温中散寒、调理肠胃、理气止痛、通调腑气。此穴可改善多种大肠疾病，尤其是习惯性便秘、腹胀、腹泻、小腹寒痛等疾患，长期按摩这个穴位，对于多汗、四肢痉挛、腹部肥胖等症状也具有很好的调理、改善和保健作用。

（15）大包穴：脾之大络，通络阴阳之经，由此灌溉四肢五脏，犹如将脾脏包裹住，能统血养经，宽胸止痛。本穴最常用于调理全身经脉疾病及胸胁痛等症状，可改善全身疲劳、四肢无力、消化不良、胸部闷痛、气喘、咳嗽、全身肌肉疼痛等。另外，大包穴对急慢性肝炎、早期肝硬化也有较好的疗效。

胸部脾经穴位很多，但不必都记住，只要每天坚持推腹就可以了。

（十二）培育后天之本大药房——足阳明胃经

1. 足阳明胃经的功能与主治疾病

脾胃是人的"后天之本"，每个人出生后主要依赖脾和胃运化水谷及受纳腐熟食品，以化生气血津液等营养物质，从而使全身各脏腑经络组织得到充分的营养，达到维持生命活动的需要，所以说脾胃是气血生化之源。

足阳明胃经失和时，主要病候是消化系统障碍，会出现下列病症：消谷善饥、腹胀、呻吟、呵欠、颜黑、大腹水肿、尿黄、头部和眼部疼痛、鼻塞、喉痛、脚虚弱、麻痹、膝盖肿痛，胸乳部、腹部、大腿部、下肢外侧红肿，足背、足中、趾多处疼痛。

经常按摩胃经和重点穴位可以充实胃经的经气，使与其联系的脏腑气血充盛，从而脏腑的功能正常发挥；其次可以从中间切断胃病发展的通路，在胃病未成气候前就把它消弥于无形。

2. 足阳明胃经穴位的功能

足阳明胃经穴位图如图4-14所示。

（1）承泣穴：足阳明、阳跷脉、任脉交会穴，能疏风清热，明目止痛。此穴可用于治疗眼部疾病，能改善眼睛视力、眼睛酸痛流泪、夜盲症、充血、眼部疲劳、头昏眼花等症状，也能消除泡泡眼，淡化黑眼圈，改善口眼歪斜、面肌痉挛等症状。

（2）四白穴：主"目不明"，中医把眼睛上、下、左、右统称"四白"。此穴能改善各种眼睛及眼眶周围疾患，可散风明目，通经活络。此穴可缓解头痛或晕眩，预防近视，消除眼部疲劳、浮肿。四白穴还可辅疗三叉神经痛与眼部疾病。

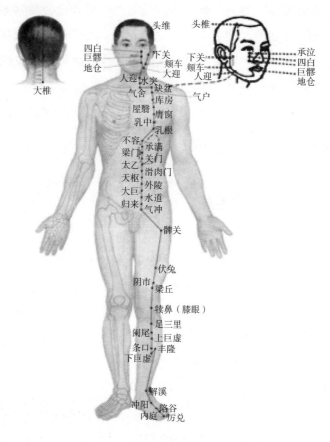

图4-14 足阳明胃经穴位图

（3）地仓穴：能祛风止痛，舒筋活络，可改善因高血压、脑卒中引起的语言障碍、颜面神经失调、颜面痉挛，对于三叉神经痛、慢性胃肠疾病、口臭、口角歪斜、小儿流涎、面部痉挛等症也有缓解作用。

（4）人迎穴：在人体颈部总动脉的搏动处，以此迎候人体三阳之气，是足阳明、少阳交会穴，能利咽散结，理气降逆。人迎穴对气喘、支气管炎、高血压、痛风、关节炎、风湿、心悸、慢性胃炎、黄疸、甲亢等慢性病症均有良好的调理和改善功效。另外，此穴还可减缓咽喉痛、音哑等症状。

指压人迎穴能使血液循环顺畅，使脸部的小皱纹消失，恢复肌肤的柔嫩光滑。但在指压施力的过程中需要斟酌力道，切不可用力过重造成咳嗽或呼吸困难。此穴禁灸。

（5）水突穴：在胸锁乳突肌前，喉结突起之旁，当饮食咽下时，穴会向上突起冲动。此穴能清热利咽，降逆平喘，可减缓喉咙肿痛、呼吸困难、声音沙哑等症状。经常按摩此穴，对于支气管炎，胸部憋闷也有很好的改善效果。

（6）缺盆穴、气户穴、库房穴、屋翳穴、膺窗穴、乳中穴、乳根穴：从缺盆到乳根这条胃经上的穴位均能调理气血，宽胸利膈，止咳平喘。对于气喘、呼吸困难、胸部疼痛、咽痛、咳嗽、颈肩酸痛、身体疲乏等病症均有疗效。另外，此穴还可防治乳腺增生。

（7）不容穴：食物汇入的地方。此穴能调中和胃，理气止痛。按摩不容穴能改善胃部不适症状，对胸部到胃部的持续绞痛、胸部灼热、消化不良、胃酸过多等均有疗效果。

（8）承满穴：能理气和胃，降逆止呕。承满穴可有效调理和改善脾胃各种疾患，可缓解胃痛、吐血、呕吐、食欲不振、消化不良、腹胀等症状；对痢疾、肝炎也有一定的缓解作用。

（9）梁门穴：胃气出入之重要门户，此穴能消积化滞，和胃理气，健脾调中，主要用于缓解胃部疾病。梁门穴主治胃炎、胃下垂、胃溃疡、消化不良、神经性胃炎等引起的胃痉挛、急性胃炎、食欲不振等症。

（10）关门穴、太乙穴：在胃脘下部，能调理肠胃，利水消肿，增强脾胃功能，改善不思饮食、腹胀、腹痛、肠鸣、泄泻、便秘、水肿、遗尿、水肿等症。

按揉两穴对于调理食少、胃病、消化不良、癔病、心烦癫狂等症也有一定的改善效果。

（11）滑肉门穴：主脾胃之疾，通利脾胃之门，能镇静化痰，健胃止呕，润滑肠胃、健脾益胃。此穴可改善慢性胃肠疾病、胃下垂、腹泻等病症，并帮助消化，调理和改善月经不调、便秘等症。经常按摩滑门肉穴可以瘦腹。

（12）天枢穴：在脐旁上下腹交界处，通于中焦，大肠经募穴，能调中和胃，理气健脾。天枢穴是调理和改善大肠疾病的重要穴位，可以促进肠胃蠕动，缓解消化系统相关疾病，可改善便秘、腹泻、消化不良、阑尾炎、中暑、痛经、月经紊乱等症状。常按摩、艾灸天枢穴对于瘦腰、消除小腹赘肉等亦有显著作用。

（13）水道穴：通调人体水道，使体内多余的水液可以渗注于膀胱，能利水消肿，调经止痛。此穴用于调理和改善下腹部的各种疼痛，主治排便困难、尿道炎、膀胱炎等。另外，水道穴也可缓解糖尿病、肾病带来的不适感，对于子宫的各种疾病、月经、更年期综合症伴随的腰痛、肩胛到背部及腰部的酸痛等症状也有一定的改善作用。

（14）归来穴：有恢复和复原之意，能活血化瘀，调经止痛。此穴能改善疝气、月经不调、闭经、带下，阳痿、睾丸炎、男女生殖器等病症。

（15）气冲穴：为经气流注之冲要，能调经舒筋，理气止痛。此穴为冲脉起点之处，三阳之气由此冲出，三阴之精由此冲来。所以，此穴主要用于改善和缓解生殖系统相关疾病，主治腹痛、疝气、遗精、阳痿、阴部肿痛、月经不调、痛经、白带异常、卵巢炎、膀胱炎等。此外，本穴对血糖也有一定的调节作用。

（16）髀关穴：能强健腰膝，通经活络，有通内达外、转动枢纽之功。此穴能健腰、通经络、利关节，主要用于缓解下肢疼痛、屈伸不利等病，对下肢痿痹、脑卒中偏瘫、腰膝冷痛、肥胖、膝关节痛、大腿肌肉痉挛、重症肌无力等亦有缓解作用。

（17）伏兔穴：能散寒化湿，疏通经络。此穴可改善腰痛膝冷、膝关节炎、腿部酸软无力、下肢麻痹等症状。常按压此穴可促进下肢血液循环。

（18）阴市穴：能温经散寒，理气止痛。此穴主治阴寒湿邪集聚之患，能调理和改善腿膝冷痛、屈伸不利、腹胀、腹痛等症状，对改善脑血管疾病后遗症、糖尿病、水肿、风湿性关节炎亦有一定的功效。

（19）梁丘穴：足阳明胃经的郄穴，能理气和胃，通经活络。此穴可缓解胃部急性症状，使消化器官的血液更为顺畅，并有止痛的功效，还可改善胃痛、胃痉挛、腹胀、胃酸分泌过多等消化系统疾病。当消化系统不良时，指压梁丘穴可以产生剧烈的疼痛感。另外，梁丘穴也可以改善膝盖冷痛、急性腰痛、坐骨神经痛、风湿等症。

按摩梁丘穴还能结实大腿肌肉，美化腿部曲线。

（20）犊鼻穴：具有通经活络、消肿止痛的功效。此穴用于缓解脚部疾病，如关节炎、风湿、膝盖疼痛、水肿。膝盖受伤时，若能配合内膝眼、外膝眼一起按摩或针灸，效果更好。

（21）足三里穴：足阳明胃经的合穴，聚集胃脏精气，此穴可祛除下肢郁结之气，缓解上、中、下三部的疾病。足三里穴对各种慢性疾病都有效果，被誉为"无病长寿的健康穴"，其治疗效果广泛，对消化道疾病、足膝腰部疾病、呼吸道疾病都有效，能健脾和胃，扶正培元。此穴能改善小腿酸痛、胃病、呕吐、缺乏食欲、腹胀腹泻、失眠、高血压、胸闷、生理痛、糖尿病引起的体质虚弱等症，还能促进血液循环，延缓老化。此外，足三里穴对调理和缓解忧郁症、神经衰弱也有一定的作用。

（22）上巨虚、下巨虚：能调和肠胃，通经活络。巨虚穴是四肢关节气血濡养所通的地方，邪气不得留止，如瘀滞不通则生病，刺虚为佳。此穴能缓解肠胃道疾病，可改善腹泻、胃痉挛、胃闷、胃胀、消化不良、便秘等疾病。

（23）条口穴：能舒筋活络，理气和中。条口穴具有舒筋活络、止痛的效果，除主本经之脘腹疼痛等疾外，还能调理和缓解下肢痛、麻木、挛急等局部疾病，对腿部肿痛、肩膀酸痛等症效果甚佳。

（24）丰隆穴：因该处肌肉丰满隆起而得名，能健脾化痰，和胃降逆。丰隆穴能改善痰多、咽痛、气喘、咳嗽、胸闷、头晕、头痛、心烦、下肢疼痛、便秘等症状，也可有效缓解胃部不适。

（25）解溪穴：人体踝关节凹陷如沟溪的穴位，如溪谷之状，本经之经穴。此穴能舒筋活络，清胃化痰，通利关节，提神醒脑，还可缓解关节炎、下肢麻痹、晕眩、腹胀、便秘等症。

（26）冲阳穴：位于人体阳脉要冲部位的穴位，是胃经脉气流通的"要冲"，是胃经原穴，能和胃化痰，通络宁神。冲阳穴主要用于调理和改善食欲不振、腹泻、脚麻、坐骨神经痛、畏寒、半身不遂等症状。常常指压冲阳穴，还有助于调适情绪，让心情放松。

（27）陷谷穴：输穴，能和胃行水，理气止痛，健脾利湿，消除腹胀。此穴主治脾胃功能失调所致的腹泻、肠鸣、水肿、面目浮肿，还可改善面浮身肿、足背肿痛及缓解足扭伤、急性腰扭伤带来的疼痛。陷谷穴对肠鸣泄痢、胃痛、疝气亦有一定的缓解功效。

（28）内庭穴：能清胃泻火，理气止痛。此穴可有效缓解身居内庭、喜欢静卧不动的人四肢的问题。对于脚痛、膝盖酸痛、脚麻有特别的疗效，也可改善胃肠虚弱、腹胀、消化不良、牙齿疼痛、手脚冰冷等症状，相当于天然牛黄解毒丸。

（29）厉兑穴：是人体胃部精气出入大门的穴位，此穴在趾端，犹如胃经之门户，足阳明胃经的井穴，能清热和胃，通经活络。按压厉兑穴可以强健胃部功能，改善晕车、晕船等胃肠不适的症状，对于面部浮肿、畏寒、牙痛、食欲不振、腹部积水、糖尿病、颜面神经麻痹等症状有缓解效果。

（十三）升阳大药房——督脉

1. 督脉的功能与主治疾病

督脉行于背正中，总督一身之阳经，称"阳脉之海"。督脉与足太阳膀胱经最为密切，联系肾脏和脑，与任脉、肾经，与阴部、子宫、心相关联。

督脉起于会阴，并于脊里，上风府，入脑，上巅，循额。邪犯督脉，则角弓反张，项背强直，牙关紧闭，头痛，四肢抽搐，甚则神志昏迷，发热，苔白或黄，脉弦或数。

督脉之海空虚不能上荣于充脑，髓海不足，则头昏头重，眩晕，健忘；两耳通于脑，脑髓不足则耳鸣耳聋。

督脉虚衰经脉失养，则腰脊酸软，佝偻形俯；舌淡，脉细弱为虚衰之象。

督脉主司生殖，为"阳脉之海"，如果督脉阳气虚衰，推动、温煦、固摄作用减弱，则背脊畏寒，阳事不举，精冷薄清，遗精，女子小腹坠胀冷痛，宫寒不孕，腰膝酸软，舌淡。

2. 督脉穴位大药房

督脉穴位图如图4-15所示。

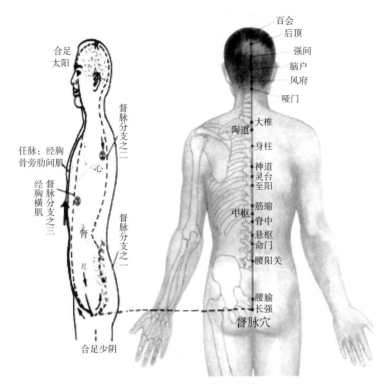

合足太阳

督脉分支之二

任脉：经胸骨旁肋间肌

心

经胸横肌

督脉分支之三

肾

督脉分支之一

合足少阴

百会
后顶
强间
脑户
风府
哑门
大椎
陶道
身柱
神道
灵台
至阳
筋缩
中枢
脊中
悬枢
命门
腰阳关
腰腧
长强
督脉穴

图4-15　督脉穴位图

（1）长强穴：督脉与足少阳胆经、足少阴肾经的交会穴，能宁神止痉、消痔通便、清热利湿、固聪止泻，可向体表输送阳热之气。此穴主治遗精、阳痿等与肾精相关的病症，以及便血、痔疮、脱肛、泄泻、便秘、腰脊痛、小儿惊风、尾骶骨痛、癫症等。多用于治疗癔病、腰神经痛等，是治脱肛、痔疮的要穴。

长时间坚持按压长强穴，具有通任督、调肠腑的功效，对肠炎、腹泻、痔疮、便血、脱肛等疾病都有较好的疗效，还对阴囊湿疹、引产、阳痿、精神分裂、癫痫、腰神经痛等病有不错的调理与改善作用。

（2）腰腧穴：能调经清热，散寒除湿。此穴主治腰脊疼痛、脱肛、便秘、尿血、月经不调、足清冷麻木、温疟汗不出、下肢萎痹、腰骶神经痛、过敏性结肠炎、痔疮、淋病等。

（3）腰阳关穴：阳气之关要处，位于腰部，人体转动的枢纽机关，故名"腰阳关"。此穴能强腰补肾、调通经络、祛寒除湿，主治腰骶疼痛、下肢麻痹。腰阳关穴还用于治疗坐骨神经痛、腰骶神经痛、类风湿病、小儿麻痹、盆腔炎、心肌梗死等疾病。

（4）命门穴：肾为生命之源，此穴在两肾腧之间，元气之根本，生命之门户。此穴位被视为掌管生命的枢纽之门，能壮阳益肾，强壮腰膝，固精止带，疏调经气，主治虚损腰痛、脊强反折、遗尿、尿频、泄泻、遗精、白浊、阳痿、早泄、赤白带下、胎屡坠、五劳七伤、头晕耳鸣、癫痫、惊恐、手足逆冷。

经常按压、拨罐、艾灸命门穴可祛病、补肾，改善性冷淡，平衡和恢复性功能。此穴还可用于治疗肾脏疾病、夜啼哭、精力减退、疲劳感、老人斑、骨质疏松、青春痘、肾寒阳衰、行走无力、四肢困乏、腿部浮肿、耳部疾病。

命门穴和神厥穴在人体上是相互对应的关系，一为督脉上的阳穴，一为任脉上的阴穴，同时拍打这两个穴位可以通行气血，调和阴阳，激活人体元阴元阳，祛病强身，所以命门穴可以配神厥穴一起拍。

（5）脊中穴、悬枢穴、中枢穴、筋缩穴、神道穴、身柱穴：这些穴位与两旁的三焦腧、脾腧、胆腧、肝腧、心腧、肺腧对称，与三焦、脾、胆、肝、心、肺有密切关系，并且与其相应的症候有关。按摩时要从脊柱上往下搓，同时还要从脊柱向两边搓，这样可以调理这些脏器的功能，并治疗与它们相关的疾病，如壮阳、缓解腰疾等。

（6）至阳穴：能宽胸理气、清热利湿、健脾调中，壮阳益气。此穴能缓解腰背疼痛、胸胁胀痛、腹痛黄疸、脊强、身热、咳嗽、气喘、头痛、失眠、嗜睡、梦游、胆囊炎、心绞痛、烦躁、虚胖、乳房松弛、胃痉挛、胆绞痛、膈肌痉挛、肋间神经痛等。

（7）灵台穴：位于神道穴与心腧穴之下，内应于心。此穴能清肺止咳，清热解毒，益气补阳，还可缓解咳嗽气喘、背痛、项强、疔疮、热身等。灵台穴为督脉的重要穴位，主治慢性胃炎、胃溃疡引起的胃脘痛、突发胃痛。

（8）大椎穴：手足三阳、督脉之会。此穴能益气壮阳，解表清热，疏风散寒，肃肺宁心，主治热病、疟疾、咳嗽、喘逆、骨蒸潮热、项强、肩背痛、腰脊强、角弓反张、小儿惊风、癫狂痫证、五劳虚损、七伤乏力、中暑、霍乱、呕吐、黄疸、风疹。

（9）哑门穴：能熄风止痉，通络开窍，疏风活络。此穴主治舌缓不语、音哑、头重、头痛、颈项强急、脊强反折、中风尸厥、癫狂、痫证、癔病、衄血、重舌、呕吐。配风池、风府，治中风失语、不省人事。

（10）风府穴：风邪易侵入之处。此穴能疏风散寒，清心开窍，散热吸湿，主治头痛、项强、眩晕、咽喉肿痛、失音、中风。

（11）百会穴：由于身体中许多经脉都汇集于此，因此称"百会"穴，足太阳交会穴。此穴能醒脑宁神，平肝熄火，升阳益气，主治头痛、头重脚轻、痔疮、高血压、低血压、宿醉、目眩失眠、焦躁等，是人体督脉经络上的重要穴道之一，也是治疗多种疾病的首选穴。

（12）水沟穴（人中）：督脉、手足阳明经交会穴。此穴能清热化痰，宁神镇痛，醒神开窍，主治昏迷、晕厥、癫狂、急慢惊风、消渴等多种疾病，对治疗休克、癔病、精神分裂症、晕车（船）、面神经麻痹、面肌痉挛、急性腰扭伤、中风昏迷、口噤不开、口眼歪斜、面肿唇动、水气浮肿、小儿惊风、心腹绞痛、窒息、低血压也有一定效果。

（13）龈交穴：位于口内门齿齿根部，为任督二脉与胃阳明经交会的地方。此穴能清热明目，宣通鼻窍，主治目痛不明、鼻头额痛肿痛、心烦痛、口不可开、齿间出血、齿龈肿痛、口臭、齿衄、面赤颊肿、两腮生疮。头部穴位很多也很难记住，平时要多干疏头，这也是保健的最好方法。

（十四）滋阴大药房——任脉

1. 任脉的功能与主治疾病

任脉循行于腹部正中，对一身阴经脉气有总揽、总任的作用，故有"总任诸阴"和"阴脉之海"的说法。另外，足三阴经在小腹与任脉相交，手三阴经、足三阴经与任脉相通。

足三阴与任脉交会于中极、关元，阴维与任脉交会于天突、廉泉，又冲脉与任脉交会于三阴交。足三阴经脉上交于手三阴经脉，因此任脉联系了所有阴经。任脉起于胞中，有"主胞胎"的功能，它所经过的石门穴，别名为"丹田"，为男子贮藏精气、子髌系胞宫之所，又为"生气之原"。

如任脉脉气失调，可发生前阴诸病，如疝气、白带、月经不调、不育、小便不利、遗尿、遗精、阴中痛等。

补肾非任脉莫属，若任脉脉气不正常时，会出现小肚子、生殖器及咽喉部疼痛，还有腹胀、皮肤瘙痒、阴部肿痛、前列腺问题、小便不利、遗尿、慢性咽炎肿痛等。任脉是"阴脉之海"，与各阴脉都有交会，所以刺激任脉可以调节人体的阴经。

任主胞胎，任脉能调节月经，促进女子生殖功能，维持妊娠。任脉虚衰则不能妊养胞胎，或胎动不安，少腹坠胀，阴道下血，甚或滑胎。任脉虚衰还将不能调节月经、测月经愆期或经闭、淋漓不尽，进而气血失于濡养，则头晕目花，腰膝酸软，舌淡，脉细无力。

2. 任脉穴位大药房

任脉穴位图如图4-16所示。

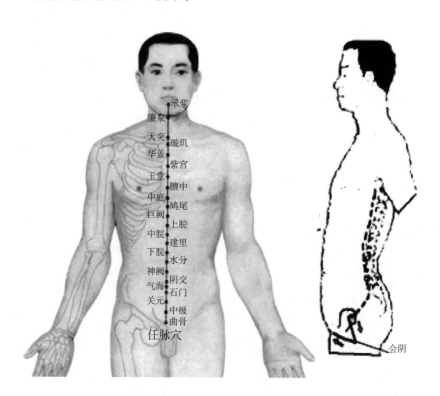

图4-16　任脉穴位图

（1）会阴穴：任脉第一穴。会阴，顾名思义就是阴经脉气交会之所。会阴穴与人体头顶的百会穴为一直线，是人体精气神的通道。百会为阳接天气，会阴为阴收地气，二者互相依存，统摄着真气在任督二脉上的正常运行，维持体内阴阳气血的平衡，它是人体生命活动的要害部位。经常按摩会阴穴，能疏通体内脉结，促进阴阳气血的交接与循环，对调节生理和生殖功能有独特的作用。

会阴穴能醒神镇惊，通调二阴，疏导水液，主治小便不利、遗尿、遗精、阳痿、月经不调、阴痛阴痒、痔疾、脱肛、溺水、窒息、产后昏迷、癫狂等症。

（2）曲骨穴：任脉、足厥阴之会。此穴能通利小便，调经止痛，收降浊气，主治赤白带下、小便淋沥、遗尿、遗精、阳痿、阴囊湿疹、五脏虚弱、虚乏冷极、膀胱炎、产后子宫收缩不全、子宫内膜炎等。另外，曲骨穴还可治疗前列腺、疝气、月经不调、痛经、妊娠斑、暗疮等病症。

（3）中极穴：足三阴、任脉之会，膀胱经之募。此穴主治生殖器疾病、泌尿疾病、尿频尿急、生理不顺、精力不济、冷感症等，如小便不利、遗溺不禁、阳痿、早泄、遗精、白浊、疝气偏坠、积聚疼痛、月经不调、阴痛阴痒、痛经、带下、崩漏、产后恶露不止。

（4）关元穴：人身元阴元阳交关之处，足三阴、任脉之会，小肠经之募穴，是强身第一大穴。此穴能培元固本，补益下焦之功，培补元气，导赤通淋，主治中风脱症、肾虚气喘、遗精、阳痿、疝气、遗尿、淋浊、尿频、尿闭、尿血、月经不调、痛经、经闭、带下、崩漏、腹痛、泄泻、痢疾、尿路感染、功能性子宫出血、子宫脱垂、神经衰弱、晕厥、休克、糖尿病、排尿不顺、各种血症。

关元穴也是健身长寿穴。另外，子宫虚寒不孕者，要常灸此穴。

（5）石门穴（丹田）：三焦经募穴，能募集三焦经气血。此穴能健肾固精、清利下焦，主治腹胀、泄利、绕脐疼痛、奔豚疝气、水肿、小便不利、遗精、阳痿、闭经、带下、崩漏、产后恶露不止。

（6）气海穴：任脉上的主要穴道之一。此穴能生发阳气，益气助阳，调经固精，主治虚脱、形体羸瘦、脏气衰惫、乏力、水谷不化、腹泻、小便不利、遗尿遗精、阳痿、月经不调、痛经、闭经、崩漏、带下、阴挺、恶露不尽、脘腹胀满、大便不通、产后恶露不止、四肢乏力、腰痛、食欲不振、夜尿症。

气海俗称丹田，是男性精力的源泉，指压气海，能使男性精力旺盛，活力充沛。另外，也可常艾灸气海。

（7）神厥穴：神气通行的门户，又称"脐中""命蒂""生门"，意指先天或前人留下的标记。此穴能收引浊气，温补元阳，健运脾胃，利水固脱，主治腹痛、泄泻、脱肛、水肿、虚脱。

按摩神阙穴可以使真气充盈、精神饱满、体力充沛、腰肌强壮、面色红润、耳聪目明、轻身延年，壮先天之本。

（8）水分穴：穴内应小肠，能分流水湿。此穴可通调水道，理气止痛，主治水肿、小便不通、腹泄、腹痛、反胃、吐食。

经常按摩水分穴则有益肺、健脾补肾、疏通任脉、利水化湿、消肿等功效。

（9）中脘穴：胃经募穴，八会穴之腑会，手太阳少阳、足阳明任脉之会。此穴能疏肝养胃，消食导滞，和胃健脾，降逆利水，主治胃脘痛、腹胀、呕吐、呃逆、翻胃吞酸、食不化、痞积、肠鸣、泄利、便秘、便血、胁下坚痛。

（10）巨阙穴：神气通行之处，犹如心君居所之宫门，心之募穴。此穴能募集心经气血，主治胸痛、心痛心烦、惊悸、健忘、咳逆上气、腹胀暴痛、呕吐、呃逆、噎嗝、吞酸、泄利，还可缓解口腔溃疡。

（11）膻中穴：气会穴（宗气聚会之处），又是任脉、足太阴、足少阴、手太阳、手少阳经的交会穴，心包经募穴，能募集心包经气血。此穴可宽胸理气，活血通络，止咳平喘，主治胸部疼痛、腹部疼痛、心悸、呼吸困难、咳嗽、过胖、过瘦、呃逆、乳腺炎、缺乳症、胸痹心痛、心烦、产妇少乳。

（12）天突穴：内应肺，能吸热生气。此穴主治咳嗽、哮喘、胸中气逆、咯唾脓血、咽喉肿痛、暴暗、打嗝、呕吐、咽喉炎、扁桃体炎。此穴位为人体任脉上的主要穴道之一。

（13）承浆穴：能生津敛液，舒筋活络，连通体表体内。此穴主治口歪、唇紧、齿痛、流涎、口舌生疮、暴暗、面肿、齿痛、糖尿病、口眼歪斜、唇紧面肿。

任脉穴位不多但不必都记下来，因为平时我们常用推腹一并解决，这也是最佳方法。打通任脉的最好方法就是推腹，推腹的目的就是排除浊气、浊水、宿便。若从膻中穴一直往下推至曲骨穴，可以解决心、胃、肾诸多问题。所以平时尤其是睡觉前推腹50～100次对身体特别有好处。

另外，要注意推腹法有三个原则：第一是量力而行，若推时特别疼，就慢点推，不要生硬地推；第二要循序渐进，今天用一点劲，明天再加点劲，逐渐地加大力度；第三是要持之以恒。

三、经络疗法

打通经络是我们获得健康的必经之路，怎样才能利用穴位打通经络，使经络畅通呢？《黄帝内经》告诉我们六大祛病法宝，就是推拿、刮痧、拨罐、艾灸、针灸、足疗，这也是以身心合一为目的的济世至宝。普通人只要灵活运用这六法，在家里就可以养生，从某种意上讲，掌握了这六法就意味着百病不生。这六种方法之所以长久以来被广泛应用，是因为大家都容易掌握，没有负作用、安全，也是养生保健最为简单、有效的手法。

（一）推拿

推拿是一种非药物自然疗法，是用手作用于病患的体表、特定的腧穴、痛的地方，具体用推、拿、摩、按、揉、颤、捏、打八种形式以达到疏通经络、推动气血、扶伤止痛、祛邪扶正、调和阴阳的疗效，进而提高人体的免疫力。

1. 推拿的方法

推拿的手法有很多，甚至有专门的推拿学。我们日常生活中没有必要全了解，掌握几种最简单的手法就够用了。

（1）推法：用指、掌、拳、肘等部位压在身体某一处穴位上，向下稍用力，然后向一个方向直推，最常用的是用拇指或者手掌做推法，可用于肌肉肥厚或感觉迟钝的地方，如腹、背。

（2）拿法：拇指和其他四指配合，捏住身体某一处，提起来并且手指逐渐用力，当手指用力到一定程度时，再逐渐松开。此种方法适用于头颈部、腰部和四肢。拿的速度是每秒2次，连拿20次。一般行过拿法后最好再配合揉法。

（3）揉法：手指、大小鱼际、掌根、肘部等压在身体的穴位上，轻揉和缓地顺时针或逆时针揉动。这种方法适用于全身各处。揉法可消瘀去积，调和血行，最适合改善局部痛点。

（4）捏法：拇指和其他四指相对捏住皮肤或肌肉，从骨头面上提起来，有节奏地一紧一松地挤捏，适用于肩膀或四肢。此方法常与揉法配合使用，它能使皮肤、肌腱活动能力增强，同时改善血液和淋巴循环。

（5）按法：利用指尖或指掌在患者适当部位，有节奏地一起一落按压，由轻到重，压下去后保持一定时间。有单手按和双手按。

（6）颤法：拇指或食指与中指作用于穴位处，全腕用力以每秒10次颤动，它可作用于按摩部位的深处。

（7）打法：又称叩击法，有用双手的平掌拍击法、用双手侧的切击法、横拳叩击法和竖拳叩击法。打法要轻重有节，柔软而灵活。主要用于肌肉丰厚的地方，如项、肩、背、腰、大腿、小腿等。叩击的力量要先轻后重，再由重变轻。

（8）摩法：用手指或手掌在患者身体适当部位，给予柔软的抚摩。常用于胸部和肩部。摩法常与按法揉法配合使用。

怎样才能精确找到穴位？身体有异常时，穴位就会有各种反应，这些反应可能是：第一，压痛：用手一压，患处会有痛感；第二，硬结：用手指触摸，患处部有硬结；第三，感觉敏感：稍微一刺激，患处部皮肤便会刺痒；第四，色素沉淀：患处出现黑痣、斑；第五，温度变化：患处和周围皮肤有温度差，如发凉或发烫。

在找穴位前先压或捏皮肤看看，如果有以上反应，说明找到了反应点，进而再实施以上诸法。

另外，在保健按摩时，往往没有反应点，就要按经络图找穴位。经络图说明中的"寸"是"同身寸"，就是用自己的手指作为找穴位的尺度。大拇指指关节的宽度是"一寸"；食指从指尖算起到第二关节末的宽度就是"二寸"；

把食指、中指与无名指三指并拢，三指第二关节的总宽度就是"三寸"（图4-17）。

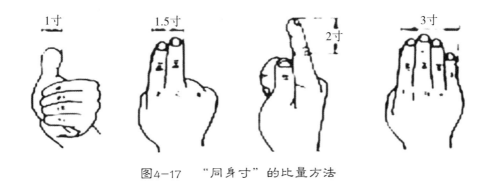

图4-17　"同身寸"的比量方法

2. 推拿法的禁忌

（1）患者大喜、大怒、大悲等时不宜推拿；

（2）饭后不宜立即推拿；

（3）怀孕五个月以上不宜推拿；

（4）患急性传染病，身体过于虚弱或有严重的心血管疾病者不宜推拿；

（5）治疗前不要吸烟。

在刺激穴位时特别要注意呼吸，一定要在呼气时刺激穴位，这时肌肉松弛而柔软，此时给予刺激，不仅痛感少，而且效果最佳。吸气时肌肉收缩而僵硬，此时刺激穴位则不易传导，自然效果就差了。

我们平时用的8种手法中，在患者亢奋、疼痛较强时用以强刺激重压，称为泻法，即高能量刺激法，一般用于治病，每次压3～5秒，休息2～3秒，再压3～5秒，每个部位重复3～5次。

通常情况下，重按为泻，轻按为补；顺时针揉为补，逆时针揉为泻；顺经络方向捋为补，逆经络方向捋为泻。作为保健用时，应顺时针轻压、轻揉，不要过于刺激穴位。正常情况下是根据穴位的反映，如麻、酸、痛，再施以手法。

平时最为常用的是综合用法，即点按揉穴位或推捋、敲揉经络。点揉穴位不仅可以作为日常保健，而且可以用于急救，如水沟（人中）穴、梁丘穴、内关穴以及郄穴。

指压刺激是用大拇指或中指与食指并拢对穴位施压，可以加重压力，而且可长时间按压不放。

推捋经络常用于脾、四肢肌肉，此方法可疏通经络的经气，放松肌肉。

敲揉则类似针灸，相对推捋来说刺激要大些，阳明大肠经和胃经适用此法。

现在也有许多人用“捶”“搓”法。捶多用于泻，在神经痛十分严重时使用。而轻轻揉搓则用于补，如改善手脚麻木，摩擦时间一般在5～15分钟。

3. 推拿过程中人的感觉与经络判断

在推拿过程中，人会有麻、酸、胀、疼等不同的感觉，它反映了经络、气血通畅的情况。

（1）麻：经络还通，只是气血不通畅。

（2）酸痛：经络尚通畅，但该处狭窄或有拥堵。

（3）酸：气血虚弱，需要补，不可采用过强的手法。

（4）刺痛：此处的气血被堵住了，气血正努力冲撞，此时需要用力度大的手法帮助疏通。

（二）拔罐

拔罐法是物理疗法中最优秀的疗法之一。它是通过负压刺激，将气血引到最需要的部位，调动人体干细胞修复功能，促进血液循环，调理气血，达到提高和调节人体免疫力的作用。拔罐既能补又可泄。

拔罐不要求对穴位定位那么准确，主要是点、线、面结合，通过辨证寒、热、虚实选择经络和穴位。

中医认为，机体阴阳偏盛或偏衰、人体气机升降失常是脏腑气血功能紊乱所致。这些致病因素包括：瘀血、气郁、痰涎、宿食、水浊、邪火等。在人体遭受到风、寒、暑、湿、燥、火、毒、外伤的侵袭或情志内伤后致使脏腑功能失调，这些致病因素通过经络和腧穴走窜机体，逆气乱气，滞留脏腑，瘀阻经脉，最终导致各种疾病。

拔罐法主要是祛寒祛湿，疏通经络，祛除瘀滞，行气活血，消肿止痛，拔毒泻热，具有调整人体阴阳平衡、解除疲劳、增强体质的功能，从而达到扶正祛邪，治愈疾病的目的。

拔罐的方法很多，有拔罐、闪罐、走罐、放血拔罐四种。

拔罐后，人体通常会留下不同颜色的罐斑，有潮红、紫、紫黑色瘀斑或小点状紫红色疹子，同时还伴有热痛感。这些变化属于拔罐疗法的治疗效应。

罐斑若是有深红、紫黑或丹痧现象，另外触之微痛，兼有身体发热者，表明患者有热毒。若出现紫红或紫黑色但无丹痧和发热现象表明患者有血瘀症。若罐斑无皮色变化，触之不温，多表明患者有虚寒证。若罐斑出现微痒或皮纹，则表明患者患有风证。对于身体健康者，罐斑多无明显变化。

另外，有一种方法是先针刺（或梅花针）后再实施拔罐。

拔罐法注意事项有以下两个：

第一，拔罐时间一般为15～20分钟，拔完罐后要保暖。

第二，大血管通过之处，如乳头、心搏处、鼻、耳、前后阴，还有静脉曲张者及孕妇腹部不宜拔罐。

（三）刮痧

刮痧疗法同样是传统的自然疗法之一。此法是用器具（刮痧板）在皮肤相关穴位刮拭，以达到疏通经络、活血化淤、解毒祛邪、清热解表、行气止痛、健脾和胃的目的。

刮痧法有很神奇的效果，通过刮痧可以退热、消炎，治颈椎病、腰腿疼、肩周炎、骨质增生，并且还能调节内脏功能。刮痧法对人体还有活血化瘀、调整阴阳、舒筋通络、排除毒素、自身容血等作用。

所谓"痧"，就是刮痧时在病人皮肤上出现的紫红色颜色，类似细沙粒的点，这种症状叫痧证，又称"痧气"。

痧证主要是内风、湿、火之气相搏而为病，夏天多风、湿、热三气，人若劳逸失度，则外邪侵袭肌肤，阳气不得宣泄，所以夏季常发痧证。痧证的特点之一是痧痕明显，刮痧后皮肤很快出现一条条痧痕，并且留的时间很长；其二是痧证多胀，就是刮痧后多出现头昏脑胀、胸部闷胀、全身酸胀等。

刮痧的手法轻重、力量大小、时间长短都要依个人体质、年龄、性别情况而定，一般情况下以能承受为度。另外，要单方向刮拭，每一方向刮15～20次，每个部位刮拭3～5分钟，不出痧不要强求。全身保健刮痧以40～50分钟为宜。

为保护皮肤，刮痧时通常用刮痧油。刮痧板与皮肤应成45度角。保健刮痧的最小间隔为6天。

气血很虚的人、有皮病的人、孕妇、有出血倾向的人、血压很高的人不宜刮痧。

（四）艾灸

艾灸法又名灸疗。它是用艾叶制成的艾绒或其他药物放置体表的腧穴或特定部位温熨。借灸火的温热力及药物作用，通过经络传导，刺激经气的活动来调整人体的生理功能，以温通经脉、调和气血、协调阴阳、扶正祛邪，从而达到防病治病、保健、养生美容之功效。古代时就有"针所不为，灸之所宜""药之不及，针之不到，必须灸之"的说法，可见灸法很早就被人们所重视，由于其安全性高、无毒副作用，还可养生保健，因此流传很广。

灸艾是治疗方法，它有温阳补气、温经散寒、通络、消瘀散结、补中益气，增强身体免疫力的作用。

艾灸法与药物、针刺等疗法互补，凡病药不及，针之不利，必须灸之，中医药、针、灸三者不可偏废其一。

艾是用艾草加工而成的，艾具有纯阳之性，能通十二经络，调阴阳，理气血，而且艾条燃烧后烟是向上走的，看不到的气是向下走入穴位的，通过穴位入经络，再通过经络这个通道到达体内。因此，艾灸可补阳气的，也就是补元气。

艾灸的方法有多种，有直接灸、间接灸（也叫隔物灸，如隔姜灸、隔蒜灸、隔盐灸、隔饼灸、黄蜡灸、硫磺灸等）、艾卷灸（又称艾条灸、悬灸）、温筒灸（铜制灸器、不锈钢灸器、竹制灸器）、无瘢痕灸（温和灸、轮换灸、雀啄灸、回旋灸、发疱灸）。

灸时离皮肤的远近，患者可自己调整，以不烫伤皮肤、患者能承受为宜，灸到皮肤发红为止。

总之，以上4种治疗方法各有优势，使用时，也要掌握一定的原则，脏腑的问题多用药，经络穴位的问题多用推拿、针灸，浅表皮肤的问题多用刮痧、灸，部位比较深的痛疼多用拔罐。4种方法也可配合使用。

第五章 饮食养生

　　"民以食为天"是每一个中国人都耳熟能详的古语。古人把饮食比作"天"，说明饮食是天下头等大事，是生命的第一需求，有时甚至关乎江山社稷的安危。俗话也说："手中有粮，心中不慌。"人类离不开饮食，饮食是保证生存的首要条件，每个人只要活着就要进食，人的生命活动需要不断地从食物中吸收营养物质才能得以维持，人没有饮食、没有营养，生命就无法延续。

　　健康与饮食的关系随着社会进步，越来越多地受到人们的重视。只有饮食健康，才能让身体健康。

　　饮食与健康的关系是相辅相成的。合理、充足、营养的饮食能提高人的健康水平，预防多种疾病的发生，延长寿命，提高民族素质。不合理的饮食，如营养过度或不足，都会给健康带来不同程度的危害。饮食过度会因为营养过剩导致肥胖症、糖尿病、胆石症、高脂血、高血压等多种疾病，甚至诱发肿瘤，如乳腺癌、结肠癌等，不仅严重影响健康，而且会缩短寿命。长期营养不足则可导致营养不良，贫血，多种元素、维生素缺乏，影响儿童智力及生长发育，人体抗病能力及劳动、工作、学习能力也会随之下降。只有先保证健康饮食，才能进一步保证身体的健康，也就是我们常说的"病从口入"，所以，每个人都应该养成良好的饮食习惯。

　　饮食养生是我国中医的一个重要理论，在长期的实践中积累了极为丰富的经验，饮食养生的特点一是辨证论食，二是重视饮食宜忌，在选择食物和烹饪方法上都遵循中医学的原则，按照食物的性味、功能选择食物的配方，用以纠正脏腑的功能，从而使其恢复正常，增强人体免疫力。

早在两千多年前，《内经》就为人们设计了一张合理的食谱。"五谷为养，五果为助，五畜为益，五菜为充，气味合而服之"，以补精益气。这个食谱有主食，有副食，如水果、蔬菜各种食品种类齐全，且主次搭配合理，维持人体生命活动所需的各种营养物质都有，是一张科学的食谱。要想科学饮食，就要知己知彼，首先要知道食物的特性，再根据自己的体质选取适合的食物。

一、食物的特性

（一）食物的阴阳

自然界任何事物都分阴阳，中药分阴阳，食物当然也是。中医从食物的外形和味道，食物进入体内产生的温热寒凉向上向下向外向内的作用，以及食物生长的地方、气候、季节的不同，来判断食物的阴阳属性。区分食物阴阳属性有以下几个原则：

（1）味道辨别：具有苦、辛味的，如生姜、紫苏、韭菜、大蒜、葱类、肝等属阳。咸味的，如鱼、蛤类、海藻类则偏阴。

（2）看形状：食物的形状是指植物的根、茎、叶等不同的形状，根与茎叶相比属阳，叶与根相比属阴。因此，牛蒡、洋葱、人参、藕、红薯、芋头、土豆等根菜与叶菜相比较属阳（萝卜虽是根菜，但由于含水分较多，其性属阴）。在根菜当中，牛蒡的阴性较强。与此相反，白菜、菠菜、卷心菜等叶菜和含水分较多的黄瓜、茄子、西红柿等果菜，与根菜相比皆属阴；卷心菜由于靠近根部，水分较少，叶菜当中，偏于阳性。

（3）看生长环境：生产于温暖地区及大棚中的食物属阴，反之则属阳。如大豆生长在寒冷地区，属阳，生长在温暖地区的香蕉、西瓜、甘蔗等食物则属阴。海洋中的食物多属阳，陆地上产的肉类食品及普通植物食品则属阴。天上的食物多属阳。

（4）看季节：产在夏季的西红柿、西瓜、茄子等食物与产于冬季的胡萝卜、藕相比属阴。但是，世界上没有纯阴之体，也没有纯阳之体，所有事物都是有阴阳两个方面，阴中有阳，阳中有阴，而且阴阳是可以转化的。所以在区分食物时要进行全面的考虑，最后才能给食物定性。

了解食物的阴阳属性，对我们日常生活中的膳食有着重要的意义，因为我们人体也是分阴阳的，我们摄取的食物与人的体质应当相契合，达到阴阳调和的目的，在食物中获得阴阳的同时，要保持平和，进而可改善体质，获得健康。不同的体质需要获取的食物是有所不同的，一般要遵循以下几个原则：

第一，阴阳互补的原则。体质属阳性的人，应多吃些阴性的食物，而体质属阴性的人，应多吃些阳性的食物，这样才能使身体保持阴阳平衡。

第二，变化的原则。饮食应随季节、性别、年龄、工作特性、人体的个别差异不断变化。比如居住在热带气候区，在炎热的夏季，要尽量食阴性食物；相反在北方，夏天则应多食用阳性食物。随着年龄增长，人的体质偏向寒，应多食阳性食物。

第三，当地原则。尽量选择所在地区的食品，因为在不同地区生活的人，所拥有的消化酶是不一样的，一般来说人体的消化酶比较适合消化生长于当地气候和土壤的食物。

（二）食物的五味

除了有好的饮食习惯外，我们对食物的性味也需有所了解，也就是要吃对才行。中医认为食物与中药一样，具有阴阳四性五味，不同的食物有不同的性味与归经，食物的性味是食物的"寒、热、平、温、凉"五性和"酸、苦、甘、辛、咸"五味，归经则指不同的食物对五脏六腑产生不同的滋养和治疗作用。了解食物的五性、五味和归经对合理膳食具有重要的意义。

《本草纲目》明确五味入胃，各归所喜。酸先入肝，苦先入心，甘先入脾，辛先入肺，咸先入肾。喜欢的食物不宜过量食用，不喜欢的食物不可一点不吃。

五禁：肝病禁辛，宜食酸；心病禁咸，宜食苦；脾病禁酸，宜食甘；肺病禁苦，宜食辛；肾病禁甘，宜食咸。

五走：酸走筋，筋病毋多食酸；苦走骨，骨病毋多食苦；甘走肉，肉病毋多食甘；辛走气，气病毋多食辛；咸走血，血病毋多食咸。

五伤：过酸伤筋，酸胜甘；过辛伤皮毛，辛胜酸；过苦伤气，苦胜辛；过甘伤肉，甘胜咸；过咸伤血，咸胜苦。

五脏与五欲、五禁 、五走、五伤的关系如表5-1。

表5-1　五脏与五欲、五禁、五走、五伤的关系

五脏	脾	肾	心	肺	肝
五欲	欲甘	欲咸	欲苦	欲辛	欲酸
五禁	禁酸	禁甘	禁咸	禁苦	禁辛
五走	甘走肉	苦走骨	咸走血	辛走气	酸走筋
五伤	甘伤肉	咸伤血	苦伤气	辛伤皮毛	酸伤筋
	甘胜咸	咸胜苦	苦胜辛	辛胜酸	酸胜甘

（三）食物的四气（四性）

食物的性是指寒、热、温、凉，也有人称五性，多一个平。凉性和寒性，温性和热性，在作用上有一些类似，只是在作用大小方面稍有差别。另外，有些食物其性平和，称为平性。能减轻或消除热证的食物，属寒凉性；能减轻和消除寒证的食物属温热性。

一般认为，寒凉性食物大都具有清热、泻火、解毒作用，常用于治疗热性病证。温热性食物大多具有温中、助阳、散寒等作用，常用于治疗寒性病证。平性食物则有健脾、开胃、补益人体的作用。

温热性食物有适用于风寒感冒、发热、恶寒、流涕、头痛等症，如生姜、葱白、香菜等，有适用于腹痛、呕吐、喜热饮等症象的干姜、红茶，还有适用于肢冷、畏寒、风湿性关节痛等症象的椒、酒等。

平性食物有大米、黄豆、黑芝麻、花生、土豆、白菜、圆白菜、胡萝卜、洋葱、黑木耳、柠檬、猪肉、鸡蛋，还有鱼肉中的鲤鱼、鲫鱼、泥鳅、黄鱼、鲳鱼。另外我们平时饮用的牛奶也属于平性食物。

凉性食物常见的有荞麦、玉米、白萝卜、冬瓜、蘑菇、芹菜、莴笋、油菜、橙子、苹果等。

寒性食物常见的有小米、绿豆、海带、绿豆芽、苦瓜、西红柿、黄瓜、香蕉、西瓜、甜瓜等。

（四）食物的归经

归经是食物作用的定位，即食物在机体作用的部位。归是作用的归属，经是脏腑经络的统称。所谓归经，就是指食物对于机体某部分的选择性作用，即主要对某经（脏腑或经络）或某几经发生明显的作用，而对其他经则作用较小或无作用。归经是说明某种食物对某些脏腑经络的病变起着主要或特殊的治疗作用，食物的归经不同，其治疗作用也就不同。

食物的归经还指明了食物的适用范围，也就说明了其功效之所在。如小麦、绿豆、赤豆、西瓜、莲子、龙眼等归心经，养心安神；小米、黄豆、薏米、山楂、苹果、大枣等归脾经，健脾益胃；西红柿、樱桃、油菜、香椿等归肝经，有疏肝理气的功效；白萝卜、胡萝卜、芹菜、柿子、生姜、大葱等归肺经，益肺解表；禽蛋肉类、桑葚、黑芝麻、枸杞子归肾经，养肾益精。

酸味入肝经。肝胆功能不佳时就会爱吃酸的食物了。

苦味入心经。心脏机能衰退时，会变得能吃苦味。

咸味入肾经，口味重的人肾虚，过咸也会损肾。

辣味入肺经，表示肺气虚。但过量食辣会伤胃。

总之，不管你喜吃五味的哪一种食物，都不可以过量。

（五）食物的五行

根据自己先天的五行不足，可通过后天的食物来补充。以下是综合了各方面资料，对食物的五行做的定位。

1. 水性食物

中医中肾主水，主骨生髓，藏精，水性食物入肾。

以下食物为水性食物，如生鱼片、鱼肠、蒸鱼、鲍鱼、墨鱼、虾、螺、燕窝、海参、海蜇、海带、紫菜、豆腐（水豆腐）、豆浆、黑豆、黑木耳、黑芝麻、冬瓜、丝瓜、果汁、啤酒、龙井茶、乌鸡、牛乳、猪腰、猪脑、猪肉、鸭肠、鹅肠、虫类，补肾中药，如虫草、蜂蜜等。

典型的水性食物还有啤酒，它是寒性水物。

豆腐为水性食物，散热毒，清阳明胃热。喜水之人宜饮豆浆，黑豆可补水气。海带、紫菜、龙井茶为水木性食物。燕窝、鲍鱼皆补水气。黑色食物补水气，如黑木耳、紫菜、海参、黑芝麻、黑豆、海带、乌鸡。

2. 木性食物

中医中，肝属木，藏血，疏筋，木性食物入肝。以下食物为木性食物，如白菜、生菜、菠菜、油麦、苋菜、韭菜、葱、苹果、橙、桃、柚子、梨、梅、桔、核桃、开心果、人参、枸杞、薯类、鱼翅、煮蟹、鸭、鸡肝、兔肉、猪肝、猪脚、鸡脚、鸭脚、鸡翅、绿豆（绿豆汤、绿豆芽、绿豆粉丝、绿豆糕等）、甘蔗、菇类（如冬菇）、木耳、紫菜、海带、糯米、茶叶、芦荟、莲藕。

木性食物如绿豆，绿豆最补木气，清肝解毒。

菇类补木气，如冬菇。秋季出生者宜吃兔肉。

3. 火性食物

心属火，心主脉，藏神。火性食物有辣椒、红豆、蕃茄、红萝卜、荔枝、龙眼肉、大蒜、姜、胡椒、羊肉、乳鸽、麻雀、鸡心、猪心、鸡血、龟、蛇（蛇胆、蛇尾）、辣蟹、动物头、烟酒、咖啡、巧克力等。

典型火性食物为辣椒，它富含维C，红色补火气。

4. 土性食物

脾属土，统血，主运化。土性食物有牛肉、羊肉、狗肉、瘦肉类、木瓜、花生、黄豆、猪肚、牛肚等。

典型土性食物为黄豆、花生、猪肚。

5. 金性食物

肺属金，主气。金性食物有猪肺、鸡肉（胸肉）、鸡肠、鸡精（白兰氏鸡精）、白萝卜、金针（又名黄花菜、萱草花）、面酱等。

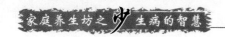

典型金性食物有面酱、白萝卜，它们可补金气。

（六）饮食养生的原则

饮食养生最主要是合理调配饮食、饮食有节、饮食有宜忌、因人制宜、因时制宜、因地制宜。

1. 合理调配

由于食物的种类多种多样，所含营养成分各不相同，只有做到合理调配，才能保证人体获得正常生命活动所需要的各种营养。

（1）食物五味要调和，五味与五脏的生理功能有着密切的关系，对人体的作用各不相同。"五味入胃，各归所喜。酸先入肝，苦先入心，甘先入脾，辛先入肺，咸先入肾"。五味对五脏有特定的亲和性，只有五味调和才能滋养五脏，补益五脏之气，强壮身体。

（2）饮食要粗细结合，粗细结合是指主食中的五谷相杂。五谷是稻、麦、薯及豆一类食物，这类食物含有丰富的碳水化合物，为人体提供了必须的热量和能量。所谓五谷相杂，是说人们每天的主食不可单一化，应粗粮与细粮相结合，这样才能符合人体的营养结构，满足人身气、血、津液等物质生成的需要。在五谷中，上等的粳米、面粉为精细品，而高粱、玉米、大麦之类的为粗粮。因此，无论是从营养学角度，还是从防病延年的角度来看，都应五谷相杂、粗细结合，否则不仅不能满足人体营养的需要，严重的还会产生营养缺乏症。

（3）饮食要荤素搭配，是指进食菜肴时，当有荤有素，合理搭配。荤指肉类食物，素指蔬菜、水果等。中医养生，历来讲究素食，"蔬食菜羹，欢然一饱，可以延年"，虽说讲究素食，但并不等于不吃荤菜，因为肉类对人体，尤其是青少年的生长发育有着重要的作用。

从现代营养学的角度看，也主张既要荤素搭配，又要以素食为主。荤素食的合理搭配，能满足人们的营养需要，而素食不但有补益的功能，还有疏通胃肠、帮助消化的作用。素食中含有较多的维生素C、维生素E以及大量的膳食

纤维，它主要有五大优点，即增加营养有助消化，防止某种营养缺乏，防止肥胖，有利于血管的疏通，防癌治癌。

（4）饮食要寒热适宜，食物除五味外，还有寒、热、温、凉、平五种性质。寒热适宜一方面是说食物属性的阴阳寒热应互相调和，另一方面是说饮食入腹时的生熟情况或冷烫温度要适宜。此外，进食时食物的寒热也须讲究，应适合人体的温度。"热无灼唇，冷无冰齿"，即进热食时，口唇不能有灼热感，吃寒食时，也不能使牙齿感觉冰凉。这是因为过食温热之品，容易损伤脾胃之阴液；过食寒凉之物，容易损伤脾胃之阳气，从而使人体阴阳失调，出现形寒肢冷、腹痛腹泻或口干口臭、便秘、痔疮等病症。

2. 饮食有节

饮食有节是要求饮食不可饥饱无度，并且进餐要有规律，养成定时定量的良好习惯。

（1）中医养生学强调饮食必须要定时、有规律。即所谓的"食能以时，身必无灾"。有规律地定时进食，可以保证人体消化吸收过程有节奏地进行活动，使脾胃功能协调配合，有张有弛，维持平衡状态。我国传统的饮食习惯是一日早、中、晚三餐，各餐间隔的时间约4～6小时，这也符合生理卫生的要求。现代研究证明，早上7点前后、中午12点前后及晚上6点前后，这三个时间段内人体的消化功能特别活跃，适于进餐。

在做到每日饮食定时之外，为了适应生理活动和工作劳动的需要，还必须注意一日三餐的合理分配。一日之内，人体的阴阳气血随昼夜变化而有盛衰的不同，即要做到我们平常说的"早餐吃得好，中餐吃得饱，晚餐吃得少"。

（2）饥饱适度，是指饮食定量要合理适中，不可过饥或过饱，否则便会影响脾胃正常的消化吸收功能，对健康十分不利。若饥而不能食，渴而不得饮，气血生化无源，脏腑组织失其濡养，则会导致疾病的发生。"谷不入，半日则气衰，一日则气少矣。"反之，饮食过量，经常摄入过多的食物或在短时间内突然进食大量的食物，超越了脾胃正常的消化能力，亦会加重脾胃负担，损伤脾胃功能，使食物积滞于胃肠而不能及时消化，一则影响营养成分的吸收和输布；二则聚湿生痰化热，变生他病。

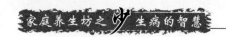

3. 饮食宜忌

饮食宜忌是指饮食调和、饮食卫生、饮食保健等方面的内容，是饮食养生中的重要组成部分。

（1）饮食所宜主要有四点：一是食宜新鲜，洁净的食物既保持了其中的营养成分，又容易被人体消化吸收，同时还防止病从口入；二是食宜细软，细软的食物易于消化吸收，不会损伤脾胃；三是食宜细嚼慢咽，进食时应从容缓和，因为在细嚼缓咽过程中，可使口中唾液大量分泌，能够帮助胃消化；四是食宜专注愉悦，"食勿大言""饥不得大语"。进食时要专心致志，集中注意力，不可一边吃饭一边思考其他事情，或边看书报、电视边吃饭等，这样既影响了食欲，纳谷不香，又不利于消化吸收，久之还会引起胃病。

乐观愉快的心情可使人食欲大增，并促进胃液分泌，增强脾胃的消化吸收功能，因此吃饭时可以听些愉快的音乐。

（2）饮食所忌。人们进食各种食物是为了滋养身体，但吃了不相适宜的食物反而会危害人体，导致疾病的发生。因此，要根据自己的体质，不要食用禁忌的食物，而且要重视其禁忌。

4. 因人制宜、因时制宜、因地制宜

人的生理、病理受多方面因素的影响，如春夏秋冬气候的变迁，东南西北地势的高低，气候的不同，人体长幼体质的差异等。因此饮食养生必须根据具体情况区别对待，掌握因人、因时、因地制宜的运用原则，灵活选食。

（1）因人制宜。因人制宜是重视饮食的个体差异性，应根据体质、年龄、性别等不同特点来配制膳食。以体质而论，阳虚阴盛之体宜食温热，而不宜寒凉；阴虚阳盛之体宜食清润，而不宜辛辣。痰湿体质的人宜食清淡利湿之品，少吃肥甘油腻；脾胃虚者宜食温软之品，忌吃粗硬生冷。过敏体质之人应慎食海腥、鱼虾之类的食物。由于每一个人的体质不同，所食用的食物不同，必然会有不同的宜忌。

（2）因时制宜。一年四季有寒热温凉之别，食物性能也有清凉、甘淡、辛热、温补之异，故饮食摄养宜顺应四时。"春气温宜食麦以凉之，夏气热宜

食菽以寒之，秋气燥宜食麻以润其燥，冬气寒宜食黍以治其寒。"

春三月，人体肝气当令，少吃酸味食物以制肝木旺盛，多吃甜食以增强脾的功能。春宜甘温平淡，可适当地配合具有清肝疏肝作用的食物，如小白菜、油菜、胡萝卜、芹菜、菠菜、荠菜、马兰头、菊花脑、荸荠等。

夏三月，暑气当令，气候炎热。人体消化机能下降，食欲普遍不振。因此，夏季饮食应以甘寒清淡、富有营养、易于消化为原则，并少吃肥腻、辛辣、燥热等助阳上火、积湿生热之品。夏季宜食食物有西瓜、黄瓜、绿豆、扁豆、玉米、薏苡仁、豇豆、豌豆、冬瓜、丝瓜、西红柿、杨梅、枇杷等。清淡的饮食能清热、防暑、敛汗、补液，还能增进食欲。此外夏季出汗较多，津液亏乏，故可多吃些新鲜的蔬菜水果，这样既可满足所需营养，又可预防中暑。肥腻食物一般难以消化，特别是在长夏季节，这类食物易使人湿困脾虚，因此要忌食。

秋三月，炎暑渐消，金风送爽，气候偏干燥，且肺气当令。此季节多选择甘润性平的食物，以生津养肺，润燥护肤，如梨、柿子、香蕉、甘蔗、菠萝、百合、银耳、萝卜以及乳品、芝麻、糯米、蜂蜜等。另外，秋季人体肠胃内虚，抵抗力较弱，是胃肠疾病的多发季节。此时虽然天气尚有余热，也不可多食瓜果，贪凉饮冷，以免损伤脾胃。

冬三月，气候严寒，万物凋谢，朔风凛冽，冰冻虫伏，此季节易伤阳气，故饮食宜选温补的食物，以助人体的阳气，尤其是要补助肾阳，宜食牛肉、羊肉、狗肉、桂圆、红枣、核桃仁等。在调味品方面，也可多吃些辛辣的，如辣椒、胡椒、葱、姜、蒜等。不过，冬令饮食虽以温热为宜，但气候虽冷，人体腹内却较温，同时人体生理活动处于抑制状态，新陈代谢相对较低，故温热的食物亦不宜吃得过多，否则有耗阴伤精之弊，而且还易"上火"。所以根据中医学"冬藏精"的自然规律，冬月进补才能使营养物质转化的能量最大限度地贮存于体内，从而滋养五脏，培育元气，提高人体的抵抗力，为来年的健康打下良好的基础。无怪乎民间有"今冬进补，明年打虎"和"三九补一冬，来年无病痛"的俗语。

我国关于传统饮食有句老话：春吃花，夏吃叶，秋吃果，冬吃根。这句话简单地告诉了我们一年中饮食的重点，每个季节多食相应食物，这对我们的养

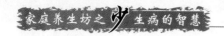

生保健很有好处。

（3）因地制宜。不同的区域有不同的地理特点、气候条件，故应采取相适宜的饮食养生方法。例如我国西北地区，多高原，气候较寒冷、干燥；东南地区，地势偏低洼，气候较温热、潮湿，根据这些特点，在饮食上应有不同选择，以适应养生的需要。通常是高原之人阳气易伤，宜食温性之品，以胜寒凉之气；又由于高原多风燥，易耗损人体阴液使皮肤燥裂，故宜用滋润的食物以胜其干燥。而平原之人则阴气不足，湿气偏盛，要多食一些甘凉或清淡通利之品，以养阴益气，宽胸祛湿。总之，根据地区的不同，需选择不同的对身体有益的食物。

食补就是根据身体的需要，调整膳食结构，科学配餐。这之中还需注重蛋白质、碳水化合物、脂肪、矿物质、维生素、水、膳食纤维等营养素的比例。"五谷为养，失豆则不良，五畜为益，过则害非浅，五菜为充，新鲜绿黄红，五果为助，力求少而数，气味合则服，尤当忌偏独，饮食贵有节，切切勿使过。"这句话也充分说明了平衡膳食的原则。

（七）生食养生

1. 生吃还是熟吃？

"熟吃，因为加热可以消毒灭菌，帮助消化。"但是，烹调是有代价的。在几百万年漫长的狩猎时代和冰川纪，先祖们以食肉为主，并且生食。大约一万年前，出现农业技术和烹调技术，人类开始种植谷物，以熟食为主，谷物和薯类等淀粉类食品人类无法生吃，因为它们含有凝聚素（抵抗微生物）和阻酶剂（防止分解），难以在人体内分解。这些淀粉类食品也没有什么味道，所以需要加热加盐。加热可以去除凝聚素和阻酶剂，当然也增加食物的色香味，但会破坏食物中的营养素和活性酶。

第一，烹调加热破坏营养素，包括维生素、蛋白质、脂肪、活性酶和菌类等。例如，50%的维生素E、70%的维生素C和90%的叶酸在加热时分解，蛋白质在高温中结构歪曲，不饱和脂肪在高温环境被氧化，酶和菌在加热后会被

破坏。

第二，烹调加热产生毒素，包括自由基、丙烯酰胺、合成化合物等。例如，油炸产生自由基；油炸淀粉类食品产生致癌物丙烯酰胺；高温处理含有化肥农药等化学残留物的食物，可以合成新的有害化合物。

第三，烹调食品削弱免疫系统。研究发现人吃熟食时，血中和肠道白细胞立刻增加，而吃生食时白细胞没有变化。与常识相反，我们的免疫系统熟悉生食，视熟食为入侵者，可造成免疫力下降。

第四，烹调食品增加代谢负担。生食中的营养素、消化酶其实更容易被消化。熟食中缺乏消化酶和代谢营养素，难以被人体吸收，没有代谢掉的残留物在体内形成毒素，污染血液，可以导致代谢综合症，如肥胖、"三高"和糖尿病。

平时我们说要吃些生食，为什么要生食蔬菜、水果？蔬菜、水果中凝聚着人体需要的营养素（各种活性酶）和生命力。酵素是所有酶类物质的总称，经有益菌发酵产生，是控制人体消化吸收与细胞代谢的关键物质，是营养物质归经的导引。适当生食可补营养素，不仅能直接改善胃肠功能，提高体质，而且对糖尿病、心血管病及肿瘤等均有好的防治作用。

2. 生机疗法

生吃瓜果蔬菜在现代生活中已相当普遍，在西方传统饮食中，蔬菜生食的情况相当多见，如洋葱、芹菜、甜椒。我国也有生食大蒜和大葱的习惯，这对于人体健康是非常有益的。因为在烹调新鲜蔬菜、水果时，其维生素、无机盐以及某些抗癌因子等都会受到不同程度的损失，各类生理活性物质也会遭到破坏。现代，人们把生食作为抗癌的手段，称之为"生食疗法"，近年来，我国人民生食的习惯也渐渐形成。

生机饮食法强调食用一些新鲜、当季的食材以及一定比例的生食，同时以植物性食物为主，即便涉及动物性食品，也建议食用一些不含抗生素、激素等的食物，此外，还可加入五谷类及全谷类食品，有时也会配合一些比较温和的草药等，不是完全生食。

对生机饮食来说，生食比例很重要。"这一饮食方法主张生食比例一般

145

要超过30%，病人能够超过50%。另外，三餐均有部分食物生食，餐前可凉拌菜，以此提高生食比例。

然而并不是所有食材都适合生食。选择生食食物时，要考虑食品安全问题。有些蔬菜含有天然毒素，并不适合生吃，例如，多数豆角、嫩豌豆、嫩蚕豆、嫩毛豆等豆类蔬菜及一些生猛海鲜、肉品、鸡蛋、白糖、豆浆、鲜黄花、鲜木耳等，因为这些食物中含有蛋白酶抑制剂等多种抗营养物质，以及凝集素、皂甙等可能引起中毒的成分。

在生食前，要彻底清洗，保证食物清洁。生食食物不可以当作主食食用，尤其是对于节食减肥的人。生食要因人、因体质而异。

生食适合人群：对于肥胖的人来说，三餐中有一餐以有机蔬果搭配五谷杂粮，可有效减少油脂和热量的摄取，对于体重的控制有极大的帮助，另外也可预防因肥胖造成的高血脂、高胆固醇、糖尿病等。便秘患者也会因采取生机饮食改善便秘情况，因为蔬果所含的膳食维纤远比米面高得多。

生食不宜人群：有严重缺铁性贫血的患者并不适合长期生食，贫血的人光吃有机蔬果，铁质吸收有限，很难改善贫血症状。

肾病患者、体质虚弱的老人、孕妇和正在发育的儿童、青少年需要完整的营养素，也都不适宜采用严格限制奶、肉类食物的生机饮食。肠胃病、脾胃虚寒者不宜过多生食。

3. 烹饪对营养素的影响

（1）主食的初加工、烹饪对营养素均有影响。水稻、小麦等粮食，在加工成大米、面粉的过程中，碾磨越精细，营养素损失越多，其中以维生素和矿物质损失最大，如果出品率高，虽然可以保留较多的营养素，但是大量的麸（谷）皮会使粗纤维和植酸增高，影响蛋白质、无机盐等营养素的吸收。

淘米时要合理洗涤。对大米搓洗次数越多，浸泡时间越长，淘米水温越高，换水次数越多，各种营养素损失也越多。

烹制主食的常用方法有蒸、煮、烤、烙、炸等，它们对营养素均有不同程度的影响，尤其对维生素B_1、B_2、尼克酸影响最大。从对营养素的保留方面考虑，蒸（不弃米汤）、烤最好，水煮次之，最差的是高温油炸。

馒头或其他米面食品中，加碱过多时维生素 B_1 破坏得也多，所以用碱量要适中。用酵母发酵的面团，不仅 B 族维生素的含量会增加，而且会破坏面粉中所含的植酸盐，有利于人体对钙、铁的吸收，所以应提倡以酵母代替面肥（含产酸杂菌）进行发酵的方法。

煮米饭、面条时，有大量的营养素，包括蛋白质、脂肪、糖类和水溶性维生素进入汤汁，所以煮饭、面食最好不要丢弃米汤和面汤。而且煮饭时最好用烧开的自来水，因为生自来水中含有一定的氯气，煮饭过程中可破坏大量的维生素 B_1，而烧开的自来水中的氯气则已挥发掉了。

（2）蔬菜的初加工、烹饪对营养素的影响。

①蔬菜的初加工：首先要选用新鲜的蔬菜；其次，蔬菜的外帮、外皮也要尽可能利用起来，因为一般说来，新鲜蔬菜的外帮和皮含有比里面嫩心高得多的营养成分。另外，芹菜叶、莴笋叶、萝卜缨也不应扔掉，因为它们往往含有比茎、根高得多的养分。

对蔬菜切洗应得当。首先，应先洗后切，切后则不再浸泡，以减少水溶性营养素的损失；其次，切得不宜过碎，以减少易氧化维生素与空气中氧的接触机会，从而降低营养的损失。另外，应该现烹现切，降低营养素在保存期间的氧化损失。

②蔬菜烹饪方法：为尽量保留营养素，应用正确的焯菜方法，不仅可除去某些蔬菜的异味，减少营养素的损失，还可以除去蔬菜中的部分草酸，提高钙、铁的利用率。正确焯菜的要求有：

●旺火沸水焯，要短时速成，而且要立即冷却，不挤汁水。焯后再改刀，避免营养素因溶解而散失。

●急火快炒，熘，以缩短菜肴的成熟时间，从而减少原料内汁液流失和维生素的受热氧化损失，并且可增进菜肴的感官性状。

●适时加盐，不可过早。因为食盐溶于汤汁中能使汤汁具有较高的渗透压，从而使蔬菜大量失水，增大营养素的损失量。

●适量用油，这有助于人体对各种脂溶性维生素的充分吸收。

●适当加醋，这是因为很多维生素怕碱不怕酸，在酸性环境下，维生素可以得到很好的保护。加醋还有利于改进菜肴的感官性状。

③营养素与烹饪方法：

营养素	合理加工方法	营养素	合理加工主法
蛋白质	煮和煨	维生素	焖和烘
脂类	炖和烧	矿物质	卤和炸
碳水化合物	蒸和爆	水	煎和烤
纤维素	炒和熘	益生菌	发酵

二、食物的分类与功能

食物分为谷物类、蔬菜类、水果类、肉蛋类、水产类、干果类以及饮料类。按其功能可分为补益类食物和祛邪类食物。中药与食物之间并没有严格界限，有的食物可作药用，有些中药也可作为食物用，这叫药食同源。

（一）谷物类食物功效

谷物主要是指禾本科植物的种子，主要包括稻米、小麦、大豆等及其他杂粮，比如小米、黑米、荞麦、燕麦、薏仁米、高粱等。谷物通过加工成为主食，为人类提供了50%~80%的热能、40%~70%的蛋白质、60%以上的维生素B_1。谷类会因种类、品种、产地、生长条件和加工方法的不同，而使营养素的含量有较大的差别。

谷类的脂肪含量较少，约为2%，但玉米和小米可达到4%，主要存在于糊粉层及谷胚中。大部分脂肪为不饱和脂肪酸，还有少量磷脂。胚芽油中含有较多的维生素E，有抗氧化作用。

谷类含碳水化物不但量多（约70%~80%），而且大部分是淀粉。

谷类是B族维生素的重要来源，其中维生素B_1、B_2和尼克酸较多。小米、玉米中含有胡萝卜素。谷类胚芽中含有较多的维生素E，这些维生素大部分集中在胚芽、糊粉层和谷皮里。而精白米、面中维生素含量则很少。

谷类的无机盐含量为1.5%左右，其中主要是磷和钙，此外，还含有较多的镁。这些无机盐也大都集中在谷皮和糊粉层，粗制的米和面由于保留了部分外皮，无机盐的含量较精制得高。谷类所含的钙和磷，绝大部分以植酸盐的形式存在，植酸盐不易被机体吸收利用。谷类中含有的植酸酶则可分解植酸盐释放出的游离的钙，从而增加钙、磷的利用率。植酸酶在55℃的环境下活性最强，当米面在蒸、煮或焙烤后，约有60%的植酸盐可水解而被吸收利用。

一般来说，按人们的习惯，除大米和面粉为细粮外，其余的统称为粗粮。由于加工程度的不同，大米和面粉也分 "粗" 和 "细"，糙米和全麦粉为 "粗"，精白面为 "细"。五谷杂粮因种类的不同，在结构和成分上也有所不同，因此营养价值也不同。

全谷类食物是纤维和营养素的重要来源，它们能够提高人体耐力，帮助人们远离肥胖、糖尿病、疲劳、营养不良、神经系统失常、胆固醇相关心血管疾病以及胃肠功能紊乱。

加工过的谷类食物的膳食纤维和营养素都有所损失。谷类在加工时，麸皮和胚芽基本上都被除掉了，同时把膳食纤维、维生素、矿物质和其他有用的营养素比如木脂素、植物性雌激素、酚类化合物和植酸也一起除掉了。但加工过的谷类质地更细一些，保存期也更长一些。

以下我们将分别讲述几种常见谷类的营养及药用价值，禾类，包括糯米、紫米、黑米、高粱米、谷芽、小米、黄米、大米（西米、糙米、香米、粳米）、小麦、大麦、薏米、荞麦、燕麦、玉米、青稞、芝麻、芡实；豆类，包括红小豆、黄豆、黑豆、绿豆、蚕豆；薯类，包括白薯、马铃薯、山药、芋头、木薯。

1. 禾类

（1）糯米：味甘，性温，入脾、胃、肺经。糯米具有补中益气，健脾养胃，温暖脾胃，止虚汗的功效。糯米含有蛋白质、脂肪、糖类、钙、磷、铁、维生素B_1、维生素B_2、烟酸及淀粉等，营养丰富，是一种温和的滋补品。适宜多汗、食欲不佳、腹胀腹泻、血虚、脾虚、体虚、盗汗、肺结核、神经衰弱等症患者食用。

湿热痰火偏盛、发热、咳嗽痰黄、黄疸、腹胀、糖尿病等患者不宜多食。

（2）紫米（黑米）：紫米与普通大米的区别是它的种皮有一薄层紫（黑）色物质，它含有丰富的营养，具有很好的滋补作用，因此被人们称为"补血米""长寿米"。

紫米味甘、性温，入脾、胃二经，具有益气补血、活血、开胃健脾、滋补肝肾、缩小便、止咳喘、明目、暖脾胃的功效。适宜产后血虚、病后体弱、贫血、肾虚、少白头者食用。

脾胃虚寒者及少儿老人不宜。

（3）高粱米：甘涩，性温，入脾、胃经，具有补中益气、和胃、消积、温中、涩肠胃、止霍乱的功效。适宜小儿消化不良、脾胃气虚、大便溏薄者食用。黏性较强的高粱，适宜肺结核病人食用。

糖尿病患者应禁食高粱，便秘者应少食或不食高粱。

（4）谷芽：是将粟谷用水浸泡后，保持适宜的温湿度，待须根长至约6mm时，晒干或低温干燥而成。谷芽味甘，性温，归脾、胃经，具有消食和中、健脾开胃、消食化积的功效。用于治疗食积不消、腹胀口臭、脾胃虚弱、不饥食少、脚气浮肿。炒谷芽偏于消食，焦谷芽善化积滞。

胃下垂及无积滞者忌用。

（5）小米（黄米）：味甘，咸，性凉（陈米：苦寒），入肺、脾、肾、心经。小米能健脾和胃、补益虚损、和中益肾、除热解毒。

小米含有多种对性有益的功能因子，能壮阳、滋阴。小米入药则有滋阴养血、清热、解渴、补脾肾和肠胃、利小便的功效，可以使产妇虚寒的体质得到调养，帮助她们恢复体力。小米还有减轻皱纹、色斑色素沉着，预防消化不良、治脚气病及抗神经炎的疗效，是老人、病人、产妇的滋补品。

气滞、小便清长者少食。

（6）大米：味甘，性平，入脾、胃、肺经，具有补中益气、滋阴润肺、健脾和胃、益精强志、和五脏、通血脉、聪耳明目、止烦、止渴、止泻、除烦渴的作用。

大米精加工后会损失大量营养，长期食用易导致营养缺乏。粳米则能补脾、养胃、滋养、强壮身体。我们平时应适当食用糙米，粗细结合才能营养均衡。

（7）小麦：味甘，性凉，入心、脾、肾经，具有养心安神、益肾、除热、止渴，治疗心血不足、心悸不安、多呵欠、失眠多梦、体虚、自汗、盗汗、多汗等功效。糖尿病等患者不宜食用。

（8）大麦：味甘，咸，性凉，归脾、胃经，有益气宽中、消渴除热、平胃止渴的功效。大麦适宜滋补虚劳、强脉益肤、充实五脏、消化谷食、止泻、宽肠利水，主治小便淋痛、消化不良、饱闷腹胀、胆固醇高，降低密度脂蛋白。

（9）薏米：味甘，淡，性微寒，无毒，入脾、肺、肾经，具有健脾胃、补肺清热、祛湿、利水渗湿、止泄泻等作用。

薏米适宜关节炎、急慢性肾炎水肿、癌性腹水、面浮肢肿、青年粉刺疙瘩以及其他皮肤不良粗糙者食用。

薏米可作为粮食吃，还可煮粥、煲汤。在夏秋两季和冬瓜煮汤，能够清暑利湿；生薏米煮汤，有利于去湿除风；炒熟食用用于治脾虚泄泻。常吃可以有效地降低胆固醇，预防高血压。

薏米比较难煮熟，因此在煮之前需要用温水浸泡2～3小时。

凡大便燥、因寒转筋、脾虚无湿、在月经期间者不要多吃。

（10）荞麦：味甘，性凉，入脾、胃、大肠经，有健脾益气、开胃宽肠、消食化滞的功效。

荞麦有降低人体血脂和胆固醇、软化血管、保护视力的作用。荞麦中所含的烟酸能促进机体的新陈代谢，增强解毒能力，扩张小血管。

荞麦中的某些黄酮成分还具有抗菌、消炎、止咳平喘、祛痰、降压的作用。因此，荞麦还有"消淡粮食"的美称。

脾胃虚寒者禁用。荞麦不宜多食，否则亦能动风气，令人昏眩。

（11）燕麦：味甘，性平，归肝、脾、胃经，具有益肝和胃、润肠通便的作用。

长期食用燕麦，有利于糖尿病和肥胖病的控制，对于心脑血管疾病患者、肝肾功能不全者、肥胖者、中年人，还有想要减肥的女性更是保健佳品。燕麦还能清理肠道垃圾，降低胆固醇，适宜产妇、婴幼儿、老年人、慢性病人、脂肪肝、糖尿病、浮肿、习惯性便秘者、体虚自汗、多汗、易汗、盗汗、高血压病、高脂血症、动脉硬化者食用。

燕麦营养丰富，但不容易消化，食用燕麦食品要掌握"少量、经常"的原则，每天食用量以40克为宜，小孩或老人还应更少，否则有可能造成胃痉挛或者腹部胀气。老人或者小孩不要在晚餐大量食用燕麦食品，即使食用也应该选择燕麦粥。

虚寒病患者、皮肤过敏、肠道敏感者不适宜吃太多的燕麦，以免引起胀气、胃痛、腹泻。

（12）玉米：味甘，性平，归胃、肺、膀胱经，有健脾益胃、利水渗湿的作用。玉米可用于抗衰老、防止便秘、防止动脉硬化、降糖、通便利尿、开胃、利胆、软化血管、防癌抗癌等。另外，玉米中所含的植物纤维与维生素C不仅能降低胆固醇、防止皮肤病变，还有长寿、美容之功效。

玉米对治疗食欲不振、水肿、尿道感染、糖尿病、胆结石、脾胃气虚、气血不足、营养不良、动脉硬化、高血压、高脂血症、冠心病、肥胖症、脂肪肝、癌症、习惯性便秘、慢性肾炎水肿、维生素A缺乏症等有一定作用。

（13）青稞：性平，凉，味咸，归脾、胃经、大肠经，能补脾养胃、益气止泻、壮筋益力、除湿发汗、下气宽中，是解表和补益药。

青稞是糖尿药病人群、减肥人群、"三高"人群的最佳主食，适合脾胃气虚、倦怠无力、腹泻便溏者食用。多食会致脱发，损颜色。

（14）芝麻（黑、白）：味甘，性平，归肝、脾、肾、肺经，有补益肝肾、养血益精、润肠通便、通乳的功能。芝麻能健胃保肝、促进红细胞生长，适用于肝肾不足所致的头晕耳鸣、腰脚痿软、肌肤干燥、肠燥便秘、妇人乳少、痈疮湿疹、风癫病疡、小儿瘰疬、汤火伤、痔疮等。

黑芝麻是药食两用，具有"补肝肾，滋五脏，益精血，润肠燥"等保健功效，被视为滋补圣品。黑芝麻主治水肿胀满、风毒脚气、黄疸浮肿、风痹痉挛、产后风疼、口噤、痈肿疮毒，可解药毒，还可用于美容、抗衰老、排毒、乌发黑发、改善贫血。

患有慢性肠炎、腹泻的人最好不要食用芝麻。芝麻不能多吃，每天小半勺即可。多吃会导致内分泌紊乱。

（15）芡实：性平，味甘，涩，归脾、肾经，有固肾涩精、补脾止泄、利湿健中的功效。适宜白带多、肾亏、腰脊背酸的妇女，体虚尿多的儿童、小便频数的老人及遗精早泄、慢性腹泻、慢性肠炎者食用。芡实也是婴儿食之不老，老人食之延年的食物。芡实还有提供热能、加强小肠吸收功能、减少癌症发生机会、改善生殖系统循环状况的作用。芡实可改善男性精子少、性冷淡等。

2.豆类

豆类及豆制品含蛋白质很高，一般在20%~40%之间。豆类蛋白质的氨基酸组分接近人体需要，其中谷类食物中较为缺乏的赖氨酸在豆类中含量丰富。我国传统饮食讲究"五谷宜为养，失豆则不良"，意思是说五谷是有营养的，但没有豆子就会失去平衡。

大豆、蚕豆、绿豆、菜豆、扁豆、刀豆等豆类还含有一种能使红血球细胞凝集的蛋白质，称为植物红细胞凝集素。含有凝集素的豆类，在未经加热使之破坏之前食用会引起进食者恶心、呕吐等症状，严重者甚至死亡。因此，豆类在食用前需高温加工。

（1）黑豆：性平，味甘，归心、肝、脾、肾经，具有补肾益阴、健脾利湿、除热解毒、消肿下气、润肺燥、活血、利水、祛风除痹、补血安神、明目健脾、解毒的作用。

黑豆营养丰富，含有蛋白质、脂肪、维生素、微量元素等多种营养成分，同时又具有多种生物活性物质，如黑豆色素、黑豆多糖和异黄酮等，对降胆固醇、补肾益脾、祛痰止喘，治咳嗽、胃胀、便秘有明显疗效。

黑豆适宜脾虚水肿、脚气浮肿、体虚、小儿盗汗、自汗、老人肾虚耳聋、小儿夜间遗尿、妊娠腰痛或腰膝酸软、白带频多、产后中风、四肢麻痹者食用，可治血淋。

（2）大豆：大豆包含黑豆、青豆和黄豆。大豆味甘，性平，入脾、大肠经，具有健脾宽中、润燥消水、清热解毒、益气的功效，主治疳积泻痢、腹胀羸瘦、妊娠中毒、疮痈肿毒、外伤出血等。黄豆还能抗菌消炎，对咽炎、结膜炎、口腔炎、菌痢、肠炎有一定疗效。

大豆中的蛋白质及脂肪也有很高的营养价值，容易被人体吸收。豆渣中的膳食纤维还具有明显的降低血浆胆固醇、调节胃肠功能及胰岛素水平等作用。大豆是更年期妇女、糖尿病和心血管病患者的理想食品。

消化功能不良、慢性消化道疾病及患有严重肝病、肾病、痛风、消化性溃疡、低碘者应禁食。患疮痘者不宜吃黄豆及其制品。婴儿要少喝豆奶。

（3）绿豆：性寒，味甘，入心、胃经，能清热解毒、利尿消肿、消暑除烦、止渴健胃，主治湿热泄泻、水肿腹胀、疮疡、肿毒丹毒、痄腮、痘疹。

平时喝绿豆汤可以消暑止渴，食物中毒后喝能排清体内毒素，绿豆汤对热肿、热渴、热痢、痈疽、痘毒、斑疹等也有一定的疗效。

由于绿豆具有解毒的功效，所以正在吃中药的人也不要多喝，体质虚弱及寒证者、孩子等不宜喝大量绿豆汤。

绿豆不宜煮得过烂，以免使有机酸和维生素遭破坏，从而降低清热解毒的功效。

（4）红小豆：味甘，酸，性平，无毒，入心、小肠、肾、膀胱经，能除热毒、散恶血、消胀满，利小便、通乳、利水除湿、和血排脓、消肿。赤豆煮汁食之，通利力强，消肿通乳作用甚效。久食红小豆会令人黑瘦结燥。阴虚而无湿热者及小便清长者忌食。

3. 薯类

薯类富含碳水化合物、膳食纤维、胡萝卜素、多种维生素以及钾、镁、铜、硒、钙等矿物质，不同种类的薯所含的营养成分略有不同，薯类虽好，但吃法务必正确，否则效果会打折扣，甚至吃出毛病来，包括营养不良、泛酸、胀气等。

吃薯类时要注意以下几点：一是要熟吃。生薯中的淀粉细胞膜未经高温破坏，很难在人体中消化。二是要适量。薯中含一种氧化酶，容易在人的胃肠道里产生大量气体，如吃得过多，会使人腹胀、打嗝、反胃、排气。同时，薯类糖分高，吃多了可产生大量胃酸，出现"烧心"症状，甚至胃酸反流。三是不要空腹吃。空腹进食容易泛酸、烧心。四是搭配主食吃。薯类虽然可做主食，但只能偶尔食之，因为它的脂肪与蛋白质含量不足，长期当成主食会导致营养不良，大病初愈者、孕妇等特殊人群尤其不宜。五是最好安排在中午吃。人吃完红薯后，钙质需要在人体内经过4~5小时的吸收，下午的日光照射正好可以促进皮肤合成维生素D，从而促进钙的吸收，使钙质可在晚餐前全部吸收完毕。糖尿病患者可吃红薯，但要注意"等量替换"原则。一般来说，红薯的含糖量和热量是等量米、面的三分之一，如果打算进食150克红薯，就必须从正餐中减少50克米、面类主食。

（1）白（红、紫）薯：性平，味甘，归脾、胃、大肠经，能补脾益胃，通便，益气生津，润肺滑肠。适宜脾胃气虚、营养不良、产妇、习惯性便秘、便秘、慢性肝肾病、癌症、夜盲症患者食用。

红薯既可作主食又可作副食，营养十分丰富，含有大量的糖、蛋白质、脂肪、各种维生素及矿物质，能防治营养不良，补中益气，对中焦脾胃亏虚、小儿疳积等有益。

红薯中所含的钙和镁，可以预防骨质疏松症，而且红薯还有抗衰老、抑制黑色素产生、预防动脉硬化的作用。

红薯经过蒸煮后，部分淀粉发生变化，与生食相比可增加40%左右的食物纤维，能有效刺激肠道的蠕动，促进排便。

胃溃疡、胃酸过多、糖尿病患者不宜。

（2）土豆（马铃薯）：性平，味甘，归胃、大肠经，有益气健脾、调中和胃的功效。适于脾胃气虚、营养不良者食用。土豆含有大量淀粉以及蛋白质、B族维生素、维生素C等，能促进脾胃的消化功能。

土豆既可作主食又可作副食，能帮助机体及时排泄毒素，防止便秘，预防肠道疾病的发生；还能促进消化道、呼吸道以及关节腔、浆膜腔的润滑，保持血管的弹性，预防动脉粥样硬化。

土豆中钾和钙的平衡对于心肌收缩有显著作用，能防止高血压和保持心肌健康。

发芽或皮变绿、变紫的土豆勿食。

（3）山药：性平，味甘，归脾、肺、肾经，是药食两用的佳品，有健脾补肺、益胃补肾、固肾益精之功效。适宜脾胃虚弱、倦怠无力、食欲不振、久泄久痢、肺气虚燥、痰喘咳嗽、肾气亏耗、腰膝酸软、糖尿病、消渴尿频者食用。

山药中的黏液蛋白，有降低血糖的作用，是糖尿病人的食疗佳品，黏液蛋白、维生素及微量元素还能有效阻止血脂在血管壁的沉淀，预防心血管疾病，有益志安神、延年益寿的功效。便秘者不宜多食。

（4）芋头：性平，味辛，甘，咸，入小肠、胃经，有宽肠通便、解毒、化痰之功效。适宜老年人、乳腺增生、癌症、便秘患者食用。

芋头中富含蛋白质、钙、磷、铁、钾、镁、钠、胡萝卜素、烟酸、维生素

C、B族维生素、皂角甙等多种成分，具有保护牙齿、增进食欲、帮助消化、补中益气、纠正微量元素之效。

芋头还能增强人体的免疫功能，可作为防治癌瘤的常用药膳主食或副食。在癌症手术后放疗、化疗的康复过程中，有辅助治疗的作用。

糖尿病患者不能生食、不宜多食。

（二）蔬菜类

蔬菜是我们餐桌上不可少的一道菜，常言道：三天不吃青，两眼冒金星。这里的"青"就是指各种蔬菜瓜果。蔬菜中含有人体必须的纤维质、维生素、矿物质、微量元素等，多食可提高人体的免疫力。

蔬菜是维生素的最佳来源，含有维生素A和维生素C，颜色越深含量就越多。另外，有一些蔬菜含有丰富的钾、钙、钠、铁等碱性矿物质，不仅能平衡血液中的酸碱值，对小孩生长也十分重要。

蔬菜的种类很多，不同的蔬菜性状不同，功效也不同。

1. 豆类

豆类的品种很多，主要有大豆、蚕豆、绿豆、豌豆、赤豆、黑豆等。之前我们在谷类中主要讲到黑豆、大豆、绿豆等，此部分我们主要阐述豆类蔬菜。

豆类蔬菜主要包括扁豆、刀豆、豌豆、豇豆等，很多人只知道它们含有较多的优质蛋白和不饱和脂肪酸，矿物质和维生素含量也高于其他蔬菜，却不知道它们还具有重要的药用价值。

中医认为，豆类蔬菜的共性是味甘，性平，入脾、胃、肾经，有化湿补脾的功效，对脾胃虚弱的人尤其适合。

豆类多有毒，食用前都须加热煮熟。

（1）刀豆：味甘，性平，微温，无毒，归脾、胃、肾、大肠经，有温中下气、利肠胃、益肾补元的功能。刀豆能补肾，散寒，治肾气虚损、肠胃不和、病后及虚寒性呃逆、呕吐、腹胀、肾虚所致的腰痛等。

刀豆含有尿毒酶、血细胞凝集素、刀豆氨酸等，嫩缨可治疗肝性昏迷和抗癌。刀豆对人体镇静也有很好的作用，可以增强大脑皮质的抑制过程，使人神

志清晰，精力充沛。尤适于气滞呃逆、风温腰痛、小儿疝气等症患者食用。

（2）豆角：别名长角豆、带豆、裙带豆，味甘淡，性微温，归脾、胃经，化湿而不燥烈，健脾而不滞腻，为脾虚湿停常用之品，有调和脏腑、安养精神、益气健脾、消暑化湿和利水消肿的功效。

豆角主治脾虚兼湿、食少便溏、湿浊下注、暑湿伤中、吐泻转筋等症。适宜妇女多白带、皮肤瘙痒、急性肠炎、癌症、食欲不振者食用。

食用生豆角或未炒熟的豆角容易引起中毒。

（3）荷兰豆：味甘，性平，归脾、胃经，有和中下气、益脾和胃、生津止渴、止泻痢、调营卫、利小便、消痈肿、除呃逆、治便秘、解乳石毒之功效，对脚气、心腹胀痛等病症也有一定的作用。

（4）毛豆：毛豆是大豆的一种，味甘，性平，无毒，入脾、大肠经，有健脾宽中、润燥消水、清热解毒、益气、除湿的功效。

毛豆主治疳积泻痢、腹胀羸瘦、妊娠中毒、疮痈、肿毒外伤出血，还可止痛消水肿，除胃热，通瘀血，解药物之毒。毛豆适合脾胃虚弱的老人食用。

毛豆要煮熟或炒熟后再吃。

（5）四季豆：又名菜豆、芸豆、芸扁豆、豆角等。四季豆性甘，淡，微温，归脾、胃经，有调和脏腑、安养精神、益气健脾、消暑化湿和利水消肿的功效。主治脾虚兼湿、食少便溏、湿浊下注、妇女带下过多，还可用于治疗暑湿伤中、吐泻转筋等症。

四季豆化湿而不燥烈，健脾而不滞腻，为脾虚湿停常用之品，四季豆有抗乙肝病毒、降低胆固醇、稳定血压、降低骨折风险、缓解急性肠胃炎的作用，也是很好的"消炎"食材。

为了防止四季豆中毒，食用前一定要将四季豆煮透、煮熟。

（6）油豆角：性平，味甘，归脾、胃经，适宜呕吐、皮肤瘙痒、白带多、食欲不振者食用。

油豆角含有较高的蛋白质，它的氨基酸组成及比例也比较合理，含有人体必须的18种氨基酸，特别是赖氨酸含量较高。此外，油豆角还富含膳食纤维、多种维生素和矿物质。

（7）芸豆：味甘，性平，助十二经脉，能温中下气、益肝健脾和胃、补肾、降糖消渴、利肠胃、止呃逆、镇静。芸豆主治虚寒呃逆、胃寒呕吐、喘咳、神经痛，是一种滋补食疗佳品，也是一种高钾低钠食品，很适合心脏病、动脉硬化、高血脂和忌盐患者食用。女性白带异常、皮肤瘙痒、急性肠炎、消化不良以及由于暑热导致的头痛、头晕恶心、烦燥、口渴欲饮、心腹疼痛者更宜食用。

消化功能不良、有慢性消化道疾病的人应尽量少食。

（8）豇豆：俗称角豆、姜豆、带豆、挂豆角。豇豆性平，微温，味甘、咸，归脾、胃、肾经，能健脾补肾、理中益气、生精髓、止消渴。豇豆有调和脏腑、安神、消暑化湿和利水消肿的功效，主治脾胃虚弱、脾虚兼湿、食少便溏、湿浊下注、妇女白带过多、小便不利、泻痢、吐逆、遗精。豇豆也是糖尿病患者的理想食品。

（9）豌豆：味甘，性平，归脾、胃、大肠经，能益中气、调和脾胃、止泻痢、调营卫、利小便、消痈肿、解乳石毒。对改善脚气、痈肿、乳汁不通、脾胃不适、呃逆呕吐、心腹胀痛、口渴泄痢等症有一定的作用。

豌豆中富含粗纤维，能促进大肠蠕动，保持大便通畅，另外，它还有抗菌消炎、增强新陈代谢、润泽皮肤的疗效。脱肛、慢性腹泻、子宫脱垂等中气不足患者宜食，每次50克。哺乳期女性多吃点豌豆还可增加奶量。

豌豆粒吃多会腹胀，尿路结石、皮肤病和慢性胰腺炎患者不宜食用。糖尿病患者、消化不良者也要慎食。

（10）四棱豆：味甘，性平，富含蛋白质、维生素、多种矿物质，营养价值极高，被人们称作"绿色金子"。四棱豆有利尿消肿、提高免疫力、健脑、安神除烦、明目、养颜护肤、抗衰抗辐射的功效，还能维持钾钠平衡，消除水肿，调低血压，缓冲贫血，提高生育能力，预防流产，改善血液循环。

四棱豆老少皆宜食，素食者和需要补铁的人群最为适合，孕妇、乳母、儿童、青少年宜食。患有尿频的人要适量食用，另外，四棱豆不宜生食。

（11）梅豆：味甘，性平，入脾、胃经，能健脾和中、消暑化湿。主治暑湿吐泻、脾虚呕逆、食少久泄、水停消渴、赤白带下、小儿疳积、脾虚兼湿、食少便溏、湿浊下注、水肿、砒霜中毒、细菌性痢疾。梅豆豆粒中含血细胞凝集素，有血细胞凝集作用。

（12）蛇豆：味甘、苦，性寒，入肺、胃、肝、大肠经，能清热解暑，化

痰，润肺滑肠，清热生津，清湿化痰，利尿降压，杀虫等。主治热病热邪伤津、口干舌燥、烦渴、多饮多尿、消渴、黄疸。

（13）蚕豆：味甘，微辛，性平，归脾、胃、肾经，能补中益气，健脾益胃，清热利湿，止血降压，涩精止带。治中气不足、倦怠少食、脾胃不键、水肿、高血压、咯血、衄血、妇女带下等病症。

老人、学生、脑力工作者、高胆固醇、便秘者适合食用。中焦虚寒、遗传性血红细胞缺陷症、痔疮出血、消化不良、慢性结肠炎、尿毒症等病人不宜进食蚕豆。蚕豆需加热烹制后食用。

（14）青豆：味甘，性平，入脾、肠经，能健脾宽中，润燥消水。治疳积泻痢、腹胀羸瘦、妊娠中毒、疮痈肿毒、外伤出血。

青豆富含不饱和脂肪酸和大豆磷脂，有保持血管弹性、健脑和防止脂肪肝形成的作用，另外，它对前列腺癌、皮肤癌、肠癌、食道癌等都有一定的抑制作用。

2. 根类蔬菜

凡是以肥大的肉质直根为产品的蔬菜都属于根菜类，我国栽培较多的有芜菁、根用芥菜、萝卜、胡萝卜。根类蔬菜的肉质根属于变态器官，具有贮藏养分的功能，根中含有丰富的维生素、碳水化合物以及钙、磷、铁等营养物质，营养丰富，食法多样。

（1）白萝卜：味甘，辛，性凉，入肝、胃、肺、大肠经，能清热生津，凉血止血，下气宽中，消食化滞，开胃健脾，顺气化痰，除疾润肺，解毒生津，利尿通便。主治肺痿、肺热便秘、吐血、气胀、消化不良、痰多、大小便不通畅等，对于促进肠胃蠕动，消除便秘，改善皮肤也有一定作用。白萝卜很适合煮水喝，可以当作饮料，对消化和养胃有很好的作用。

白萝卜与其他食物搭配，也有很多作用，如口腔溃疡，可以捣汁漱口；咳嗽、咳痰，最好切碎蜜煎细细嚼咽；咽喉炎、扁桃体炎、声音嘶哑、失音，可以捣汁与姜汁同服；鼻出血，可以生捣汁和酒少许热服，也可以捣汁滴鼻；咯血，与羊肉、鲫鱼同煮熟食；预防感冒，可煮食；各种泌尿结石、排尿不畅，可切片蜜炙口服；改善浮肿，可与浮小麦煎汤服用。

萝卜宜生食。阴盛偏寒体质者、脾胃虚寒者、胃及十二指肠溃疡、慢性胃炎、单纯甲状腺肿、先兆流产、子宫脱垂等患者少食。

（2）胡萝卜：性平，味甘，入肺、脾经，能健脾和胃，补肝明目，清热解毒，壮阳补肾，安五脏，治疗消化不良、久痢、咳嗽痰多、夜盲症、透疹、腹胀、腹泻、食欲不振、视物不明等有较好疗效，故被誉为"东方小人参"。用油炒熟后吃，在人体内可转化为维生素A，提高机体免疫力。

胡萝卜生吃养血，熟吃补身，用油爆炒是最好的食用方式。胡萝卜适于气虚、阳虚、气郁、血瘀体质食用。湿热体质不宜食用。

（3）心里美：性凉，味辛、甘，入肺、胃经，常吃可降低血脂、软化血管、稳定血压，预防冠心病、动脉硬化、胆石症等。心里美萝卜汁液中有花青素，可消积滞，化痰清热，下气宽中，解毒，主治食积胀满、痰嗽失音、吐血、衄血、消渴、痢疾、偏头痛。

脾虚泄泻者慎食或少食。阴盛偏寒体质者、脾胃虚寒者等不宜多食。胃及十二指肠溃疡、慢性胃炎、单纯甲状腺肿、先兆流产、子宫脱垂等患者忌食。

（4）甜菜根：味甘，性平，微凉，入脾、肝经，能健胃消食，止咳化痰，顺气，利尿，消热解毒。

甜菜根很容易消化，有助于提高食欲，还能缓解头痛，预防感冒、贫血，另外，它对于祛脂降压、养肝、解气消胀、补血益气、提高免疫力、治疗头痛头晕也有一定疗效。

（5）芥菜头：味辛，性温，入肺、胃，兼入肾经，能宣肺豁痰，温中利气。治寒饮内盛、咳嗽痰滞、胸膈满闷，还可除肾邪气、利九窍、明耳目、宽肠通便、安中、通肺开胃、利气豁痰。芥菜还有提神醒脑，解除疲劳，辅助治疗感染性疾病的作用。腌制后的芥菜还能增进食欲，帮助消化。

热性咳嗽患者、疮疖、目疾、痔疮、便血及内热偏盛者不宜食芥菜。高血压、血管硬化者应少食。

（6）荸荠：性甘，味寒，入肺、胃经，能清热解毒、凉血生津、利尿通便、化湿祛痰、消食除胀，可治疗黄疸、痢疾、小儿麻痹、便秘、目赤、咽喉肿痛、小便赤热短少、外感风寒等疾病。

荸荠对降低血压，促进牙齿骨骼发育及糖、脂肪、蛋白质三大物质代谢有一定效果，还有防癌、抑菌的作用。荸荠适于儿童食用。虚寒及血虚者慎服。

（7）凉薯：性平，微凉，味甘，归肺、脾、肾经，能清热祛火，养阴生津。主治阴虚发热、经行发热、失眠潮热、产后发热、更年期肥胖、顽固性失眠、发热伴关节肿痛、发热出血。

凉薯可生吃或榨汁饮用，可治疗因感冒出现的发热、烦渴、咽喉疼痛或阴血亏虚引起的烦热、潮热、盗汗等。凉薯还有降低血压、血脂等功效。适合气郁体质、特禀体质、阳虚体质、瘀血体质食用。

凉薯性质寒凉，体质偏寒、受凉腹泻、脾胃虚寒、大便溏薄者及糖尿病患者不宜食用；寒性痛经以及女子月经期间也不宜食用。

（8）藕：生味甘，性凉，熟甘，温，入心、脾、胃、肝经，能清热生津、凉血止血、散瘀血、补脾开胃、止泻、益胃健脾、养血补益。主治肺热咳嗽、烦躁口渴、脾虚泄泻、食欲不振及各种血证。藕主补中焦，可养神、益气力、补中养神、交心肾、厚肠胃、固精气、强筋骨、补虚损、利耳目，并除寒湿，止脾泄久痢，女子非经期出血过多等症。常服轻身耐老，延年益寿。

藕对于肝病、便秘、糖尿病等虚弱之症及瘀血、吐血、衄血、尿血、便血的人与产妇十分有益。生食过多，微动气。捣碎和米煮粥食之，使人强健。大便燥涩者忌食。藕性偏凉，产妇不宜过早食用，一般产后1~2周吃藕以逐瘀。

（9）姜：味辛，性微温，入脾、胃、肺经，能开胃止呕，化痰止咳，发汗解表。长于发散风寒，又能温中止呕、解毒，常用于治疗外感风寒及胃寒呕、脾胃虚寒、食欲减退、恶心呕吐风寒或寒痰咳嗽、感冒风寒、恶风发热、鼻塞头痛。生姜是助阳之品，素有"男子不可百日无姜"之语。

阴虚内热、邪热亢盛、高血压者可少食，患痔疮者忌用。久服积热，损阴伤目，午后不可多食。

干姜性热，辛烈之性较强，长于温中回阳，兼能温肺化饮，常用于治疗中焦虚寒、阳衰欲脱与寒饮犯肺喘咳等。适宜体质偏寒、伤风感冒、寒性痛经、晕车晕船者食用。

（10）洋姜：味甘，微苦，性凉，入脾、肾经，能止血凉血，降糖消渴，利水除湿，益胃和中，消肿。主治肠热出血、跌打损伤，根茎捣烂外敷治无名肿毒、腮腺炎。适宜糖尿病患者食用。

（11）魔芋：味辛，性温，有毒，可活血化瘀，解毒消肿，宽肠通便，化痰软坚。治瘰疬痰核、损伤瘀肿、便秘腹痛、咽喉肿痛、牙龈痛，可降血压、降血糖。魔芋还有补钙、平衡盐分、洁胃整肠、排毒等作用。

生魔芋有毒，必须煎煮3小时以上才可食用。

（12）苤蓝：味甘，辛，性凉，归大肠、膀胱经，能利水消肿，止咳化痰，清神明目，解毒，止痛生肌。治胃溃疡、糖尿病、小便淋浊、大便下血、肿毒、脑漏。苤蓝还可宽肠通便，排除毒素，促进胃与十二指肠溃疡的愈合，增强免疫力等。

耗气损血，病后及患疮者忌食苤蓝。

（13）紫菜头：味甘，性平，入心、肺、脾经，能补血益气，益肝健脾和胃。适宜肝硬化、性肾损害、胃溃疡、老年人肝硬化、心悸伴消瘦、腹泻、烧伤后恶心呕吐、缺铁性贫血者食用。

紫菜头富含糖分，糖尿病患者、肥胖者慎食。

（14）百合：味甘，微苦，性微寒，归心、肺经，能养阴润肺、清心安神。治阴虚久咳、痰中带血、余热未清、情志不遂所致的虚烦惊悸、失眠多梦、精神恍惚；痈肿、湿疮。

风寒咳嗽及中寒便溏者忌服。

（15）马兰头：味辛，性凉，归肝、胃、肺经，能凉血止血，清热利湿，解毒消肿。治吐血、流鼻血、崩漏、紫癜、创伤出血、黄疸、泻痢、水肿、淋浊、感冒咳嗽、咽痛喉痹、痈肿痔疮。

（16）牛蒡：味苦，性寒，无毒，归肺、心经，能疏风散热、解毒消肿。治风热、肿毒、风毒面肿、头晕、咽喉热肿、齿肿痛、咳嗽、消渴、痈疽疮疥。

牛蒡是蔬菜也是中药，外用治头面风毒赤肿、热毒牙痛、齿龈肿痛、痈疽恶疮、痔疮、风湿痹痛、肢节拘挛等。

食用时须先蒸或煮熟。

（17）芥菜：性温，味辛，归肺、胃经，能宣肺豁痰，利气温中，解毒消肿，开胃消食，明目利膈，下气消食，利尿除湿。治咳嗽痰滞、胸隔满闷、疮痈肿痛、耳目失聪、牙龈肿烂、寒腹痛、便秘等病症。

热性咳嗽、疮疖、目疾、痔疮、便血及内热偏盛者不宜食。高血压、血管硬化者应少食。

（18）蒜：性温，味（生）辛、（熟）甘，入脾、胃、肺经，能行气消积，温中健胃，消食理气，解毒杀虫，消肿止痛，止泻止痢，还能温脾暖胃。治痛疽肿毒、痢疾、泄泻、肺痨、顿咳、饮食积滞、脘腹冷痛、水肿胀满。

蒜可用于治疗感冒、菌痢、阿米巴痢疾、肠炎、饮食积滞、痈肿疮疡，还可强力杀菌，治肿瘤和癌症，排毒清肠，预防肠胃疾病，保持旺盛精力，治疗阳痿，改善糖代谢，抗过敏。

阴虚火旺者，肺胃有热、肝肾有火、气虚血弱之人，以及目疾、口齿、喉、痧痘、疮疟血证、病后之人均忌食。

（19）洋葱头：味甘，微辛，性温，入肝、脾、胃、肺经，能理气和胃，发散风寒，温中通阳，消食化肉，提神健体，散瘀解毒，还具有杀虫除湿，温中散寒，化瘀通络，利尿祛痰及降血压、消血脂等功效。适用于腹中冷痛、宿食不消、食欲不振、创伤溃疡、伤风感冒、滴虫性阴道炎，并且有一定的抗癌作用。

洋葱头特别适宜高血压、高血脂、动脉硬化等心血管疾病、糖尿病、癌症、急慢性肠炎、痢疾患者以及消化不良者食用。

洋葱一次不宜食用过多，否则容易引起目糊和发热。同时有皮肤瘙痒疾病、眼疾以及胃病、肺胃发炎者少吃。此外洋葱辛温，热病患者应慎食，眼病患者忌食。

（20）菱荚：味甘，涩，性凉，入胃、肠经，能补脾益气，强股膝，健力益气，利尿通乳，止消渴，解酒毒，是减肥的辅助食品。主治疮毒、赘疣，民间用于治食道癌、胃癌。菱荚可缓解皮肤病，辅助治疗小儿头疮、头面黄水疮、皮肤赘疣等多种皮肤病。

3. 茎叶类

（1）豌豆苗：味甘，性平，归脾、胃经，能益中气，止泻痢，调营卫，利小便，消痈肿，消炎止痛，解乳石毒，助消化，抗坏血酸。治脚气、痈肿、乳汁不通、脾胃不适、呃逆呕吐、心腹胀痛、口渴泄痢。

豆苗和猪肉同食，对预防糖尿病有较好的作用。适宜有压痛、腹痛伴腹泻、习惯性腹泻、排尿不畅、小便不易排空者食用。

（2）黄豆芽：味甘，性凉，入脾、大肠经，能清热利湿，清热明目，补气养血，消肿除痹，祛黑痣，治疣赘，润肌肤，防止牙龈出血，防心血管硬化及降低胆固醇。对脾胃湿热、大便秘结、寻常疣、高血脂有食疗作用。

常吃黄豆芽对青少年生长发育、预防贫血、健脑、抗疲劳、抗癌有一定效果。孕妇多食对缓解妊娠高血压和产后便秘有一定作用，高血压、矽肺、肥胖症、便秘、痔疮、癌症及癫痫患者宜食用。黄豆芽性寒，慢性腹泻及脾胃虚寒者不宜食用。

（3）绿豆芽：味甘，性寒，凉，入胃、心、三焦经，能清暑解热，通经脉，解诸毒，补肾，利尿，消肿，滋阴壮阳，调五脏，美肌肤，利湿热，降血脂，软化血管。主治暑热烦渴、酒毒、小便不利、目翳。除湿作用较绿豆弱。体质虚弱的人不宜多吃绿豆芽。

（4）蒜苗、蒜苔：性温，味辛，入脾、胃、肺经，能温中下气，补虚，调和脏腑，祛寒散肿痛，健脾胃，醒脾气，消谷食，行滞气，暖脾胃，解毒。治饮食积滞、脘腹冷痛、水肿胀满、泄泻、痢疾、疟疾、百日咳、痈疽肿毒、白秃癣疮、蛇虫咬伤。蒜苗对于心脑血管有一定的保护作用，也可预防癌症。

肝细胞受损和癌症患者宜多食。消化功能不佳和眼病患者慎食。

（5）蒜黄：蒜黄是大蒜的幼苗，有祛脂降压、消食、解气消胀、提高免疫力、治头痛头晕、抑癌抗瘤、杀菌、降低血脂、抗衰抗辐射的功效。

消化不佳及有肝病的人宜少吃。过量食用会影响视力。

（6）大葱：葱白味辛，性平，葱叶味辛，性温，根须、汁无毒，入肺、胃经，能壮阳补阴，利肺，发汗解表，通乳止血，定痛疗伤。治痢疾、腹痛、关节炎、便秘等症。葱有调味、发汗抑菌、舒张血管、降胆固醇、防癌的作用，可用于治疗风寒感冒、恶寒发热、头痛鼻塞、阴寒腹痛、痢疾泄泻、乳汁不通、二便不利等症状。患有胃肠道疾病，特别是溃疡病者不宜多食，有腋臭的人在夏季应慎食，眼疾患者、表虚、多汗者忌食。过多食用葱还会损伤视力。

（7）小葱：其性味与大葱同，同样有解热、祛痰、抗菌、抗病毒、促进消化吸收的作用。小葱还可刺激身体汗腺，达到发汗散热的作用，辛辣味可以刺激脾胃，促进消化吸收，另外，它还能防癌抗癌。

（8）韭菜：味甘，辛，性温，无毒，入肝、肾、大肠经，能温中行气，散瘀解毒，益肝健胃，润肠通便。叶味甘，辛，咸，补肝肾，暖腰膝，壮阳固精，理气降逆。种子等可入药，具有补肾、健胃提神、止汗固涩等功效。

韭菜的辛香气味能散瘀活血，行气导滞，有助于疏调肝气，增进食欲，增强消化功能。韭菜含有大量维生素和粗纤维，能增进胃肠蠕动，治疗便秘，预防肠癌。

阴虚火旺者及患疮疡目疾者忌食。

（9）韭黄：根味辛，性温，入肝、胃、肾经，与韭菜作用相同，能温中开胃，行气活血，补肾助阳，散瘀解毒。治阳痿、早泄遗精、多尿、腹中冷痛、胃中虚热、泄泻、白浊、腰膝隐痛和产后出血等症。

（10）芥蓝：味甘，辛，性凉，归肺经，能解毒利咽，顺气化痰，利水，清心明目等。治风热感冒、咽喉痛、气喘。

芥蓝还能防止便秘，增进食欲，助消化，降低胆固醇，软化血管，预防心脏病等。芥蓝有耗人真气的副作用，会抑制性激素的分泌。

（11）香菜：味辛、甘，性温，归肺、脾、胃经，能健胃消食，发汗透疹，利尿通便，驱风解毒，消食下气，醒脾和中。

香菜中维生素C的含量比普通蔬菜高得多，所含的胡萝卜素要比西红柿、菜豆、黄瓜等高出10倍多。

（12）香椿：性平，凉，味苦，入肺、胃、大肠经，能清热除火，利尿消肿，壮阳固精，消炎，止血止痛，行气理血，健脾胃，明目，养颜护肤，抗衰。可用于久泻久痢、痔便血、崩漏带下等病症。

凡肾阳虚衰、腰膝冷痛、遗精阳痿、脱发者宜食之。香椿还有"助孕素"的美称。但香椿为发物，多食易诱使痼疾复发，慢性疾病患者应少食或不食。

（13）春笋：味甘，性微寒，归胃、肺经，能利九窍，通血脉，化痰涎，消食胀，清热化痰，益气和胃。适用于浮肿、腹水、脚气足肿、肾炎浮肿、喘咳、糖尿病、消渴烦热等症。常食春笋有助消化、防止便秘。

胃及十二指肠溃疡、胃出血、肝硬化、食道静脉曲张、慢性肠炎、尿道结石、肾结石、脾胃虚弱者不宜多吃。15岁以前的儿童也不宜多吃。

食用前要先用淡盐水将春笋煮5～10分钟。

（14）蒿子杆：又名茼蒿，味苦，辛，性寒，归肝、胆、大肠经。根、茎、子、叶并入药用。茼蒿能调节体内水液代谢，通利小便，消除水肿，清热解暑，消食开胃，通便利肺、清血养心、润肺化痰，还有降血压、补脑、调胃健脾等效用。产后血虚、饮食停滞泄泻者、胃虚者者禁用。

（15）茴香苗：性温，味辛，归肝、肾、脾、胃经，能温肝肾，暖胃气，助阳道。用于治疗脘腹胀满作痛、中焦有寒、食欲减退、脾胃气滞、寒疝腹痛、睾丸偏坠、妇女痛经、食少吐泻、恶心呕吐、睾丸肿痛等症。

适合脾胃虚寒、肠绞痛、痛经、白细胞减少者食用。阴虚火旺、实热、虚火者不宜。多食茴香会损视力。

（16）莴笋：味甘，苦，性凉，入肠、胃经，能利五脏，通经脉，清胃热。莴笋可促进排尿和乳汁分泌，治疗便秘，改善消化系统和肝脏功能，还有助于抵御风湿性疾病和痛风。

一般人不宜过量或经常食用莴笋。寒性体质、痛风、泌尿道结石、眼疾患者忌食。

（17）竹笋：味甘，性微寒，归胃、肺经，能滋阴凉血，和中润肠，清热化痰、利膈爽胃，利尿通便，养肝明目，消食，还可开胃健脾，消油腻，解酒毒。治食欲不振、胃口不开、脘痞胸闷、大便秘结、形体肥胖、酒醉恶心等病症。

（18）茭白：味甘，性寒，归肝、脾、肺经，能解热毒，除烦渴，利二便。医用茭白清湿热，解毒，催乳汁，其中的豆甾醇还能使皮肤润滑细腻。

茭白既能利尿祛水，辅助治疗四肢浮肿、小便不利等症，又能清暑解烦而止渴，夏季食用尤为适宜。

（19）芦笋：味甘，性寒，归肺、胃经，能润肺镇咳，清热解毒，生津利水。芦笋具有调节机体代谢，提高身体免疫力的功效，对高血压、心脏病、白血病、血癌、水肿、膀胱炎等的预防和治疗有一定作用。

高血压、高血脂、癌症、动脉硬化患者宜食用，也是体质虚弱、气血不足、营养不良、贫血、肥胖、习惯性便秘、肝功能不全、肾炎水肿、尿路结石者的首选。

痛风和糖尿病患者不宜多食。

（20）蕨菜：味甘，性寒，有毒，归大肠、膀胱经，能清热，健胃，滑肠降气，驱风化痰，解毒利尿，还可缓解头晕、失眠。

蕨菜具有下气通便、清肠排毒、杀菌消炎之功效，它的某些有效成分还能扩张血管，降低血压。

脾胃虚寒者慎用，常人也不宜多食。

（21）海带：味苦，咸，性寒，无毒，入肝、胃、肾、肺经，可软坚化痰，祛湿止痒，清热行水。用于治疗甲状腺肿、噎膈、疝气、睾丸肿痛、带下、水肿、脚气等。

海带可降血压，促进胆固醇排泄，预防心血管疾病，抗衰老，防癌，也是糖尿病人及肥胖者的首选食物。海带适宜缺碘、甲状腺肿大、高血压、高血脂、冠心病、糖尿病、动脉硬化、骨质疏松、营养不良性贫血以及头发稀疏者食用。

脾胃寒的人、甲亢中碘过盛型的病人要忌食。孕妇与乳母不可过量食用海带。

（22）紫菜：味甘，咸，性凉，入肺经，能软坚散结，清热化痰，利尿，清热补肾，养心。用于治疗甲状腺肿、水肿、慢性支气管炎、咳嗽、淋病、脚气、高血压、瘿瘤、瘰疬、烦热不安、小便不利等症。

消化不良、素体脾虚者少食。腹泻、腹痛、便溏、脾胃虚寒者忌食。

（23）雪里红：性温（凉），味甘，辛，入肝、胃、肺、肾经，能解毒消肿，开胃消食，温中利气，明目利膈，利尿止泻，祛风散血。用于治疗疮痈肿痛、胸隔满闷、咳嗽痰多、耳目失聪、牙龈肿烂、便秘、小便不利、痢疾、咳血、喉痛声哑、漆疮瘙痒、跌打损伤、关节疼痛等病症。另外，雪里红还有排铅之功效。

适宜老人食用。

（24）海白菜：味咸，性寒，入肝、脾、肾经，能清热解毒，消暑解热，利水降压。用于治疗中暑、颈淋巴结肿、疮疖、小便不利、水肿、高血压等。

海白菜含有的褐藻胶和硒元素，可降低乳腺癌、冠心病、心脏病的发病风险，另外，它还有一定降低胆固醇的作用。

（25）扫帚苗：味甘，苦，性寒，无毒，入肾、膀胱二经，能利小便，清湿热，除虚热。治膀胱热、小便不利、淋病、湿热带下、风疹、疮毒、疝气、阴部湿痒、头目肿痛、腰疼肋痛。

（26）榆钱：性平，味辛，甘，归心、脾、肺经，能健脾安神，清心降火，止咳化痰。治治失眠、食欲不振、带下、小便不利、水肿、小儿疳热赢瘦、烫伤、疮癣。

榆钱中还含有大量的无机盐，可健脾和胃，治食欲不振，另外，榆钱中的钙、磷有清热安神之效，可治疗神经衰弱、失眠。

4. 菌类

（1）草菇：味甘，微咸，性寒，无毒，归肝、胃经，有清热解暑、补益气血、降压的作用，还能消食祛热，补脾益气，滋阴壮阳，增加乳汁，防止坏血病，促进创伤愈合，护肝健胃，增强人体免疫力，是优良的食药兼用型的营养保健食物，也是糖尿病患者适宜的食品。胃病、体质虚弱、营养不良、神经衰弱、心血管疾病、癌症，尤其是食道癌、贲门癌、胃癌患者宜食。

平素脾胃虚寒之人忌食。无论鲜品还是干品都不宜浸泡过长时间。

（2）香菇：味甘，性平，凉，归胃经，能补肝肾，健脾胃，益气血，益智安神，美容颜，还可化痰理气，益胃和中，解毒，抗肿瘤，祛脂降压。主治食欲不振、体弱、小便失禁、肥胖、肿瘤疮疡等。

香菇含有多种维生素、蛋白质、矿物质，对促进人体新陈代谢、提高机体适应能力有很大作用，还对糖尿病、肺结核、传染性肝炎、神经炎等有一定治疗作用，又可用于治疗消化不良、便秘等。

（3）猴头菇：味甘，性平，归脾、胃、心经，能补脾益气，健脾开胃，安神益智，助消化，利五脏，抗癌，益肾精。用于治疗食积不消、脘腹胀痛、脾虚食少、失眠多梦、食少便溏、胃及十二指肠溃疡、浅表性胃炎、神经衰弱、食道癌、胃癌、眩晕、阳痿等病症。

心血管疾病、低免疫力及高脑力人群、胃肠病患者宜食用猴头菇。

（4）金针菇：性寒，味甘，咸，归肝、胃经，能补肝，益肠胃，抗癌，主治肝病、胃肠道炎症、溃疡、肿瘤等病症。金针菇含锌、钙、低钠，用于祛脂降压，消食，健脑，消炎止痛，抑癌抗瘤。

鲜金针菇适合气血不足、营养不良的老人、儿童、癌症患者、肝脏病及胃、肠道溃疡、心脑血管疾病患者食用。

脾胃虚寒、慢性腹泻的人应少吃，关节炎、红斑狼疮患者也要慎食。

（5）平菇：性平，味甘，能补虚，改善人体新陈代谢，增强体质，调节植物神经，补脾除湿，缓和拘挛。有追风散寒、舒筋活络的作用，可治腰腿疼痛、手足麻木、经络不适等症。对肝炎、慢性胃炎、胃及十二指溃疡、软骨病、高血压、降低血胆固醇和防治尿道结石有一定效果，对女性更年期综合症也可起到调理作用。

气郁体质、特禀体质不宜食。

（6）黑木耳：味甘，性平，无毒，入胃、肝、大肠经，能补气血，止血，润肺益胃，润燥利肠，舒筋活络。治血虚气亏、四肢抽搐、肺虚咳嗽、吐血、产后虚弱、白带过多、崩漏、血痢、肠风痔血、便秘和跌打损伤等症。黑木耳有降血糖、降血脂、抑制血小板聚集、抗血栓、提高机体免疫力、抗衰老的作用，对改善心肌缺氧、抗溃疡、抗放射也有一定作用。

黑木耳还可美容、润泽皮肤毛发，促进肠蠕动及脂肪排泄，利于减肥。

（7）银耳：味甘，淡，性平，归肺、胃、肾经，富含天然植物胶质，能补脾开胃，益气清肠，滋阴润肺，生津养胃，补肺益气，强精补肾，润肠，强心壮身，补脑提神，美容嫩肤，延年益寿。用于治疗虚劳咳嗽、痰中带血、津少口渴、病后体虚、气短乏力。银耳能增强人体免疫力，提高肝脏解毒能力，保护肝脏。适宜阴虚火旺不受参茸等温热滋补的病人。

外感风寒、糖尿病患者慎食。

5. 花叶类

花叶类蔬菜有清热除火、生津止渴、利尿消肿、健脾和胃、养阴补虚的功效。

（1）菜花（白）：性凉，味甘，归胃、肝、肺经，具有生津止渴、益气健胃、助消化、增食欲、补虚强身的功效。用于治疗食欲不振、吐泻乏力等症，也可防治佝偻病。

菜花富含类黄酮，可减少心脏病与中风的危险，还可用于抗癌防癌、清化血管、肝脏解毒。

少年儿童食用可增强抵抗力，促进生长发育。癌症患者及肥胖者宜食。

（2）西兰花（绿）：性凉，味甘，归胃、肝、肺经，可补肾填精，健脑壮骨，补脾和胃，清热解渴，抗衰老，降血压、血脂，减肥，促进肠胃蠕动，提高记忆力，丰胸美肤。

西兰花中的营养成分十分全面，尤其是在防治胃癌、乳腺癌方面效果尤佳。西兰花中的维生素C含量极高，有利于人的生长发育，还能提高人体免疫力，促进肝脏解毒。

（3）大白菜：性平，微寒，味甘，无毒，入大肠、胃经，能通利肠胃，益胃生津，利小便，为清凉降泄兼补益良品。主治肺及胃热、咽干、心烦口渴、头痛、丹毒、痔疮出血、感冒、发烧口渴、支气管炎、咳嗽、食积、便秘、冻疮等。

白菜中含有的纤维素可增强肠胃的蠕动，帮助消化和排泄，防止多种胃病的发生，另外，白菜也可减轻心脏负担，防癌，减肥。各种人均适合食用。

（4）酸白菜：性平，味甘，无毒，入大肠、胃经。酸白菜除了具有大白菜的功效外，富含维生素、钙、磷，还能为人体提供充足的营养，预防动脉硬化，对骨质疏松也有辅助治疗的作用。

头晕、乏力、易倦、耳鸣、眼花、皮肤黏膜及指甲颜色苍白、体力活动后感觉气促、骨质疏松、心悸之人宜食。

酸白菜应在腌制30日后食用，并且不宜多吃。

（5）小白菜：性平，味甘，能和中养胃，通肠利胃，行气祛瘀，消肿散结等。用于治疗肺热咳嗽、身热、口渴、胸闷、心烦、食少便秘、腹胀、丹毒、漆疮等。

小白菜能促进骨骼发育，加速人体新陈代谢，增强机体造血功能，还能缓解精神紧张及利于荨麻疹消退。脾胃虚寒、大便溏薄者不宜多食。

（6）奶白菜：味甘，性微寒，能清热解毒，通利肠胃，清热除火，提高免疫力，明目，健脾和胃，润肠，壮骨，养颜护肤，养阴补虚，抗衰抗辐射。

（7）娃娃菜：性微寒，味甘，无毒，具有养胃生津、除烦解渴、利尿通便、清热解毒之功效。娃娃菜与大白菜类似，但钾含量高于大白菜。

常吃娃娃菜还有助于胃肠蠕动，促进排便，秋冬季节多吃还有解燥利尿的作用。娃娃菜叶酸含量很大，孕妇宜多吃。

（8）圆白菜：又称卷心菜，性平，味甘，归脾、胃经，可补骨髓，润脏腑，益心力，壮筋骨，祛结气，清热止痛。治睡眠不佳、多梦易睡、耳目不聪、关节屈伸不利、胃脘疼痛等。圆白菜中维生素C的含量高，同时还含有叶酸。

孕妇及贫血患者应多吃些卷心菜。卷心菜是重要的美容品，也是糖尿病和肥胖患者的理想食物。

皮肤瘙痒、眼部充血者忌食。脾胃虚寒泄泻者不宜多食。

（9）菜心：性微寒，味辛，常食能除烦解渴，利尿通便，清热解毒，也有散血消肿的疗效。菜心可调理肠胃，解暑，健脾养脾，减肥，降血脂，降血糖，降胆固醇。妊娠中及产后妇女宜食。

（10）牛皮菜：味甘，性凉，无毒，入肺、脾经，能清热解毒，行瘀止血，清热凉血。治麻疹透发不快、热毒下痢、经闭、痈肿。多食则寒冷生湿。

（11）菠菜：味甘，性凉，入肠、胃、肺经，能滋阴平肝，止咳，润肠，养血止血，敛阴润燥。

痔疮、便血、习惯性便秘、坏血病、高血压病、贫血、糖尿病、夜盲症患者及皮肤粗糙、过敏、松弛者适宜食。

尿路结石、肠胃虚寒、大便溏薄、肾功能虚弱、肾炎和肾结石等患者不宜多食或忌食。

（12）萝卜缨：味辛，甘，苦，性平，温，入脾、胃、肺经，能消食理气，化痰止咳，清肺利咽，散瘀消肿。主治食积气滞、胃痛、脘腹痞满、吐酸、呃逆、泄泻、痢疾、咽喉肿痛、咳痰、音哑、妇女乳房肿痛、乳汁不通、男女痔疮、肛门瘙痒、阴部湿疹、咳嗽。

体质虚弱、脾胃虚寒之人忌食。

（13）苦菜：味苦，性寒，入心、脾、胃、大肠经，能清热凉血，止痢解毒，明目，和胃，止咳。治痢疾、黄疸、血淋、痔瘘、疔肿、咳嗽、支气管炎、疳积。可用于防治宫颈癌、直肠癌、肛门癌。脾胃虚寒者忌食。

（14）木耳菜：味甘，酸，性寒，归心、肝、脾、大肠、小肠经，能清热解毒，滑肠润燥，凉血，生肌，治便秘、痢疾、疔肿、皮肤炎症。

常食木耳菜有健脑、降压、补骨、增智、强身、健体之功效。高血压、肝病、便秘患者可以多食，老年人宜食。

（15）生菜：味苦，甘，性凉，入心、肝、脾经，能清热爽神，清肝利胆，养胃。因生菜茎叶中含有莴苣素，具有镇痛催眠、降低胆固醇等功效，另外，生菜还能利尿，促进血液循环，提高人体免疫力，生菜中含有甘露醇，可抑制癌细胞，保护视力，减肥。

生菜性凉，故尿频、胃寒之人应慎食。

（16）芹菜：味辛，微甘，性凉，归肺、肝、胃、大肠经，能平肝清热，祛风利湿，除烦消肿，凉血止血，解毒宣肺，健胃利血，清肠利便，润肺止咳，健脑镇静。入药煎饮服或捣汁外敷可辅助治疗早期高血压、高血脂、支气管炎、肺结核咳嗽、头痛、失眠、经血过多、功能性子宫出血、小便不利、肺胃积热、小儿麻疹、痄腮等症。

脾胃虚寒、肠滑不固、血压偏低者及婚育期男士慎食。

（17）紫苋菜：味微苦，甘，性凉，入肺、大肠、膀胱、肝经，能补气，清热，明目，利大小肠，且对牙齿和骨骼的生长起到促进作用，并能维持正常的心肌活动，防止肌肉痉挛。紫苋菜还具有促进凝血、增加血红蛋白含量并提高携氧能力、促进造血等功能，也可以减肥清身，促进排毒，防止便秘。脾虚易泻或便溏者慎服。

（18）马齿苋：性寒，味甘，酸，入心、肝、脾、大肠经，能清热利湿，解毒消肿，消炎，止渴，利尿，散血消肿。治热痢脓血、肠炎、痢疾、尿道炎、湿疹皮炎、赤白带下、痈肿、疮疖、乳痈、痔疮出血、肺结核等症。孕妇、脾胃虚寒、腹部受寒引起腹泻者不宜食。

（19）空心菜：性寒，味甘，归肝、心、大肠、小肠经，可清热凉血，利尿，润肠通便，清热解毒，利湿止血。用于治疗血热所致的咳血、吐血、痔疮、尿血、便秘、便血、小便不利以及疮肿、湿疹、妇女湿热带下。适宜糖尿病、高血压患者食用。脾胃虚寒、低血压患者慎食。

（20）莼菜：味甘，性凉，入脾、肝经，能清热，利尿消肿，解毒，可治热痢、痈肿等症。有消渴、温脾、下气、止呕、益胆、厚肠、解百药之毒的功效。莼菜的分泌物还可防治胃癌、前列腺癌。

（21）豆瓣菜：味甘，微苦，性寒，入肺、膀胱经，能温肺，调经，清燥润肺，化痰止咳，利尿。用于治疗痛经、小儿咳嗽、喉痒咳嗽、咳嗽伴胸痛、瘀血性痛经、口干咽痛、烦躁胸闷、肺热咳嗽、肺燥咳嗽、咽干口燥、肠燥便秘等症。

豆瓣菜是益脑、健身的保健蔬菜。妇女及寒性咳嗽者不宜食用。

（22）苦苣：味苦，性寒，无毒，入心、脾、胃、大肠经，能清热凉血，止血解毒，明目和胃，止咳，消肿，排脓。治痢疾、咳嗽、支气管炎、肠炎、咽喉肿痛、吐血、尿血、便血、崩漏。

常食可防治贫血，消暑保健，清热解毒，杀菌消炎。尤其是糖尿病患者宜食，脾胃虚寒者忌之。

（23）鸡毛菜：味咸，性寒，归肺经，有清热泻火、软坚化痰、行气祛瘀、消肿散结、通利胃肠、清洗血液、防止血栓的作用。治大便干结、心脏病、糖尿病、胃病、肝病、风湿、咳嗽、血管闭塞、腰痛、痔疮等。适用于肺热咳嗽、身热口渴、胸闷心烦、腹胀等症。脾胃虚寒、大便溏薄者不宜多食。

（24）油菜：性凉，味甘，入肝、脾、肺经，能活血化瘀，解毒消肿，宽肠通便，强身健体。治游风丹毒、手足疖肿、乳痈、习惯性便秘、老年人缺钙等。

油菜富含维生素C，常食油菜可降低血脂、解毒消肿、宽肠通便、美容保健。特别适宜口腔溃疡、口角湿白、齿龈出血、牙齿松动、瘀血腹痛、癌症患者食用。痧痘、孕早期妇女、目疾患者、小儿麻疹后期、疥疮、狐臭等患者要少食。

（25）油麦菜：味苦，性寒，入心、脾、肺经，能清热凉血，解毒，清燥润肺、化痰止咳，降低胆固醇，提高免疫力。油麦菜营养丰富，适于痰湿阻肺、痰热咳嗽、痰积、慢性咳嗽等疾病。常食能促进血液循环，有助于睡眠，减肥，易倦、耳鸣眼花、指甲颜色苍白、骨质疏松、心悸、咳嗽者宜食。

（26）荷叶：味苦，辛，微涩，性寒，凉，归心、肝、脾、胃经，有清热解暑、健脾升阳、升发清阳、凉血止血的功效。用于治疗暑热烦渴、暑湿泄泻、脾虚泄泻、血热吐衄、便血崩漏、产后血晕及各种出血症。

体瘦气血虚弱者慎服，上焦邪盛，治宜清降者忌食。

（27）芦荟：味苦，性寒，归肝、胃、大肠经，能清肝热，泻下通便。芦荟蕴含75种元素，有杀菌、抗炎、湿润美容、健胃下泄、强心活血、促进免疫再生、抗肿瘤、解毒、抗衰老、镇痛镇静、防晒之功用，还可用于泻火、解毒、化瘀，治目赤、便秘、白浊、尿血、烧烫伤、妇女闭经、痔疮、痈疖肿毒。

芦荟性味苦寒，孕妇及脾胃虚弱者禁用。

（28）苜蓿：味苦，性平，无毒，归脾、胃、肾经，能清脾胃，清湿热，利尿消肿。治尿结石、膀胱结石、水肿、消渴。苜蓿可抗发炎及霉菌，降低胆固醇，平衡血糖及荷尔蒙。对治疗贫血、关节炎、溃疡、出血性疾病、骨骼或关节疾病、消化系统和皮肤疾病均有帮助。

（29）紫苏：味辛，性温，归肺、脾经，能解表散寒，行气和胃。用于治疗风寒感冒、咳嗽呕恶、妊娠呕吐、鱼蟹中毒、发表散寒、理气和营、恶寒发热、咳嗽气喘、胸腹胀满等。紫苏叶发汗力较强，能发汗散寒以解表邪，又能行气宽中，解郁止呕，故对风寒表症而兼见胸闷呕吐症状，或无表症而有气滞不畅症状有一定作用。

（30）槐花：味苦，性微寒，无毒，归肝、大肠经，能凉血止血，清肝泻火，降压。治便血、尿血、崩漏、肝火头痛、目赤肿痛、高血压、高血脂、淋巴结核、血管硬化、糖尿病、视网膜炎、银屑病等。

槐花能增强毛细血管的抵抗力，减少血管通透性，可使脆性血管恢复弹性，从而降血脂和防止血管硬化。

（31）菊花：味甘苦，性微寒，入肺、脾、肝、肾四经，能散风清热，平肝明目，清热解毒。治头痛、眩晕目赤、心胸烦热、肿毒。白菊花味甘，清热力稍弱，长于平肝明目；黄菊花味苦，泄热力强，常用于疏散风热；野菊花味苦，清热解毒的能力很强。

气虚胃寒，食少泄泻者少用。阳虚或头痛而恶寒者忌用。

（32）桂花：性温，味辛，入肺、大肠经，能温中散寒，温补阳气，暖胃止痛，化痰散淤，养颜美容，排解毒素，止咳化痰，润肺。治十二指肠溃疡、麻疹、胃寒胃疼、口臭、视觉不明。

（33）黄花菜（金针）：性平，味甘，微苦，归肝、脾、肾经，能清热利尿，解毒消肿，止血，养血平肝，利水通乳，利咽宽胸，清利湿热。黄花菜可用于尿频、尿急、血尿、泌尿道结石、腰痛、吐血、衄血、大肠下血、水肿、淋病、咽痛、乳痈等疾病的治疗。孕妇、中老年人、过度劳累者尤其适合食用。

（34）韭菜花：性温，味辛，辣，归肾、肝经，能暖胃，壮阳，活血散淤，益肝健脾，补肾，润肠，解药毒。多食韭菜花可生津开胃，增强食欲，促进消化，治夜盲症、皮肤泪糙、眼干。

阴虚内热、目疾者忌食。消化能力弱的人不可多食韭菜花。

（35）金银花：性寒，味甘，入肺、心、胃经，能清热解毒，抗炎，补虚疗风。金银花甘寒清热而不伤胃，芳香透达又可祛邪，用于治疗各种热性病，如身热、发疹、发斑、热毒疮痈、咽喉肿痛等症。另外金银花还可增强免疫力、抗早孕、护肝、抗肿瘤、消炎、解热、止血（凝血）、抑制肠道吸收胆固醇等。

脾胃虚寒、气虚、疮疡脓清者忌服。

（36）金莲花：味苦，性寒，归肺、胃经，能清热解毒，消肿，明目。用于治疗急、慢性扁桃体炎、急性中耳炎、急性鼓膜炎、急性结膜炎、急性淋巴管炎、感冒发热、咽喉肿痛、口疮、牙龈肿痛出血、目赤肿痛、疔疮肿毒。

长期加量饮用会伤肾，孕妇禁用。

6. 果实类

（1）茄子（紫、绿、白、玫瑰）：味甘，性寒，归脾、胃、大肠经，能散血瘀，消肿止疼。有祛风通络、止血、降血脂、降血压、保护心血管、抗坏血酸等功效。夏天食用有助于清热解暑。带皮吃茄子还有助于促进维生素C的吸收。

茄子具有去痛活血、清热消肿、解痛利尿、防止血管破裂、平血压、止咳血等功效，是心血管病人的理想菜。另外，茄碱还具有抗氧化和抑制癌细胞等作用。但它对胃肠道有较强的刺激作用，在烹调时加点醋，有助于破坏和分解茄碱。

（2）圣女果：性甘，酸，微寒，归肝、胃、肺经，能生津止渴，健胃消食，清热解毒，凉血平肝，补血养血和增进食欲。

圣女果富含番茄红素，可促进小儿的生长发育，并增加人体抵抗力，延缓衰老，还可防晒，防前列腺癌，维护胃液的正常分泌。

圣女果尤其适宜婴幼儿、孕产妇、老人、高血压、肾脏病、心脏病、肝炎、眼底疾病等患者食用。牙龈出血或皮下出血的患者，吃圣女果有助于改善症状。

急性肠炎、菌痢及溃疡活动期病人不宜食用。

（3）西红柿：味甘，酸，性凉，微寒，归肝、胃、肺经，能生津止渴，健胃消食，清热解毒，凉血平肝，补血养血，增进食欲，止血，降脂降压，利尿排钠，润肠通便。对发热烦渴、口干舌燥、牙龈出血、胃热口苦、虚火上升有疗效。西红柿还有防脑血栓、白内障、黄斑变性的作用，也可维护性功能，减肥瘦身，消除疲劳，增进食欲，提高对蛋白质的消化，减少胃胀食积等。

（4）辣椒：味辛，性热，入心、脾、胃经，能温中健胃，散寒除湿，发汗开郁，去痰，消食，杀虫解毒。治呕逆、噎膈、泻痢、脚气、脾胃虚寒、食欲不振、腹部有冷感、泻下稀水、寒湿郁滞、少食苔腻、身体困倦、肢体酸痛、感冒风寒、恶寒无汗。

凡阴虚火旺、咳嗽、咯血、吐血、便血、目疾、疮疖和消化道溃疡的病人、心脑血管疾病、高血压、慢性气管炎、心肺病、肺结核患者不宜食。一般人也不宜多食。

（5）柿子椒：味辛，性热，入心、脾经，有温中散寒、开胃的作用。治寒滞腹痛、呕吐、泻痢、冻疮、脾胃虚寒、伤风感冒等症。

柿子椒能增进食欲，帮助消化，促进肠蠕动，还能增强人的体力，缓解疲劳，另外，它对坏血病、牙龈出血、贫血、血管脆弱有辅助治疗作用。

有火热病症或阴虚火旺、高血压、肺结核、痔疮、眼疾、胃肠炎、胃溃疡、咳喘、咽喉肿痛等症者应少吃或忌食。

（6）菜瓜：性寒，味甘，归肠、胃经，能清热利尿，解渴除烦，涤胃，清暑，益气。主治烦热口渴、小便不利。

脾胃气虚、腹泻便溏、胃寒疼痛者忌食。

（7）冬瓜：性凉，味甘，淡，入肺、大肠、小肠、膀胱经，能润肺生津，化痰止渴，利尿消肿，清热祛暑，解毒排脓。用于治疗暑热口渴、痰热咳喘、消渴、面斑、痔疮、心胸烦热、肺痈咳喘、肝硬化、腹水、高血压等。

脾胃虚寒、阳气不足、阴虚消瘦、肾虚、腹泻便溏者及女子月经来潮期间和寒性痛经者忌食生冬瓜。

（8）南瓜：性温，味甘，无毒，入脾、胃、肺、肝经，能补中益气，消炎止痛，润肺，化痰排脓，驱虫解毒，疗肺痈，治便秘，滋润毛囊壁，美容。主治久病气虚、脾胃虚弱、化痰排脓、气短倦怠、便溏、糖尿病、蛔虫等。

南瓜能增强机体免疫功能，维持正常视觉、骨骼发育，还能防癌、帮助消化。南瓜高钙、高钾、低钠，特别适合中老年人和高血压患者食用，有利于预防骨质疏松和高血压。另外南瓜还可以有效防治糖尿病、降低血糖，南瓜籽也是很好的食物，有驱虫的作用。

（9）佛手瓜：味辛，苦，甘，性温，无毒，入肝、脾、胃经，能疏肝解郁，健脾和胃，止痛消胀，舒肝理气，止痛。用于治疗肝胃气滞、胸胁胀痛、胃脘痞满、食少呕吐、消化不良。经常吃佛手瓜可利尿排钠，有扩张血管、降压之功能。

（10）葫芦：味酸，甘，涩，性温，平，入肺、胃、肾经，能利水消肿，散结，止泻，引吐。用于治疗热痢、肺病、皮疹、重症水肿、腹水、颈淋巴结核、辅助治疗水肿腹胀、烦热、口渴、黄疸、疮毒、肾炎、肝硬化腹水等症。另外，葫芦还能滋润肌肤、抗病毒并防癌。

（11）黄瓜（含秋黄瓜）：味甘，性凉，苦，无毒，归肺、脾、胃、大肠经，能除热，利水利尿，清热解毒。治热病口渴、咽喉肿痛、小便短赤、水肿尿少、水火烫伤、火眼。黄瓜还可美容、平和除湿、减肥，收敛和消除皮肤皱纹。

（12）金瓜：性温，平，味甘，微苦，入肺、肝经，能润肺燥，下气平喘，补中益气，化痰排脓，活血调经，舒筋通络，化痰消瘰。治月经不调、关节酸痛、手脚痿缩，也可用于治疗支气管哮喘、慢性支气管炎、燥邪犯肺、剧烈运动后哮喘、更年期肥胖、青春期肥胖。

老年人高血压、冠心病、肥胖症患者宜食。金瓜多食壅气，气滞胀满者慎用。

（13）丝瓜：性寒，味苦，微甘，入肺、肝、肾、胃经，能清热解毒，化痰，凉血止血，通经络，除热利肠，润燥，行血脉，美容，抗癌等。治身热烦渴、痰喘咳嗽、痔疮出血、崩漏、无名肿毒、水肿。

丝瓜可以用于治疗产后缺乳和气血瘀滞之胸胁胀痛。月经不调、身体疲乏者适宜多吃丝瓜。热病期间身体烦渴、痰喘咳嗽、肠风痔漏以及夏季疖肿病人、妇女带下者宜食。丝瓜多食易泻。

（14）苦瓜（白、绿）：味苦，性寒，无毒，入心、肝、脾、肺经，能清热祛暑，解毒，降压，降糖，利尿凉血，益气壮阳，清心明目，益气解乏。治中暑、暑热烦渴、暑疖、痱子过多、痢疾、疮肿、结膜炎、目赤肿痛、痈肿丹毒、少尿等病症。

苦瓜可促进血液循环，预防动脉硬化，还具有清脂、减肥、降血糖、抗病毒、防癌之功效。另外，苦瓜对预防坏血病、保护细胞膜、防止动脉粥样硬化、提高机体应激能力、保护心脏也有疗效。

长期食用苦瓜，能保持精力旺盛，对治疗青春痘也有很大益处。

（15）西葫芦：味甘，性寒，无毒，归肺、胃、肾经，能除烦止渴，润肺止咳，清热利尿，消肿散结。对烦渴、水肿腹胀、疮毒、肾炎、肿瘤、肝硬化腹水等症具有辅助治疗的作用。另外，西葫芦还可防治糖尿病，预防肝肾病变，润泽肌肤，防癌抗癌、减肥、增强免疫力。

西葫芦不宜生吃。脾胃虚寒者应少吃。

（16）紫甘蓝：性平，味甘，归脾、胃经，能补骨髓，润脏腑，益心力，壮筋骨。适宜睡眠不佳、耳目不聪、关节屈伸不利、胃脘疼痛、动脉硬化、胆结石、肥胖者食用。

脾胃虚寒、泄泻者不宜食。

（17）天葵：味甘，苦，性寒，归肝、胃经，能清热解毒，消肿散结。用于治疗痈肿疔疮、乳痈、瘰疬、蛇虫咬伤。

7. 豆制品

民间自古就有"每天吃豆三钱，何需服药连年"的谚语，意思是说如果每天都能吃点豆类，就可以有效抵抗疾病。

当把大豆加工成豆腐、干豆腐、豆腐皮、豆浆等豆制品后，钙含量明显增加。常食豆制口可以补钙，孕妇吃了可下奶。

（三）水果类

水果中含有人体需要的多种维生素，特别是维生素C，可增强人体抵抗力，防止感冒及坏血病，促进外伤愈合，维持骨骼、肌肉和血管的正常功能，增加血管壁的弹性。

水果中还含有丰富的葡萄糖、果糖、蔗糖，能直接被人体吸收，产生热能。常吃水果有利于高血压和肾炎等疾病的缓解和康复，另外，水果能刺激消化液分秘，促进肠蠕，防止便秘，有利于体内废物及毒素的排泄。

水果吃对了有益于健康，反之吃错了反而有害健康。因此我们需要根据自己的体质选择适合的水果。

（1）苹果：味甘，酸，性凉，归脾、肺经，能生津止渴，润肺，健脾益胃、养心益气、润肠止泻。治中气不足、消化不良、气壅不通、轻度腹泻、便秘、烦热口渴、高血压等。

苹果是所有水果中营养价值最接近完美的一个。苹果可保护心脏、降低胆固醇、减肥、防癌、防铅中毒、保持血糖稳定，减轻孕妇孕期反应，预防感冒、促进肠胃蠕动。

慢性胃炎、消化不良、气滞不通、便秘、慢性腹泻、神经性结肠炎、高血压、高血脂、肥胖、癌症、贫血和维生素缺乏者尤其适合。

胃寒、肾炎、糖尿病、溃疡性结肠炎、白细胞减少、前列腺肥大的患者不宜生吃，以免使症状加重或影响治疗效果。

（2）香蕉：味甘，性寒，归肺、脾经，能清热解毒，利尿消肿，安胎，促进肠胃蠕动，润肠通便，润肺止咳，助消化。治热病烦渴、便秘、痔血。香蕉老少皆宜，是减肥者的首选。适宜发热、口干烦渴、大便干燥、痔疮、肛裂、大便带血者食用，另外癌症病人及放疗、化疗后的患者宜食用。

体质偏虚寒、肾炎、关节炎、糖尿病、怀孕期脚肿的患者，最好不要吃香蕉。不宜空腹食香蕉。

（3）芒果：味甘，酸，性微寒，入胃、肺、脾、膀胱、肾经，能益胃止呕，解渴利尿，生津止咳，抗炎。治口渴咽干、咳嗽、食欲不振、消化不良、晕眩呕吐、痰多、气喘、睾丸炎、坏血病等。

芒果带湿毒，患有皮肤病或肿瘤者忌食，糖尿病者不宜，过敏体质者慎吃芒果。

（4）山楂：味酸，甘，性微温，入脾、胃、肝经，能消食健胃，行气散瘀，治消化不良、冠心病、心绞痛、高血脂、肉食积滞、胃脘胀满、泻痢腹痛、瘀血经闭、产后瘀阻、心腹刺痛、疝气疼痛。

山楂适宜中老年患心脏衰弱、高血压、冠心病、心绞痛、高血脂、阵发性心动过速及各种癌症者食用，也适宜妇女月经过期不来或产后瘀血腹痛，肥胖症、坏血病（维生素C缺乏症）、病毒性肝炎、脂肪肝、急慢性肾炎、绦虫病、肠道感染患者宜食。

脾胃虚积滞者，不宜过多食用。多食耗气，损齿，易饥。空腹、体弱、气虚便溏、脾虚不食者禁用。

（5）柿子：味甘，微涩，性寒，归肺、脾、胃、大肠经，能润肺化痰，清热生津，涩肠止痢，健脾益胃，凉血止血，清热去燥，软坚，止渴等。治大便干结、痔疮疼痛或出血、干咳、喉痛、高血压等症，是慢性支气管炎、高血压、动脉硬化、内外痔疮患者的天然保健食品。

甲状腺疾病患者、饮酒过量或长期饮酒者宜用。有慢性胃炎、消化不良等胃功能低下者以及外感风寒咳嗽者不宜食柿子，体弱多病者、产妇、月经期间女性、糖尿病患者均应忌食。不宜空腹多食柿子，吃完柿子后不宜再吃酸性食物。

（6）菠萝：味甘，涩，微酸，性平，微寒，入脾、胃、肾经，能清热解烦，健脾解渴，消肿祛湿，健胃消食，利尿止泻，清暑解渴，补脾胃，固元气，益气血，养颜瘦身等。可用于治疗消化不良、肠炎腹泻、伤暑、身热烦渴、食欲不振、低血压、小便不利、头昏眼花等症，也可用于高血压眩晕、支气管炎、便秘、手足软弱无力的辅助治疗。

患有溃疡病、肾脏病、凝血功能障碍的人禁食菠萝，发烧及患有湿疹疥疮的人也不宜多吃。吃菠萝时应先将其在盐水里泡几分钟。

（7）梨类：味甘，微酸，性寒，凉，无毒，入肺、胃经，能生津润燥、清热化痰，清肺养肺。用于治疗热病伤阴或阴虚所致的干咳、口渴、便秘等，也可用于治疗内热所致的烦渴、咳喘、痰黄等症。

梨性偏寒，助湿，故脾胃虚寒、畏冷食者应少吃；梨含果酸较多，胃酸多者，不可多食；梨有利尿作用，夜尿频者，睡前应少吃梨；大便稀薄和外感风寒而致的咳嗽痰白者忌用。血虚、畏寒、腹泻、手脚发凉的患者不可多吃梨，并且最好煮熟再吃，以防湿寒症状加重。

梨含糖量高，糖尿病患者当慎。慢性肠炎、胃寒患者忌食生梨。

（8）西瓜：味甘，性寒，入心、胃、肝、膀胱经，能清热解暑，除烦止渴，利小便。治暑热烦渴、热盛津伤、小便不利、口疮。

种子有降血压的作用，还能缓解急性膀胱炎。西瓜皮则能清热解暑，泻火除烦，降血压，对贫血、咽喉干燥、唇裂以及肝腹水、肾炎患者均有一定疗效。

糖尿病患者及脾胃虚寒、湿盛便溏者忌食。

（9）柚子（含葡萄柚）：味甘，酸，性寒，归肺、脾经，能理气化痰，润肺清肠，补血健脾。柚子可用于健胃化食、下气消痰、润肺、补血、清肠、利便等，还可促进伤口愈合，对败血病有良好的辅助疗效，治食少、口淡、消化不良。另外，柚子还有降血糖和降胆固醇的作用，也可防脑血栓、中风，对

预防孕妇贫血和促进胎儿发育也有不错的效果。

鲜柚肉是糖尿病患者的理想食品。消化不良、慢性支气管炎、咳嗽、痰多气喘、心脑肾病、饮酒过量者尤其适合。

柚子性凉，气虚体弱、脾虚便溏者慎食。

（10）桃：味甘，酸，性温，归胃、肝、大肠经，能养阴生津、润燥活血。治夏日口渴、便秘、痛经、虚劳喘咳、遗精、自汗、盗汗等症。适宜低血糖、肺病、虚劳喘嗽之人作为辅助食疗之物。

桃仁则有祛瘀血、润燥滑肠、镇咳之功，可治疗瘀血停滞、闭经腹痛、高血压和便秘等（不能生食）。

内热生疮、毛囊炎、痈疖和面部痤疮者忌食，糖尿病患者忌食。

（11）猕猴桃：味甘酸，性寒，入脾、胃经，适宜胃癌、食管癌、肺癌、乳腺癌、高血压、冠心病、黄疸肝炎、关节炎、尿道结石患者食用，食欲不振、消化不良、情绪不振、常吃烧烤类食物的人也宜食用猕猴桃。

阳虚体质、脾胃虚寒、腹泻便溏、糖尿病患者忌食。

（12）葡萄：味甘，酸，性平，入肺、脾、肾经，能补肝肾，益气血，开胃生津，利小便，滋肝肾，强筋骨，可用于脾虚气弱、气短乏力、水肿、小便不利等病症的辅助治疗。

葡萄可用于治疗头晕、心悸、脑贫血，还可预防心脑血管疾病。每日饮用适量葡萄酒2~3次，对上述病症有一定的预防和治疗作用。

葡萄适合冠心病、脂肪肝、癌症、肾炎、高血压、水肿、神经衰弱、过度疲劳、体倦乏力、形体羸瘦、未老先衰、肺虚咳嗽、盗汗者、风湿性关节炎、四肢筋骨疼痛者食用。葡萄干含糖量与含铁量较鲜葡萄多，适宜儿童、孕妇和贫血患者食用。糖尿病患者及便秘者不宜多吃。阴虚内热、津液不足者忌食。肥胖之人也不宜多食。

（13）火龙果：味甘，淡，性凉，归肺、大肠经，能清热，润肺止咳，润肠通便。防止血管硬化、贫血、排毒护胃养肝。

火龙果有减肥、降低胆固醇、预防便秘及大肠癌、增加骨质密度、抗神经炎、美白皮肤、防黑斑的功效，经常食用火龙果，能解毒养颜，可辅助治疗糖尿病。

寒性体质、糖尿病、经常腹泻的患者不宜多食，女性在月经期间也不宜食火龙果。

（14）柠檬：味酸，甘，性平，入肝、肺、胃经，能化痰止咳，生津，健脾胃，行气。治胃痛、咳喘、支气管炎、百日咳、维生素C缺乏症、中暑烦渴、食欲不振、怀孕妇女胃气不和、纳减、噫气等。

柠檬宜于暑热口干烦渴、消化不良、胃呆呃逆、维生素C缺乏、孕妇胎动不安、肾结石、高血压、心肌梗死患者食用。柠檬味极酸，易伤筋损齿。牙痛、糖尿病、胃及十二指肠溃疡或胃酸过多者忌用。

（15）木瓜：味酸，性温，归肝、脾经，有平肝舒筋、和胃化湿、健脾消食、通乳抗癌、抗痉挛之功效。可用于治疗腰膝关节酸重疼痛、脚气水肿。木瓜可美容养颜，增强人体免疫力，帮助机体抵抗病毒侵袭。

木瓜适宜慢性萎缩性胃炎、风湿筋骨痛、消化不良和产后缺乳的人食用。

木瓜食多会损筋骨、损腰部和膝盖。

（16）橙子：味甘，酸凉，入肺、脾经，能宽胸膈，防治便秘，生津止渴，开胃下气，帮助消化。常人饭后食橙子或饮橙汁，有解油腻、消积食、止渴的作用。

橙子含丰富的维生素C，能增加机体抵抗力，增加毛细血管的弹性，降低血中胆固醇。高血脂、高血压、动脉硬化患者宜常食橙子。

橙子营养丰富而全面，老幼皆宜。咳嗽哮喘病人最适合的水果就是橙子。气虚瘰疬者勿服。糖尿病患者不可多食。

（17）杨梅：味甘，酸，性温，入肺、肝、胃经，能生津解渴，健脾开胃，多食不仅无伤脾胃，且能解毒祛寒，可止渴、和五脏、涤肠胃、除烦愦恶气。治吐泻、痢疾、腹痛、心胃气痛，也可除湿、解暑、生津止咳、助消化、利尿、防治霍乱等，有"果中玛瑙"之誉。

常食杨梅有助于减肥、治便秘。癌症患者及放疗、化疗后的患者宜食。阴虚血热、牙病、糖尿病患者忌食。

（18）山竹：性平，味甘，酸，涩，有小毒，归脾、肺、大肠经，能健脾生津，止泻，消炎止痛。用于治疗脾虚腹泻、口渴口干、湿疹、口腔炎、肠炎、小儿消化不良、胃及十二指肠溃疡、溃疡病轻度出血、牙周炎等。

山竹对体弱、病后、营养不良者有很好的调养作用。另外，山竹含有一种特殊的物质，具有降燥、清凉解热的作用。肾病及心脏病患者应少吃。体质虚寒者不宜多吃。

（19）草莓：味甘，性凉，入脾、胃、肺经，能润肺生津，健脾和胃，利尿消肿，解热祛暑，止泻，利咽。草莓可用于治疗肺热咳嗽、食欲不振、小便短少、暑热烦渴、糖尿病、干咳、贫血，对胃肠道有调理作用。

草莓中丰富的维生素C除了可以预防坏血病，对动脉硬化、冠心病、心绞痛、脑溢血、高血压、高血脂等也有积极的预防作用。另外，草莓还可促进胃肠蠕动，改善便秘，预防痔疮、肠癌的发生。

痰湿内盛、肠滑便泻、尿路结石患者不宜多食。

（20）甘蔗：味甘，性寒，归肺、胃经，能清热解毒，生津止渴，和胃止呕，助脾气，滋阴润燥等。治口干舌燥、津液不足、小便不利、心胸烦热、消化不良、反胃呕吐、呃逆、高热烦渴等。甘蔗也是清润、甘凉滋养的佳品。

脾胃虚寒、胃腹寒疼者不宜食用。

（21）桂圆肉：味甘，性温，归心、脾经，能养血，补心脾，健脾胃，养肌肉，安神，可治疗贫血和因缺乏尼克酸造成的皮炎、腹泻、痴呆，甚至精神失常，对思虑伤脾、头昏、失眠、心悸怔忡、病后或产后体虚及由于脾虚所致的下血或失血症有一定疗效。

龙眼属湿热食物，多食易滞气、上火发炎、内有痰火或阴虚火旺以及湿滞停饮者忌食，舌苔厚腻、气壅胀满、肠滑便泻、风寒感冒、消化不良之时忌食。糖尿病、痤疮、外科痈疽疔疮、妇女盆腔炎、尿道炎、月经过多者也忌食。

（22）荔枝：味甘，酸，性温，入心、脾、肝经，能补脾益肝，理气补血，温中止痛，补心安神，用于治疗病后体弱、脾虚久泻、血崩。

荔枝可润肺止咳，润肠通便，还能防止血管硬化、排毒护胃、养肝。

荔枝适宜体质虚弱、病后津液不足、口臭、贫血、脾虚腹泻或老年人五更泻、胃寒疼痛者食用。

荔枝性热，长青春痘、生疮、伤风感冒或有急性炎症时不适宜吃，出血病、孕妇、小儿、阴虚火旺、糖尿病患者忌食。老年人多食荔枝可加重便秘。

（23）枣：味甘，性平，温，无毒，归脾、胃经。果（大枣）补中益气，养血安神。用于治疗脾虚食少、乏力便溏、妇人脏躁。

枣的品种繁多，大小不一，以下我们将选取三种枣来讲述枣的功用。

①大枣：可安中，养脾气，平胃气，通九窍，补少气，主治心腹邪气、少津液、身体虚弱、大惊、四肢重。长期服食能轻身延年。中老年、青少年、女性尤宜食用。

脾胃虚寒、牙病、便秘患者应慎食。腹中胀满者不宜吃，小儿不宜多吃。长期吃最损脾，助湿热。

②小枣：味甘，性平，入脾、胃经，能补益脾胃，滋养阴血，养心安神，缓和药性，主治脾胃虚弱、食少便溏、气血亏损、体倦无力、面黄肌瘦、妇女血虚脏躁、精神不安等症。

大小枣功在于健脾，大枣功在于降浊，小枣功在扶本，小枣用于清血液、降血脂、调血压、缓和动脉硬化，对气血不足、贫血、肺虚咳嗽、神经衰弱、失眠、高血压、败血病等症均有疗效。

③金丝小枣：金丝小枣具有益心、润肺、合脾、健胃、益气生津、养血安神、美容美颜、调百药、解药毒等功效，对贫血、高血压、动脉硬化、急慢性肝炎和肝硬化患者的血清转氨酶增高等均有很好的疗效。金丝小枣还具有抗胃肠道、肝脏恶性肿瘤的作用。

（24）桑葚：味甘，酸，性寒，入肺、肝、肾、大肠经，能补肝益肾，生津润肠，乌发明目，止渴解毒，养颜。治肝肾不足和血虚精亏引起的头晕目眩、腰酸耳鸣、须发早白、失眠多梦、津伤口渴、肠燥便秘、耳鸣、盗汗、关节不利等病症。桑葚能防止血管硬化，健脾胃，助消化，补充营养，乌发美容，治疗贫血。尤其适合肝肾阴血、少年发白、病后体虚、体弱、习惯性便秘者食用。

体虚便溏者不宜食用，儿童不宜大量食用。

（25）杏：味甘，酸，性微温，有小毒，入肝、心、胃经，能止渴生津，清热去毒，润肺定喘。

苦杏仁味苦，性微温，有小毒，归肺、脾、大肠经，有降气、止咳平喘、润肠通便的功效。治咳嗽气喘、胸满痰多、血虚津枯、肠燥便秘。

杏果性温热，适合代谢速度慢、贫血、四肢冰凉的虚寒体质者食用。杏果、杏仁，还有防癌、抗癌、治癌的作用。长吃还可延年益寿，杏仁还可止咳平喘、润肠通便、美容护肤。

实热体质者、产妇、孕妇及孩童不宜过食。同时，过食杏还易腐蚀牙齿。

（26）番石榴：味甘，酸，性温，归胃、大肠、肝经，能健脾消渴、涩肠止泻，止血，燥湿止痒，有亮发、健脑、明目、润肠、养颜护肤、通血的作用。番石榴治食积饱胀、疳积、腹泻、痢疾、脱肛、血崩、脘腹疼痛、牙痛、糖尿病、疮疡。

番石榴是高血压、肥胖症及肠胃不佳者的理想水果，还可减少患普通感冒病、牙龈发肿、高血压症、肥胖症、糖尿病及癌症的风险，特别适合生长发育期的儿童。

大便秘结、泻痢积滞未清者忌服。

（27）榴莲：味辛，甘，性热，入肝、肾、肺经，有滋阴壮阳、疏风清热、利胆退黄、杀虫止痒、补身体之功效。治痛经、食欲不振、便秘。

榴莲营养价值极高，经常食用可以强身健体，健脾补气，暖和身体。身体虚弱者宜食榴莲，病后及妇女产后可用榴莲补养身体。

糖尿病、肥胖、心脏病、高胆固醇、肾病、热性体质、喉痛咳嗽、咽干舌燥、感冒、阴虚体质、气管敏感患者不宜食用。

（28）金橘：味甘，酸，性温，入肺、胃经，具有润肺、开胃理气、止渴、止咳化痰、健脾、顺气的功效。治胸隔结气、呕逆少食、胃阴不足、口中干渴、肺热咳嗽及饮酒过度。

橘皮晾干（3年）入药称为"陈皮"，常用于防治胸胁胀痛、疝气、乳胀、乳房结块、胃痛、食积、输气等症；其果核叫"橘核"，常用来治疗睾丸肿痛、乳腺炎性肿痛等症。橘络常用于治疗痰滞咳嗽等症。

橘子不宜过多食用，儿童也不要多吃橘子。

（29）樱桃：性温，味甘，微酸，入脾、肝经，补中益气，祛风胜湿，止泄精。治病后体虚气弱、气短心悸、倦怠食少、咽干口渴及风湿腰腿疼痛、四肢不仁、关节屈伸不利等病症。

樱桃能补血、防治麻疹、养颜驻容。尤适宜消化不良、瘫痪、风湿腰腿痛、体质虚弱、面色无华者。热性病、虚热咳嗽及糖尿病患者忌食。

（30）李子：性平，味甘，酸，入肝、肾经，能生津止渴，清肝除热，利小便。治胃阴不足、口渴咽干、大腹水肿、小便不利、阴虚内热、骨蒸痨热、消渴引饮、肝胆湿热等病症。

李子可促进消化，增加食欲，为胃酸缺乏、食后饱胀、大便秘结者的食疗良品，还可降压、导泻、镇咳。

发热、口渴、虚痨骨蒸、肝病腹水患者，教师、演员喑哑或失音者及慢性肝炎、肝硬化者宜食。脾虚痰湿及小儿不宜多吃。

（31）人参果：味甘，微苦，性平，微温，入脾、胃经，能健脾益胃，生津止渴，收敛止血，益气补血等。人参果可用于治疗病后贫血、营养不良、脾虚腹泻、风湿痹痛、神经衰弱、失眠头昏、烦躁口渴、不思饮食等症。

（32）蛇果：味甘，微酸，性平，无毒，入脾、胃经，能生津开胃，消痰止咳，退热解毒，补脑助血，安眠养神，润肺悦心，和脾益气，润肠止泻，帮助消化，降低血脂及血压。

蛇果虽然看起来跟苹果很像，但实际上二者也有很大的区别。蛇果是苹果中抗氧化剂活性最强的品种，具有抗癌的功效，比普通的苹果维生素C含量高。蛇果的减肥作用也比苹果强。

（33）石榴：性温，味甘，酸，涩，入肺、肾、大肠经，能生津止渴，收敛固涩，止泻止血。治津亏口燥咽干、烦渴、久泻久痢、便血、崩漏等病症。石榴具有清热、解毒、平肝、补血、活血和止泻的功效，适合黄疸性肝炎、哮喘、久泻的患者以及经期过长的女性食用。

便秘、尿道炎、糖尿病、实热积滞者慎食。

（34）哈密瓜：性寒，味甘，归心、胃经，有清暑热、解烦渴、利小便功效。哈密瓜生津止渴，是夏季解暑的佳品，对人体造血机能有显著的促进作用，可以作为贫血的食疗之品。适于肾病、胃病、咳喘、贫血和便秘患者。

糖尿病、脚气、黄疸、腹胀、便溏患者忌食。

（35）蓝莓：性凉，味甘，酸，归心、大肠，有降低胆固醇、增强心脏功能、护心、明目、养颜护肤、消炎止痛、抗瘤、抗衰抗辐射之功效。

蓝莓对于抑制血小板聚集，预防大脑病变、动脉硬化等病症具有一定的效果，同时还可以改善血液循环、减弱血小板的黏滞性、防止血凝块产生、增强心脑功能、增强儿童骨质密度、防止便秘。蓝莓老少皆宜，尤其适宜心脏病患者。腹泻时勿食。

（36）油桃：味甘，酸，性温，归肺、大肠经，能生津，润肠，活血，消积，止咳化痰，补气健肾，降血压，还可延年益寿，少儿食用能促进发育，提高智力。治津少口渴、肠燥便秘、闭经、积聚。

油桃适合水肿及缺铁性贫血患者食用，还可用于高血压病人的辅助治疗。此外，桃仁还有活血化瘀、润肠通便的作用，可用于闭经、跌打损伤等症的辅助治疗，但不宜多吃。

油桃适合大病之后气血亏虚、面黄肌瘦、心悸气短者食用，但食用要适量。内热偏盛、易生疮疖的人不宜多吃，多吃油桃容易上火。

（37）海棠果：性平，味甘，微酸，入脾、胃经，能生津止渴，健脾止泻，治消化不良、食积腹胀、肠炎泄泻以及痔疮等病症。海棠味甘，微酸，甘能缓中，酸能收涩，具有收敛止泄、和中止痢之功用，治泄泻下痢、大便溏薄等症。

海棠味酸，胃溃疡及胃酸过多者忌食。

（38）橘子：味甘，酸，性温，入肺、胃经，能开胃理气，止渴润肺，治胸隔结气、胃阴不足、口中干渴、肺热咳嗽及饮酒过度。

橘子有降血脂、抗动脉粥样硬化、抗衰老等作用，对于预防心血管疾病大有益处。

橘子不宜多吃，吃完应及时刷牙漱口。

（39）甜瓜：味甘，性寒，入心、胃经，能清暑热，解烦渴，利小便，止渴，益气，除烦热，通三焦壅塞气。

甜瓜可治疗暑热所致的胸膈满闷不舒、食欲不振、烦热口渴、热结膀胱、小便不利、肾病患者、口鼻生疮或中暑。儿童饮用甜瓜汁对于防治软骨病有一定作用。脾胃虚寒、腹胀便溏者忌服。

（40）红毛丹：性平，味甘，入心、肝、胃经，具有滋养强壮、补血理气、健美发肤之功效，与荔枝功效相近。长期食用可清热解毒、增强人体免疫力。红毛丹含铁量高，有助于改善头晕、低血压等。胃炎、消化性溃疡患者忌食。

（41）沙果：味辛，甘，酸，性凉，归心、肝、肺经，能止渴生津，消食化滞，涩精。治津伤口渴、泻痢、遗精、风湿痹病、咳嗽气喘、胸膜炎等症。

沙果味酸涩而收敛，是泄泻下痢、遗精滑泄者的食疗良品。沙果涩敛，不宜多食，脾弱气虚者不宜食。

（42）莲雾：味甘，涩，性平，归肺、胃、肝经，能润肺止咳，凉血收敛，开胃爽口，利尿，除痰，解毒。

莲雾带有特殊的香味，是天然的解热剂，在食疗上有解热、利尿、宁心安神的作用。

（43）芦柑：性凉，味甘，酸，入脾、胃、膀胱经，能生津止渴，和胃利尿，理气健胃，燥湿化痰，下气止喘，散结止痛，促进食欲。

芦柑具有美容、消除疲劳的功能。芦柑内侧薄皮还可以通便、降低胆固醇。另外，橘皮苷可预防冠心病，有助于使动脉粥样硬化发生逆转。鲜柑橘汁还可抑制和阻断癌细胞生长。

橙子败火，多食易滞气，有上火发炎症状时不宜食用。内有痰火、阴虚火旺以及湿滞停饮者忌食。

（44）佛手：味辛，苦，甘酸，性温，无毒，入肝、脾、肺、胃经，有舒肝理气、和胃止痛、止呕消胀、健脾和胃之功用。用于治疗肝胃气滞、胸胁胀痛、胃脘痞满、食少呕吐，对老年人气管炎、哮喘病、消化不良、胸腹胀闷有显著的疗效。佛手可制成多种中药，久服保健益寿。

（45）杨桃：味酸，甘，性平，归肺、心、小肠经，能生津止咳。用于治疗风热咳嗽、咽喉痛。杨桃有很高的药用价值，其鲜果含糖量非常丰富，包括蔗糖、果糖、葡萄糖，还有苹果酸、柠檬酸、草酸、多种维他命、微量脂肪及蛋白质等，有助消化、滋养和保健作用。肾病患者应忌口。

（46）橄榄：味甘，性平，无毒，归肺、胃、脾、肝经，能清肺利咽，生津止渴，解毒，治烦渴、咳嗽吐血、菌痢、癫痫、河豚毒。橄榄核味甘，涩，性温，无毒，磨汁服治各种鱼骨鲠喉及食鱼过多成积，又治小儿痘疮后生痣。气虚体质应忌食或少食。

（47）黑枣：味甘，性平，入脾、胃经，能补益脾胃，滋养阴血，滋补肝肾，润燥生津，养心安神，缓和药性，补中益气，养血及明目，用于缓解气血亏虚及药物的毒烈之性。治疗脾虚所致的食少、泄泻，阴血虚所致的妇女脏躁证及病后体虚。

黑枣可以帮助女性补气养血，是润泽肌肤、乌发佳品，还有补肾与养胃的功效，并对延缓衰老、增强机体活力、美容养颜很有帮助。

炮制而成的黑枣相比红枣，它的养血补中作用更强。黑枣含有丰富的维生素，可以增强人体免疫力，并对贲门癌、肺癌、吐血有明显的疗效。

脾胃虚寒、牙病、便秘患者应慎食。黑枣不宜空腹吃。

（48）椰子：味甘，性平，入胃、脾、大肠经，果肉具有补虚强壮、益气祛风、消疳杀虫的功效，久食能令人面部润泽，益人气力。果汁补虚、生津利尿，用于治疗心脏病水肿、口干烦渴。椰子适宜发热、暑热天气或口干渴时食用。

糖尿病患者忌食。脾胃虚弱、腹痛腹泻者、长期睡眠不佳、爱吃煎炸食物、容易发脾气或口干舌燥者、心力衰竭患者不宜食用椰子。

（49）无花果：味甘，性凉，归肺、胃、大肠经，能补脾益胃，润肺利咽，润肠通便，清热生津，健脾开胃，解毒消肿。治咽喉肿痛、燥咳声嘶、乳汁稀少、肠热便秘、食欲不振、消化不良、脘腹胀痛、泄泻痢疾、痈肿、癣疾、肠炎、痔疮、脱肛、咳嗽多痰等症。

消化不良、食欲不振、高血脂、高血压、冠心病、动脉硬化、癌症、便秘患者适宜食用。

（50）白兰瓜：味甘，性寒，无毒，归心、胃、膀胱经，能清暑解热，解烦渴，利小便，开胃健脾。治湿热中暑、风热犯肺。

白兰瓜汁具有利小便、促代谢、去暑疾、清烦热等功效。夏季烦热口渴、口鼻生疮、中暑者尤其适合食用。

出血及体虚者、脾胃虚寒、腹胀便溏、糖尿病患者忌食。

（51）枇杷：味甘，酸，性平，凉（核味苦，性平），入肺、胃经，能润肺止咳，利尿清热，生津止渴，和胃降逆，咽干烦渴，咳嗽吐血。用于治疗肺痿咳嗽、胸闷多痰等症。

多食助湿生痰，脾虚滑泄者忌之。

（52）酸枣：味甘，酸，微涩，性平，归脾、肝经，能补中益肝，坚筋骨，行气活血，养心安神，收敛，止痛止血，抗心肌缺血，保护心脏功能。

酸枣仁味甘，酸，性平，归心、脾、肝、胆经，具有滋养心肝、宁心安神、敛汗、镇静、安眠、安定、镇痛、降温的作用。用于治疗阴血不足、气滞血瘀、胸痹作痛、心悸气短、心神不安、食滞腹痛、虚烦不眠、惊悸怔忡、体虚自汗、盗汗。

凡有实邪郁火及滑泄症者慎服。肝、胆、脾三经有实邪热者勿用。肝旺烦躁、肝强不眠者禁用。

（53）槟榔：味苦，辛，性温，归胃、大肠经，能消食积、下气、行水。

治虫积、脘腹胀痛、泻痢后重、水肿、疟疾。嚼吃起兴奋作用。

槟榔本身可致癌，过量食槟榔碱会引起流涎、呕吐、利尿、昏睡、惊厥，甚至胸闷、出汗、头昏而致休克，不可吞食。槟榔缓泻，并易耗气，故脾虚便溏或气虚下陷者忌用槟榔，孕妇慎用。

（54）蜜桔：味甘，酸，性凉，入肺、胃经，能开胃理气，止渴润肺，治胸膈结气、呕逆少食、胃阴不足、口中干渴、肺热咳嗽。

蜜桔具有美容、消除疲劳的作用，还可以通便、降低胆固醇。

若食用过多蜜桔，易引起尿结石、肾结石。另外多吃还对口腔和牙齿有害。胃肠、肾、肺虚寒的老人不可多吃，以免诱发腹痛、腰膝酸软等。饭前或空腹时不宜吃蜜桔。

（55）罗汉果：味甘，性凉，归肺、大肠经，有清热解暑、化痰止咳、凉血舒骨、清肺润肠、生津止渴、滑肠排毒、嫩肤益颜等功效，可治急慢性气管炎、咽喉炎、支气管哮喘、百日咳、胃热、便秘、急性扁桃体炎等症。糖尿病及肥胖患者宜食。

（56）沙棘：味酸，涩，性平温，入脾、胃经，能止咳祛痰，消食化滞，活血散瘀。用于治疗咳嗽痰多、消化不良、食积腹痛、经闭。

沙棘果可降低胆固醇、治疗心绞痛，还有防治冠状动脉粥样硬化性心脏病的作用。

（57）雪莲果：性大寒，味甘，甜，入肝、脾、肾经，有润肠通便、清肝解毒、降火、降血压的功能。治便秘、面痘暗疮、高血压、糖尿病。

肠胃不好者慎食雪莲果。

（58）牛油果：味甘酸，性凉，归肝、肺、大肠经，能和肝，润肺，润肠美肤，预防心脏病，提升老人免疫力，改善男性生殖力。

牛油果有健胃清肠、美容、抗衰老，降低胆固醇和血脂，保护心血管和肝脏系统，改善发质等功能。此外，它还具有利尿，预防高血压、动脉硬化、脑溢血、心肌梗塞、癌症及改善便秘的功效。

女性吃牛油果能平衡雌激素、减掉分娩产生的多余体重，预防宫颈癌。年老体弱者吃牛油果能调理身体，补充营养。

由于牛油果热量较高，每次可食用半个。

（四）蛋奶类

1. 蛋类

蛋类包括家禽蛋和鸟蛋两类。家禽蛋主要有鸡蛋、鸭蛋、鹅蛋等，鸟蛋主要有鹌鹑蛋、鸽蛋等。

人们日常多食用鸡蛋以及加工制作成的皮蛋、咸蛋、糟蛋等制品，也是人们日常生活中常见的食物。

（1）鸡蛋：味甘，性平，归脾、胃经，能补肺养血、滋阴润燥，用于治疗气血不足、热病烦渴、胎动不安、血虚所致的乳汁减少、眩晕、夜盲、病后体虚、营养不良、阴血不足、失眠烦躁、心悸、肺胃阴伤、失音咽痛、呕逆等。

鸡蛋营养丰富，含卵磷脂、蛋白质、维生素A、B、D族，另外还含有蛋黄素及钙、磷、铁。鸡蛋中的蛋白质均为完全蛋白，它还含有人体所必需的8种氨基酸，与人体蛋白质的组成极为相近，易于吸收。鸡蛋主要有以下功效：

①鸡蛋对神经系统和身体发育有很大的作用，鸡蛋中的胆碱可改善各个年龄组的记忆力。

②鸡蛋中的蛋白质对肝脏组织损伤有修复作用，蛋黄中的卵磷脂可促进肝细胞的再生，还可提高人体血浆蛋白量，增强肌体的代谢功能和免疫功能。

③防治动脉粥样硬化。

④鸡蛋中含有丰富的硒元素，能预防癌症。

⑤延缓衰老。

⑥鸡蛋中含有较丰富的铁，可补血、美容养颜。

我们常认为"豆浆和鸡蛋不能同吃"，这是误区，豆浆和鸡蛋完全可以一起吃，但豆浆需要充分煮熟煮透，否则除了影响蛋白质的消化吸收外，更严重的可能会引起中毒。

肝炎患者不宜食用较多蛋黄。肾病及高血压患者应慎吃鸡蛋或遵医嘱。

（2）鸭蛋：性凉，味甘，咸，入肺、胃经，具有滋阴清肺热、生津益胃的功效。主治肺阴亏虚、干咳少痰、咽干、胃阴亏虚，还会使人精力旺盛，容光焕发，对干呕、大便干燥、咳嗽、膈热、喉痛、齿痛、腹泻、呃逆、哮喘等有一定疗效。

鸭蛋适宜肺热咳嗽、咽喉痛、泄痢、血虚眩晕、血虚头痛、产后血虚热、贫血、血虚骶骨发育不良者食用。老年人也适宜食用。

脾阳不足、寒湿下痢以及食后气滞痞闷者忌食，生病期间暂不宜食用。癌症、高血压、高脂血、动脉硬化及脂肪肝患者忌食。

（3）咸鸭蛋：营养成分与鲜蛋一样，富含蛋白质、无机盐，其中含钙和铁的比例比鸡蛋、鲜鸭蛋都高。咸鸭蛋味道鲜美，容易消化。

（4）松花蛋：味辛，涩，甘，咸，性寒，入胃经，能润肺，养阴止血，凉肠，止泻，降压，去大肠火，治泻痢等。

松花蛋还有清凉、明目、平肝、止痢的功效。若加醋拌食，能清热消炎、养心养神、滋补健身，可治牙周病、口疮、咽干口渴等。松花蛋能刺激消化器官，增进食欲，促进营养的消化吸收，中和胃酸。此外，松花蛋还可保护血管及大脑。

松花蛋里含铅，孩子少吃为宜。寒湿下痢、心血管病、肝肾病患者少食。

（5）鸽蛋：味甘，咸，性平，入心、肾经，能补肝肾，益精气，可助阳提神、丰肌肤。治阳痿、营养不良、肾虚气虚、腰膝酸软、疲乏无力、心悸、头晕。

鸽蛋脂肪含量较低，适合高血脂患者、婴幼儿、贫血、月经不调、气血不足的女性常吃鸽蛋，可美颜滑肤，使精力旺盛。

食积胃热、性欲旺盛者及孕妇不宜食。

（6）鹅蛋：性温，味甘，归胆、胃经，能补中益气，清脑益智，可治贫血、热毒疮疡。鹅蛋营养成分也较丰富，但质地较粗糙，草腥味较重，味道不及鸡蛋、鸭蛋。

（7）鹌鹑蛋：性平，味甘，归心、肝、肺、肾、胃经，能补脾养血，强筋壮骨。适宜气阴亏虚、口干舌燥、纳食不振、咳血、大便秘结者食用。

鹌鹑蛋主治胃病、肺病、神经衰弱、肋膜炎、失眠多梦、贫血、病后体虚、慢性胃炎等。

（8）糟蛋：是将蛋浸在酒糟中制成的蛋类制品。糟蛋的含钙量特别高，是鲜蛋的40倍之多，是补钙佳品。

2.奶类

奶类主要包括牛奶、羊奶、马奶和水牛奶等。奶类营养丰富，含有人体所必需的营养成分，组成比例适宜，而且是容易消化吸收的天然食品。奶是婴幼儿的主要食物，也是病人、老人、孕妇、乳母以及体弱者的良好营养品。

奶类营养丰富，但是加热的时间太久可使某些营养素大量损失。

（1）牛奶：味甘，性平，微寒，入心、肺、胃经，具有补虚损、益肺胃、生津润肠之功效。用于治疗久病体虚、气血不足、营养不良、噎膈反胃、胃及十二指肠溃疡、消渴、便秘。

牛奶是人体钙的最佳来源。脱脂奶适合老年人、血压偏高的人群，高钙奶适合缺钙人群，少儿、老年人、易怒、失眠者、胃不好的人群也宜饮用高钙奶。牛奶为肝痛患者首选的理想食品，建议肝炎患者每日饮用250毫升左右的鲜牛奶。经常接触铅的人不宜饮用牛奶，可以改饮酸牛奶。

腹腔和胃切除手术后的患者，缺铁性贫血、乳糖酸缺乏症、胆囊炎、胰腺炎患者不宜饮用牛奶，脾胃虚寒作泻、痰湿积饮者慎服。牛奶可诱发老年性白内障或者加重其病情。

（2）酸牛奶：性平，味甘，酸，归心、胃经，具有生津止渴、补虚开胃、润肠通便、降血脂、抗癌的作用。用于治疗气血不足、营养不良、肠燥便秘、高胆固醇、动脉硬化、冠心病、脂肪肝、癌症、皮肤干燥等症。

酸牛奶能刺激胃酸分泌，增强胃肠消化功能和促进人体新陈代谢，对肝脏和胃病患者以及婴幼儿、身体衰弱者最为适宜。长期食用酸牛奶可延年益寿。另外，酸奶对那些乳糖活性低的成年人更为适宜。

酸奶中的乳酸能有效抑制肠内腐败菌的繁殖，抑制有害物质产生，促进肠道蠕动，因而极具减肥瘦身价值。妇女长期适量饮用酸牛奶，可使皮肤滋润、细腻、有光泽。

在怀孕期间，酸奶除提供必要的能量外，还提供维生素、叶酸和磷酸；在更年期时，酸奶还可以抑制由于缺钙引起的骨质疏松症；在老年时期，每天吃酸奶可矫正由于偏食引起的营养缺乏。

胃酸过多之人不宜多饮酸奶，胃肠道手术后的病人、腹泻或其他肠道疾病的患者不适合喝酸奶。

（3）羊奶：性温，味甘，入肺、胃、肾经，能滋阴养胃，补肾益精，润畅通便。治胃肾阴虚、虚劳羸弱、反胃、便秘、口疮、漆疮等。

羊奶比牛奶的酪蛋白含量低，乳清蛋白含量高，与人奶更接近，所以羊奶蛋白质的消化率比牛奶高。羊奶含胆固醇较低，对降低动脉硬化和高血压的发病率有一定的意义。与牛奶相比，喝羊奶的人较少，很多人闻不惯它的味道，对它的营养价值也不够了解。其实，"羊乳甘温无毒、润心肺、补肺肾气"。

（4）奶酪：味甘，酸，性平，能补肺，润肠，养阴，止渴。治虚热烦渴、肠燥便艰、肌肤枯涩、瘾疹瘙痒等症。

奶酪含有丰富的蛋白质、钙、脂肪、磷和维生素等营养成分，是纯天然的食品。肠胃不好的人及老年人不宜多吃，体质不好的人宜食。

（5）黄油：味甘，酸，性温。黄油的营养极为丰富，是奶食品之冠，含维他命、矿物质、脂肪酸、醣化神经磷脂、胆固醇，黄油做菜也很香，可以炸鱼、煎牛排、烤面包，涂抹面包吃，不仅营养丰富，而且很香醇味美，绵甜可口。黄油具有延年益寿之功效。

（五）水产类

1. 淡水鱼

鱼总体分淡水鱼和海水鱼。淡水鱼是一生都必须在淡水水域中度过的鱼类。淡水鱼多为草食性及杂食性，但亦有少量肉食性。

常吃淡水鱼不仅能调理身体，还可以补脑，补血，增加大脑思维和分析能力。淡水鱼可增加身体的抵抗力，还能预防心衰，适合儿童、产妇、老年人食用。

比较有代表性的淡水鱼有鲤鱼、草鱼、鲫鱼、鲢鱼、青鱼、鲶鱼、银鱼、罗非鱼、武昌鱼、鳊鱼、桂鱼、泥鳅、鳝鱼、鲥鱼、田螺等。这类鱼有健胃、利水消肿、通乳、清热解毒的功效，治胸闷腹胀、上腹积聚、咳逆上气、黄疸、口渴。

（1）鲤鱼：味甘，性平，入脾、胃、肾、肺经，可以防治动脉硬化、冠心病。多吃鱼可以健康长寿。

鲤鱼为发物，恶性肿瘤、淋巴结核、红斑狼疮、支气管哮喘、小儿痄腮、血栓闭塞性脉管炎、痈疖疔疮、荨麻疹、皮肤湿疹等患者均忌。

（2）鲫鱼：味甘，性平，入脾、胃、大肠经，能和中补虚，补中益气，健脾开胃。适宜脾胃虚弱、脾虚水肿、小便不利、气血虚弱、便血、痔疮出血、少食、呕吐或腹泻、乳汁不通、臌肿、慢性肾炎水肿、肝硬化腹水、营养不良型浮肿、产后乳汁缺少、小儿麻疹初期或麻疹透发不快、慢性久痢患者食用。鲫鱼补虚，诸无所忌，但感冒发热期间不宜多吃。

（3）泥鳅：味甘，性平，入脾、肝、肾经，能补益脾肾，补中益气，益肾助阳，祛湿止泻。特别适宜身体虚弱、脾胃虚寒、营养不良、小儿体虚盗汗者食用；同时适宜老年人及有心血管疾病、癌症及放疗化疗后、急慢性肝炎、黄疸患者食用，尤其急性黄疸型肝炎更适宜，可促进黄疸和转氨酶下降；阳痿、痔疮、皮肤疥癣瘙痒之人也宜食用。

泥鳅味道鲜美，营养丰富，含蛋白质较高而脂肪较低，能降脂降压，美味又滋补。阴虚火盛者忌食，特禀体质不宜食。

（4）鳝鱼：味甘，性温，归肝、脾、肾经，补虚损，除风湿，强筋骨。治痨伤、风寒湿痹、产后淋沥、下痢脓血、痔瘘臁疮。

（5）草鱼：性温，味甘，归肝、胃经，能暖胃和中，平降肝阳，祛风治痹，明目。

草鱼含有丰富的不饱和脂肪酸，对血液循环有利，是心血管病人的良好食物，经常食用草鱼还能抗衰老、养颜，而且对肿瘤也有一定的防治作用。对于身体瘦弱、食欲不振的人来说，草鱼肉嫩而不腻，可以开胃、滋补。

各种疮症患者禁食。

（6）鲶鱼：性温，味甘，归胃、膀胱经，能补气，滋阴，催乳，开胃，利尿。适宜体虚、营养不良、小便不利、脚气浮肿、产妇者食用。痔疮、肛痛患者不宜。

（7）银鱼：味甘，性平，归脾、胃经，能润肺止咳，补脾胃，宜肺，利水。可治脾胃虚弱、肺虚咳嗽、虚劳诸疾。

银鱼尤适宜体质虚弱、营养不足、消化不良、高血脂、脾胃虚弱、肺虚咳嗽、虚劳症患者食用。

（8）罗非鱼：性平，味甘，归肝、脾、肾经，能益脾胃，补肝肾。适宜消化不良、疳积、百日咳、水肿、胎动不安者食用。

罗罗非鱼含蛋白质、脂肪、钙、钠，肉味鲜美，肉质细嫩。

（9）武昌鱼：味甘，性微温，归胃经，能补虚益脾，养血，健胃。可以预防贫血症、低血糖、高血压和动脉血管硬化等疾病。适宜贫血、体虚营养不良、不思饮食之人食用。患有慢性痢疾之人忌食。

（10）桂鱼：性平，味甘，归脾、胃经，能补气血，益脾胃。桂鱼肉质细嫩，极易消化，儿童、老人及体弱者吃桂鱼既能补虚，又不必担心消化困难。桂鱼肉的热量不高，且富含抗氧化成分，对于贪恋美味、想美容又怕肥胖的女士是极佳的选择。哮喘、咯血患者不宜食。

（11）鲥鱼：味甘，性平，归脾、肝、肺经。鲥鱼的脂肪含量很高，几乎居鱼类之首，它富含不饱和脂肪酸，具有降低胆固醇的作用，对预防血管硬化、高血压和冠心病等大有益处。

2. 海水鱼

在海水鱼的肝油和体油中含有一种陆地上的动植物所不具有的高度不饱和脂肪酸，其中含有被称为DHA（俗称脑黄金）的成分，是大脑所必需的营养物质。另外，海鱼中的Ω-3脂肪酸、牛磺酸等都比淡水鱼要高得多。Ω-3脂肪酸对心脏和大脑具有保护作用，可缓解脑血管痉挛、恶性偏头痛，还能提高机体的抗炎能力。

海鱼的营养价值比河鱼略胜一筹。鱼肉肌纤维很短，水分含量较高，因此肉质细嫩，比畜禽的肉更易吸收。比较有代表性的海鱼有乌贼、带鱼、鳗鱼、鲈鱼、鳕鱼、鲅鱼、金枪鱼、鲳鱼、三文鱼、龙利鱼、梭鱼、秋刀鱼、比目鱼、沙丁鱼、多春鱼、明太鱼、石斑鱼、鲷鱼、老板鱼、黄花鱼、湟鱼马面鱼、小黄鱼等。

（1）乌贼（墨鱼）：味咸，性平，入肝、肾经，能补益肝肾，养血滋阴，通经、补脾益肾，用于治疗妇女经血不调、水肿、湿痹、痔疮、脚气、等。墨鱼肉、脊骨（中药名为海螵蛸）均可入药，是治疗妇女贫血、血虚经闭的良药。

脾胃虚寒的人应少吃。高血脂、高胆固醇、动脉硬化等心血管病及肝病患者慎食，患有湿疹、荨麻疹、痛风、肾病、糖尿病、易过敏者忌食。

（2）带鱼：性温，味甘，咸，归肝、脾、胃经，能补脾益气，暖胃，养肝，养血。带鱼的脂肪含量高于一般鱼类，且多为不饱和脂肪酸，具有降低胆固醇的作用。经常食用带鱼，补益五脏。带鱼对辅助治疗白血病、胃癌、淋巴肿瘤有一定益处。带鱼还有利于预防高血压、心肌梗塞等心血管疾病。常吃带鱼可养肝补血、泽肤养发。

疥疮、湿疹、皮肤病、皮肤过敏、癌症、红斑性狼疮、痈疖疔毒、淋巴结核、支气管哮喘患者忌食。

（3）鳗鱼：味甘，性平，归脾、胃经。鳗鱼具有补虚养血、祛湿、抗痨等功效，是久病虚弱、贫血、肺结核等病人的良好营养品。

鳗鱼还具有良好的强精壮肾的功效，常吃鳗鱼可使身体强壮。

（4）黄花鱼：味甘，性平，归胃、肾经，能健脾益气，开胃消食。治食欲不振、下利、失眠症、心悸、健忘。

（5）鲅鱼：味甘，咸，性热，归肺肾，能补气，平咳。适宜体弱咳喘、贫血、早衰、营养不良、产后虚弱者食用，对体弱咳喘也有一定疗效。

（6）金枪鱼：性平，味甘，归肝、肾经，有强化肝脏功能、防止动脉硬化之功效。金枪鱼也是心脑血管病患者及女性减肥的理想食品。

另外，金枪鱼不仅能降低胆固醇、血脂，疏通血管，防止动脉硬化，还能保护肝脏，提高肝脏的排泄功能，降低肝脏发病率。

（7）三文鱼：性温，味甘，归胃经，有补虚劳、健脾胃、暖胃和中之功效。适宜消瘦、水肿、消化不良者食用。

三文鱼中含有丰富的不饱和脂肪酸，能有效降低血脂和血胆固醇，防治心血管疾病，所含的Ω-3脂肪酸更是脑部、视网膜及神经系统必不可少的物质，有增强脑功能、防治老年痴呆和预防视力减退的功效。三文鱼还能有效地预防诸如糖尿病等慢性疾病的发生、发展，具有很高的营养价值，享有"水中珍品"的美誉。

（8）比目鱼：味甘，性平，无毒，能补虚益气，有祛风湿、活血通络之功效。比目鱼肉质细嫩而洁白，味鲜美而肥腴，它所含的不饱和脂肪酸易被人体吸收，有助于降低血中胆固醇，增强体质，但不宜多食。

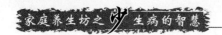

（9）沙丁鱼：味甘，性平，沙丁鱼中的Ω-3脂肪酸有逐渐降血压和减缓动脉粥样硬化速度的神奇作用。

沙丁鱼可稀释血液，帮助扩张血管，防止潜在致命血凝团的形成，还能预防高血压以及高血脂，保护心脏跳动。

（10）石斑鱼：味甘，性平，有健脾益胃、解毒杀虫之功用。治消化不良、痢疾、消渴、痞积、脱肛、小肠痛、百虫入耳。

（11）鳖龟：味甘，酸，咸，性平，归肾经，能补中益气，滋阴补肾，清热消瘀，健脾健胃，治虚劳盗汗、阴虚阳亢、腰酸腿疼、久病泄泻、小儿惊痫、妇女闭经、难产等症。

3. 虾类

虾的种类有很多，包括青虾、河虾、草虾、对虾、明虾、虾皮、海虾、北极虾、基围虾、小龙虾、皮皮虾、虾仁等。

虾的营养丰富，且其肉质松软，易消化，对身体虚弱以及病后需要调养的人是极好的食物，虾中含有丰富的镁，能很好地保护心血管系统，还可减少血液中胆固醇含量。另外，虾的通乳作用较强，对小儿、孕妇尤有补益功效。过敏、皮肤病、哮喘者不宜食。

（1）淡水虾：性微温，味甘，入肝、脾、肾经。虾肉有补肾壮阳、通乳抗毒、养血固精、化瘀解毒、益气滋阳、通络止痛、开胃化痰等功效。适宜肾虚阳痿、遗精早泄、乳汁不通、筋骨疼痛、手足抽搐、全身瘙痒、皮肤溃疡、身体虚弱和神经衰弱等病人食用。

妇女和心血管病患者、肾虚阳痿、男性不育症、腰脚瘦弱无力之人宜食。阴虚宿疾、上火之时，过敏性鼻炎、支气管炎、反复发作性过敏性皮炎的老年人不宜吃，患有皮肤疥癣者忌食。

（2）海水虾：性温，味甘，咸，入肾、脾经，有补肾壮阳、通乳抗毒、养血固精、化瘀解毒、益气滋阳、通络止痛、开胃化痰等功效。适宜肾虚阳痿、遗精早泄、乳汁不通、筋骨疼痛者食用。

虾严禁与大量维生素C同服，否则可生成三价砷，能致死。

（3）龙虾：性温，味甘，咸，归肝、肾经，有补肾壮阳、通乳抗毒、养血固精之功效。适宜肾虚阳痿、遗精早泄、乳汁不通、筋骨疼痛、手足抽搐、全身瘙痒、皮肤溃疡、身体虚弱者食用。

龙虾的蛋白质含量高于大多数的淡水和海水鱼虾，而且它含有的氨基酸对幼儿十分有益。龙虾的脂肪含量不但比畜禽肉低得多，比青虾、对虾还低许多，易被人体消化和吸收，并且具有防止胆固醇在体内蓄积的作用。龙虾和其他水产品一样，含有人体所必需的矿物元素，因此，经常食用龙虾可保持神经、肌肉的兴奋。

（4）基尾虾、皮皮虾：性温，味甘，咸，归脾、肾经，有补肾壮阳、通乳抗毒、养血固精、化瘀之功效。适宜肾虚阳痿、遗精早泄、乳汁不通、筋骨疼痛、手足抽搐、全身瘙痒、皮肤溃疡、身体虚弱、神经衰弱者食用，是补肾壮阳之佳品。

（5）对虾：性温，味甘，咸，归肝、脾、肾经，有补肾壮阳、通乳抗毒、养血固精之功效。适宜肾虚阳痿、遗精早泄、乳汁不通、筋骨疼痛、手足抽搐、全身瘙痒、皮肤溃疡、身体虚弱者食用。

4. 蟹类

蟹类的营养特点是高蛋白、高微量元素、高铁、高钙和少脂肪。蟹类主要有螃蟹、海蟹等。

（1）螃蟹：性寒，味咸，归肝、肾、胃经，能清热解毒、补骨添髓、养筋接骨、活血祛痰、利湿、滋肝阴、充胃液，对于瘀血、黄疸、腰腿酸痛和风湿性关节炎等有一定的疗效。

螃蟹含有丰富的蛋白质、微量元素，对身体有很好的滋补作用。吃螃蟹时必蘸姜末醋汁以祛寒杀菌，不宜单食。伤风、发热胃痛、腹泻、消化道炎症、溃疡、胆囊炎、胆结石、肝炎活动期的患者不宜食蟹；冠心病、高血压、动脉硬化、高血脂患者应少吃或不吃蟹黄，也不宜多吃蟹肉；寒凝血瘀性疾病、体质过敏者、孕妇不宜吃蟹。

（2）海蟹：性寒，味咸，归肝、胃经，有清热解毒、补骨添髓、养筋活血之功效。适宜瘀血、黄疸、腰腿酸痛、风湿性关节炎患者食用。

脾胃虚寒、大便溏薄者不宜食。

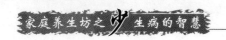

5. 贝类

贝类含有无机盐、矿物质、蛋白质，几乎没脂肪。贝类可使人体内胆固醇下降，它们的功效比常用的降胆固醇药物更强。人们在食用贝类食物后，常有一种清爽宜人的感觉，这对解除一些烦恼症状无疑是有益的。

贝类适宜高胆固醇、高血脂以及甲状腺肿大、支气管炎、胃病患者食用。

贝类多是凉性发物，宿疾者应慎食，脾胃虚寒者不宜多吃。

贝类主要有蛤蜊、牡蛎、鲍鱼、干贝、扇贝、鲜贝、蛤蜊、蛏子、海螺、河蚌、淡菜等。

（1）蛤蜊：味咸，性寒，入肺、肾、肝、胃经，能滋阴润燥，清热利湿，化痰，利尿消肿，软坚散结。治消渴、痰积、癖块、瘿瘤、崩带、痔疮、痰饮喘咳、水气浮肿、胃痛呕逆、白浊。

蛤蜊其性滋润而助津液，故能润五脏、止消渴、开胃，适宜高胆固醇、高血脂、甲状腺肿大、支气管炎、胃病等患者食用。

有宿疾者应慎食，脾胃虚寒者不宜多吃。

（2）牡蛎：味咸，性微寒，归肝、胆、肾经，能平肝息风，养阴，重镇安神，潜阳补阴，软坚散结。可治惊悸失眠、眩晕耳鸣、自汗盗汗、遗精崩带、胃痛吞酸等病症。

牡蛎有收敛固涩、除酸的作用，可治疗胃疼、胃酸等。生牡蛎可上收下敛，治疗头晕、便稀。牡蛎中丰富的牛黄酸有明显的保肝利胆作用，是防治孕期肝内胆汁瘀积症的良药。另外，它对促进胎儿的生长发育、矫治孕妇贫血和孕妇的体力恢复均有好处，还有利于钙的吸收。

牡蛎中的维生素B_{12}，具有造血的功用，而且食物中多种优良的氨基酸可解毒、预防动脉硬化。

牡蛎居高风险食物之首，可能引起胃肠炎、高烧、感染性休克、皮肤溃烂性水泡，甚至致命性的败血症。

（3）鲍鱼：味咸，性平，归肝、肾经，能养阴，平肝，固肾，可调整肾上腺素分泌，有调经、润燥利肠之效，可治月经不调、大便秘结等疾患。

鲍鱼可提高免疫力，调经润肠，双向调节血压，保护皮肤及视力健康，促进生长发育。鲍鱼是催乳的佳品，能滋阴养血，补中气，开胃利尿，是妇女产后食疗滋补的必选食物。

（4）蛏子、蚬子：味咸，性寒，归脾、胃经，有补虚、治痢、清胃等功效，主治产后虚损、精神不振、腹痛、胃寒等症状。

消化不良者不宜食用。

（5）蚶子：味甘，性微温，归心、脾经。蚶肉是一种补血食品。

（6）海螺：性寒，味甘，有清热明目、利膈益胃之功效。适宜心腹热痛、肺热肺燥、双目昏花者食用。螺肉对目赤、黄疸、脚气、痔疮等疾病有一定疗效。

脾胃虚寒、便溏腹泻者不宜食用。

（7）淡菜：味咸，性温，入肝、肾经，能补肝肾，益精血。治虚劳羸瘦、眩晕、盗汗、阳痿、腰痛、吐血、崩漏、带下等症。

淡菜所含的营养成分高于一般的贝类、鱼、虾、肉等，对促进新陈代谢，保证大脑和身体活动的营养供给具有积极的作用，所以有人称淡菜为"海中鸡蛋"。中老年人体质虚弱、气血不足、营养不良，高血压、动脉硬化、耳鸣眩晕、肾虚腰痛、阳痿、盗汗、小便余沥、妇女白带多者宜食。

（8）河蚌：甘咸，性寒，能止渴，除热，解毒，去眼赤，富含蛋白质、脂肪、醣类、钙、磷、铁、维生素A、维生素B_1、维生素B_2。

蚌汁用于除痔肿治痔疮、脱肛、肿痛。

（9）扇贝：性平，味甘，咸，归肾、脾经，具有滋阴补肾、和中调胃的功效。扇贝肉以及贝类软体动物含有一种特殊物质，可抑制胆固醇在肝脏合成和加速胆固醇排泄，从而使体内胆固醇下降。

扇贝适宜脾胃虚弱、气血不足、久病体弱、五脏亏损、脾肾阳虚、老年夜尿频多、纳呆、食欲不振、头昏目眩、咽干口渴、虚痨咯血、糖尿病、干燥综合征等患者及各种癌症患者食用。

6. 海藻类

海藻大多性味咸寒，具有清热、软坚散结的功效。

（1）紫菜：味甘，咸，性寒，归肝、肺、胃、肾经，有软坚散结、清热化痰、补肾养心、利尿之功效。用于治疗痰热互结所致的瘿瘤、瘰疬等症，即淋巴结核；肺热咳嗽、痰黄稠；湿热内蕴的水肿、脚气、淋证、泻痢、甲状腺肿、气喘、高血压等。

（2）发菜：性味，甘寒，无毒，入肝、肾、膀胱经，具有消滞、软坚化痰、理肠除垢、解毒滋补、通便利尿、化湿去腻、散结、降血压、消肠止痢等功效。发菜富含蛋白质、钙、铁等，而且脂肪含量极少。

发菜还具有调节神经的作用，并可作为高血压、冠心病、高血脂、动脉硬化、慢性支气管炎等病症辅疗食物。

适宜肺热咳嗽、内热痰结、高血压、肥胖症、佝偻病等患者食用。对妇女月经不调、营养不良、手术后病人和外伤愈合阶段的病人也十分有益。

（3）海白菜：味咸，性寒，具有清热解毒、软坚散结、利水降压的功效。用于治疗中暑、颈淋巴结肿、疮疖、小便不利、水肿、高血压等。海白菜有降低胆固醇作用。另外，海白菜含有的一种褐藻胶和硒元素，可降低乳腺癌、冠心病、心脏病的发病风险，起到强身健体的作用。

（4）海藻：味苦，性咸，归肺、脾、肾经，能软坚，消痰，利水，泄热。海藻有极为高级的营养元素，能保护血管弹性、降血压、降血脂、抗凝和止血。

脾胃虚寒、蕴湿者忌服。

7. 其他水产品

其他水产品主要有章鱼、海参、甲鱼、田螺、海蜇头、海蜇皮、田鸡、牛蛙等。

（1）海参：性微寒，味甘，咸，归心、肺、肾经，润燥、止血能补肾益精，滋阴健阳，补血润燥，调经祛劳，养胎利产等，调节男性内分泌，提高女性的新陈代谢，促进性激素分泌，提高性功能。海参对人体的作用主要是补肾固本。海参与灵芝搭配食用，具有增强人体免疫力，辅助治疗糖尿病，以及病后或术后修复的作用。海参非常适合身体虚弱的人群用于调理身体。

海参的修复再生功能可使伤口愈合、修复多年受损的胃肠、修复免疫系统、修复胰岛、恢复造血功能等。

糖尿病、贫血等慢性消耗性疾病，肿瘤及放、化疗患者，动脉硬化、高血压、高血脂等心脑血管疾病患者，免疫力低下、畏寒、多汗、经常感冒、气管炎、关节炎、骨质疏松者、尿频、肾虚、易疲劳、性欲减退、食欲不振、便秘、失眠多梦、耳鸣、心慌气短、头晕眼花、记忆力减退患者，孕妇、产妇宜食。

儿童一般不宜多吃海参，伤风感冒、身体发热、脾胃有湿、咳嗽痰多、舌苔厚腻者不宜食用。高尿酸血症病人不易长期食用海参。

（2）海蜇：味咸，性平，入肝、肾经，能清热化痰，消积化滞，润肠通便，消肿降压，软坚化痰。用于治疗阴虚肺燥、高血压、痰热咳嗽、哮喘、瘰疬痰核、食积痞胀、大便燥结等。

海蜇对气管炎、哮喘、胃溃疡、风湿性关节炎等疾病有益，并有防治肿瘤的作用。

海蜇适宜中老年急慢性支气管炎、咳嗽哮喘、痰多黄稠、高血压、头昏脑胀、烦热口渴、大便秘结、单纯甲状腺肿、醉酒后烦渴者食用。

（3）鱼翅：味甘，性平，归脾、肾经，具有益气、渗湿行水、开胃进食、清痰消鱼积、补五脏、长腰力、益虚痨的功效。

鱼翅对心血管系统疾患有防治功效，另外，烹制时应与肉类、鸡、鸭、虾等共烹，以达到蛋白质互补，又能赋味增鲜，滋养、柔嫩皮肤。气血不足、营养不良、体质虚弱、癌症、心血管疾病、免疫性疾病患者适宜食用。

（4）鱿鱼：性平，味咸，归肝、肾经，能滋阴养胃、补虚润肤。适宜治疗缺铁性贫血、骨质疏松。

鱿鱼利于骨骼发育和造血，能有效治疗贫血，还可抑制血液中的胆固醇含量，缓解疲劳，恢复视力，改善肝脏功能，所含的多肽和硒有抗病毒之功效。

鱿鱼具有高蛋白、低脂肪、低热量的优点。鱿鱼可有效减少血管壁内所累积的胆固醇，对于预防血管硬化、胆结石的形成有很好的疗效，同时还能补充脑力、预防老年痴呆症等。对于中老年人来说，鱿鱼是有益健康的食物。脾胃虚寒、肝病、湿疹患者不宜食用。

（5）鳖（甲鱼）：性平，味甘，归肝经，能滋阴凉血，补益调中，补肾健骨，散结。适宜体质虚弱、营养不良、肝肾阴虚、高血脂、动脉硬化、肝脾肿大、糖尿病、肾炎水肿、干燥综合症、脚气患者食用。

甲鱼肉及其提取物能有效地预防和抑制肝癌、胃癌、急性淋巴白血病，并可用于防治因放疗、化疗引起的虚弱、贫血、白细胞减少等症。常食可降低血胆固醇，对高血压、冠心病患者有益，甲鱼还能补劳伤，壮阳气，大补阴之不足，另外，对肺结核、贫血、体质虚弱等多种疾病有一定的辅助疗效。

（6）牛蛙：味甘，性温，入肝、脾、肾经，能滋补解毒，促进人体气血旺盛、精力充沛、滋阴壮阳，养心安神，有利于病人的康复。

（7）田螺：性寒，味甘，咸，归肝、脾、胃、大肠经，有清热解暑、利尿、止渴、醒酒之功效。适宜水肿、黄疸、痔疮、尿路感染、醉酒、肥胖、糖尿病、癌症、干燥综合症、高血脂、冠心病、动脉硬化、脂肪肝患者食用。

田螺肉对目赤、黄疸、脚气、痔疮、狐臭、减肥有一定疗效。

拉肚子、风寒感冒、经期时不宜食。

（8）田鸡：味甘，性平，归脾、胃、膀胱经，能大补元气，是治脾虚的营养食品，适宜治疗精力不足、低蛋白血症和各种阴虚症状，对青少年的生长发育和治疗更年期骨质疏松都十分有益。田鸡还可利水消肿，延缓机体衰老，润泽肌肤，防癌抗癌。

（六）肉类

肉类含蛋白质丰富，而且瘦肉比肥肉含蛋白质多，此类蛋白质是优质蛋白，更接近于人体的蛋白质，容易消化吸收。肉类脂肪可提供较多的热量。

肉类含有较多的维生素和尼克酸等，脏器含量更高，尤其是肝脏，其中还含有叶酸和维生素B_1、维生素B_2、维生素A和维生素D。

肉类主要有猪肉、牛肉、羊肉、鸡肉、鸭肉、鹅肉、兔肉、狗肉、驴肉、马肉、鹌鹑肉、鹿肉等。

1. 猪肉类

（1）猪肉：味甘，咸，性微寒，入脾、胃、肾经，能补肾养血，滋阴润燥，补血。治热病伤津、消渴羸瘦、肾虚体弱、产后血虚、燥咳、便秘等症。适宜阴虚、头晕、贫血、大便秘结、营养不良、燥咳无痰的老人，产后乳汁缺

乏的妇女及青少年、儿童也宜食。

猪肉不宜多食，多食则助热，使人体脂肪蓄积或血脂升高，以致发生动脉粥样硬化、冠心病、高血压等。

（2）猪排骨：具有滋阴润燥、益精补血、维护骨骼健康的功效。适宜气血不足、阴虚纳差者食用。

湿热痰滞内蕴者慎服，肥胖、血脂较高者不宜多食。

（3）猪蹄：含有丰富的胶原蛋白质，能防治皮肤干瘪起皱，增强皮肤弹性和韧性，对延缓衰老和促进儿童生长发育都具有特殊意义，是老人、妇女和术后、失血者的食疗佳品。若作为通乳食疗应少放盐、不放味精。

猪蹄胆固醇含量较高，肝病、动脉硬化、高血压、胆囊炎、胆结石患者应少食或不食。

（4）猪肚：味甘，微温，能治虚劳羸弱，脾胃虚、腹泻、下痢消渴、小便频数或遗尿、小儿疳积。猪肚为补脾之要品，补中益气的食疗方多用之。

（5）猪肝：味甘，苦，性温，归肝经，有补肝明目、养血之功效。用于治疗血虚萎黄、夜盲、目赤、浮肿、脚气等症。

适宜气血虚弱、面色萎黄、缺铁性贫血，肝血不足所致的视物模糊不清、夜盲、眼干燥症，以及癌症、放疗、化疗后患者食用。

（6）猪血：味甘，苦，性温，能解毒清肠，补血美容。猪血可抑制结石，解毒，治头风眩晕、中满腹胀、嘈杂、宫颈糜烂等症。猪血有增强体质、补血养颜、防止高血脂、延缓衰老、清毒、润肠之功效。

贫血患者宜食。高胆固醇血症、肝病、高血压、冠心病患者应少食。

（7）猪腰：味甘，咸，性平，入肾经，能补肾气、强腰、益气、通膀胱、消积滞、止消渴。适宜肾虚腰痛、水肿、耳聋、遗精、盗汗、老年人肾虚耳聋、耳鸣者食用。

血脂偏高、高胆固醇者忌食。

（8）猪皮：味甘，性凉，能滋阴补虚，清热利咽。经常食用猪皮可延缓衰老和抗癌，对人的皮肤、筋腱、骨骼、毛发都有生理保健作用。因为猪皮中含有大量的胶原蛋白，能减慢机体细胞老化。

阴虚内热、咽喉疼痛、低热等症的患者食用更佳。外感咽痛、寒下利者禁食、肝病、动脉硬化、高血压患者应少食或不食为好。

（9）猪耳朵：含有蛋白质、脂肪、碳水化合物、维生素及钙、磷、铁等，具有补虚损、健脾胃的功效，适用于气血虚损、身体瘦弱者食用。

（10）猪心：性平，味甘，咸，无毒，有补虚、安神定惊、养心补血之功效。

适宜心虚多汗、自汗、惊悸恍惚、失眠多梦、精神分裂症、癫痫、癔病患者食用。高胆固醇血症者忌食。

（11）猪肺：味甘，性平，入肺经，有补虚、止咳、止血之功效，用于治疗肺虚咳嗽、久咳、咳血。

猪肺含有大量人体所必需的营养成分，包括蛋白质、脂肪、钙、磷、铁、烟酸以及维生素B_1、维生素B_2等。适宜一般人群及肺虚久咳、肺结核、肺痿咯血者食用。便秘、痔疮患者不宜多食。

（12）猪大肠：性寒，味甘，能润肠，去下焦风热，止小便频数，润燥，补虚，止渴止血。

适宜大肠病变，如痔疮、便血、脱肛者及小便频多者食用。感冒期间忌食，脾虚便溏者亦忌。

（13）猪大骨：富含骨髓、骨胶原蛋白，是煲汤的最优质骨头，有健脾、强筋、补钙之功效。

（14）猪小排：味甘，咸，性平，入脾、胃、肾经，能补肾养血，滋阴润燥。治热病伤津、消渴羸瘦、肾虚体弱、产后血虚、燥咳、便秘，可补虚、滋肝阴、润肌肤、利二便、止消渴。

2. 牛肉类

（1）牛肉：味甘，性平，归脾、胃、肾经，能益气血，强筋骨，消水肿，补中益气，滋养脾胃，化痰息风，止渴止涎。治虚损羸瘦、消渴、脾弱不运、痞积、水肿，腰膝酸软。

牛肉含有丰富的蛋白质、氨基酸，能提高机体抗病能力，对生长发育及手术后、病后调养的人特别适宜。寒冬食牛肉有暖胃作用。牛肉适宜中气下陷、气短体虚、筋骨酸软、贫血久病及面黄目眩者食用。

（2）牛腩：含有高质量的蛋白质以及全部种类的氨基酸，但牛腩脂肪含量很低，还是潜在的抗氧化剂。

感染性疾病、肝病、肾病的人慎食。黄牛肉为发物，疮疥湿疹、痘痧、瘙痒者慎用，高胆固醇、高脂肪、老年人、儿童、消化能力弱的人不宜多吃。

（3）肥牛：含有丰富的蛋白质、铁、锌、钙，还有每天需要的B族维生素。吃肥牛可以配合海鲜和青菜，这样更易于营养吸收。

（4）牛肚：味甘，性温，无毒，归脾、胃经，能补益脾胃，补气养血，补虚益精、消渴。

牛肚适宜病后虚羸、气血不足、营养不良、脾胃薄弱者食用。

（5）牛蹄筋：味甘，咸，性温，入脾、肾经，能益气补虚，温中暖中。

牛蹄筋能增强细胞生理代谢，使皮肤更富有弹性和韧性，延缓皮肤的衰老，强筋壮骨，对治疗腰膝酸软、身体瘦弱、青少年生长发育、减缓中老年妇女骨质疏松有益。

外感邪热或内有宿热者忌食。

（6）牛尾：五行属金，能补气养血，强筋骨，益肾。牛尾含有蛋白质、脂肪、维生素等成分，营养丰富，适合儿童及青少年、术后体虚者、老年人食用。牛尾宜炖食。

（7）牛排：味甘，性平，归脾、胃经，能补中益气，滋养脾胃，强健筋骨，化痰息风，止渴止涎。适宜中气下陷、气短体虚、筋骨酸软、贫血久病、面黄目眩者食用。

3. 羊肉类

（1）羊肉：味甘，温，无毒，入脾、胃、肾心经，具有温补脾胃肝肾、补体虚、祛寒冷、开胃健力、补益产妇、通乳治带、助元阳、益精血之功能。治疗脾胃虚寒所致的反胃、身体瘦弱及畏寒肾阳虚所致的腰膝酸软冷痛、阳痿等症。

羊肉能御风寒，对一般风寒咳嗽、慢性气管炎、虚寒哮喘、肾亏阳痿、腹部冷痛、体虚怕冷、腰膝酸软、面黄肌瘦、气血两亏、病后或产后身体虚亏等一切虚状均有治疗和补益效果，最适宜于冬季食用。

暑热天或发热病人慎食之，高血压、爱熬夜、发烧感染、体质偏热者应少食。发热、腹泻和体内有积热者最好不食。

（2）羊肝：性凉，味甘，苦，有养肝、明目、补血、清虚热之功效。

适宜眼干燥症、夜盲症、青盲翳障、小儿疳眼、目暗昏花、热病后弱视人、血虚、面色萎黄、产后贫血、肺结核、小儿衰弱以及维生素A缺乏症患者食用。

（3）羊肚：性温，味甘，补虚，健脾胃。治虚劳羸瘦、不能饮食、消渴、盗汗、尿频等症。

适宜胃气虚弱、反胃、不食、盗汗、尿频之人食用。

（4）羊蝎子：低脂肪、低胆固醇、高蛋白、富含钙质，有滋阴补肾、养颜壮阳、滋阴清热、养肝明目、补钙益气、强身壮体之功效。

羊蝎子可壮阳壮腰，强精益气，提高精液质量，增强精子活力。羊蝎子经过长时间的焖煮，有利于促进钙的吸收，达到补钙的功效。故老年食之以解骨质疏松，中年食之，能养颜美容，少年食之，能健脑增高，并对慢性结肠炎、胃炎、气管炎等症状有明显的疗效。

（5）羊血：性平，味咸，入脾经，能活血补血，活血化瘀。主要用于治疗各种内出血、吐血、鼻血、肠风痔血、妇女崩漏、产后血晕、跌打损伤等意外出血，还可改善妇女血虚中风、产后血瘀、胎衣不下等症，羊血还可解野菜毒。

4. 鸡肉类

（1）鸡肉：味甘，性平，微温，入脾、胃、肝经，能温中补脾，益气养血，补肾益精，滋补血液，健脾胃，活血脉，强筋骨。

鸡肉含有维生素C及维生素E等，蛋白质的含量比例较高，种类多，而且消化率高，很容易被人体吸收利用，有增强体力、强壮身体的作用，另外鸡肉还含有对人体生发育有重要作用的磷脂类，是中国人膳食结构中脂肪和磷脂的重要来源之一。

鸡肉对营养不良、畏寒怕冷、乏力疲劳、月经不调、贫血、虚弱等有很好的食疗作用。肾虚精亏、面色萎黄、形体消瘦、心悸失眠、饮食减少、自汗盗汗、男子阳痿早泄、精液清冷、女子月经不调、久不孕者宜食。肝脾血虚、头晕目暗、肢体麻木、饮食减少、大便稀薄、疲乏无力宜用归参炖食；心脾两虚、面色萎黄、失眠心悸、头昏、健忘、饮食减少宜食童子鸡，腹泻、消瘦宜食黄芪乌骨鸡。

（2）鸡肝：味甘，苦，咸，性微温，无毒，归肝、肾经，能养肝，补肾虚，补血益气，止血凉血，明目，安胎，养心安神，滋阴润肤，提高免疫力。

鸡肝适宜贫血、常在电脑前工作、肝虚目暗、视力下降、夜盲症、小儿疳眼、佝偻病、产后贫血、肺结核及先兆流产者食用。

高胆固醇血症、肝病、高血压和冠心病患者慎食。

（3）鸡翅：有温中益气、补精添髓、强腰健胃等功效，鸡翅中的胶原蛋白含量丰富，对于保持皮肤光泽、增强皮肤弹性均有好处。

（4）鸡腿：鸡腿肉蛋白质的含量较高，而且消化率高，容易被人体吸收利用，有增强体力、强壮身体的作用。

（5）鸡胗：味甘，寒，归脾、胃、小肠、膀胱经，能消食健胃，涩精止遗。治食积胀满、呕吐反胃、泻痢、疳积、消渴、遗溺、牙疳口疮。

（6）鸡血：味咸，平，入心、肝经，鸡冠血入肝、肺、肾经，能益血补虚，活血。用于治疗贫血、妇女月经不调、崩漏失血、支气管炎、哮喘、慢性肝炎、痘疹不出以及筋骨折伤。

（7）鸡心：味咸，甘，性平，归心经，有滋补心脏、镇静神经、补血益气之功效。鸡心还能预防或缓解心悸、心率失常等。

（8）乌鸡：性平，味甘，归肝、脾、肾经，有滋阴清热、补肝益肾、健脾止泻之功效。适宜体质虚弱、气血不足、营养不良、崩中带下、月经不调、脾虚滑泄、消渴久痢、癌症等患者食用，是妇女滋补佳品。

乌鸡中含有大量的维生素E，对维护生理系统功能、延缓衰老、强筋健骨等十分有益。

5. 鸭肉类

（1）鸭肉：性平，寒，味甘，咸，归脾、胃、肺、肾经，可大补虚劳，滋五脏之阴，清虚劳之热，补血行水，养胃生津，止咳自惊，清热健脾，消除

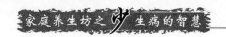

虚弱浮肿。

体内有热、体质虚弱、食欲不振、发热、大便干燥和水肿者食之更佳。

素体虚寒、受凉引起的不思饮食、胃部冷痛、腹泻清稀、腰痛、寒性痛经以及肥胖、动脉硬化、慢性肠炎患者应少食；感冒患者不宜食用。

（2）鸭血：主治劳伤吐血、贫血虚弱、药物中毒。鸭血可用于改善失血血虚或妇女性经潮热。贫血患者、老人、妇女和从事粉尘、纺织、环卫、采掘等工作的人尤其应常吃。

高胆固醇血症、肝病、高血压和冠心病患者应少食，平素脾阳不振、寒湿泻痢之人忌食。

（3）鸭肝：味甘，苦，性温，归肝经，可补肝明目，滋阴补血，益气，利水消肿。高胆固醇血症、肝病、高血压和冠心病患者应少食。

动物肝中维生素A的含量远远超过奶、蛋、肉、鱼等食品，具有维持正常生长和生殖机能的作用，能保护眼睛，维持正常视力，防止眼睛干涩、疲劳，还能维持健康的肤色。

（4）鸭腿：功能除了与鸭肉相同外，其所含的B族维生素和维生素E较其他肉类多，能有效抵抗脚气病、神经炎和多种炎症，还能抗衰老。

（5）鸭翅：性寒，味甘，咸，归脾、胃、肺、肾经，功效同鸭肉。

（6）鸭肫：味甘，性咸，平，有健胃之效。贫血病患者宜食。上腹饱胀、消化不良者可多吃鸭肫。

（7）鸭掌：多含蛋白质、低糖，少有脂肪。气郁体质、特禀体质、瘀血体质、脾胃虚寒者少食。

6. 兔肉

兔肉味甘，性凉，入肝、胃、大肠经，能补中益气，凉血解毒，清热止渴。兔肉是一种高蛋白、低脂肪、低胆固醇的食物，既有营养，又不会令人发胖。兔肉富含大脑和其他器官发育不可缺少的卵磷脂，有健脑益智的功效。

经常食用兔肉可保护血管壁，阻止血栓形成，对高血压、冠心病、糖尿病有预防作用，并能增强体质，健美肌肉，它还能保护皮肤细胞活性，从而保持皮肤弹性。兔肉是老人、妇女及肥胖、肝病、心血管病、糖尿病患者的理

想肉食。

孕妇及经期女性、有明显阳虚症状的女子、脾胃虚寒者不宜食。兔肉不能常吃。

7. 狗肉

狗肉味甘，咸，性温，归脾、胃、肾经，能温补脾胃，补肾助阳，壮力气，补血脉。适用于改善肾阳不足、腰膝酸软、阳痿不举等症。

狗肉可用于改善肾阳虚所致的腰膝冷痛、小便清长、小便频数、浮肿、耳聋、阳痿等症，也可用于治疗脾胃阳气不足所致的脘腹胀满、腹部冷痛等症。

食用狗肉可增强人的体魄，提高消化能力，促进血液循环，改善性功能。冬天常吃，可增强老年人的抗寒能力。

脑血管病、心脏病、高血压病、中风后遗症患者不宜食用，大病初愈的人也不宜食用。

8. 驴肉

驴肉性平，味甘，酸，归心、肝经，能补益气血，熄风安神，滋肾养肝。适宜治疗气血亏虚、短气乏力、倦怠赢瘦、食欲不振、心悸眼差、阴血不足、风眩肢挛、不寐多梦。

驴肉中的高级不饱和脂肪酸对动脉硬化、冠心病、高血压有良好的改善作用，另外，它还可降低血液黏度。脾胃虚寒、慢性肠炎、腹泻者禁食。

9. 鸽肉

鸽肉性平，味甘咸，归肝、肾经，能滋阴壮阳，养血补气，清热解毒。高血压、高血脂、冠心病、动脉硬化、头发早白、毛发稀、贫血、神经衰弱、男子不育、精子活力差、习惯性流产患者宜食。

鸽肉营养丰富，是滋补壮阳之品，鸽肉的蛋白质含量高，消化率也高。鸽肉中还含有丰富的泛酸，对脱发、白发和毛发先衰等有很好的疗效。

乳鸽的骨内含有丰富的软骨素，经常食用，可改善皮肤细胞活力，增强皮肤弹性，从而使面色红润。乳鸽还可加快创伤愈合，防治动脉硬化。

10. 鹌鹑肉

鹌鹑肉味甘，性平，入心、肝、脾、肺、肾、大肠经，可补中益气，清利湿热。主治浮肿、肥胖型高血压、糖尿病、贫血、胃病、肝硬化、腹水等。

鹌鹑肉适宜营养不良、体虚乏力、贫血头晕、肾炎浮肿、泻痢、高血压、肥胖症、动脉硬化症等患者及婴幼儿、孕产妇、老人（应注意胆固醇含量较高）食用。

鹌鹑肉还可阻止血栓形成，保护血管壁，阻止动脉硬化，另外，它还具有健脑的作用。

11. 麻雀肉

麻雀肉味甘，性温，入肾、肝、膀胱经，有壮肾阳、益精髓、暖腰膝、缩小便之功。适用于治疗阳痿、早泄、小便频数、眩晕耳鸣、妇女血崩带下等症。雀卵和雀脑亦有较好的补益作用，雀卵有助肾阳、补阴精之功效，阳痿、腰痛、精液清冷、老年人脏腑虚弱、劳损消瘦、肾气亏乏者宜食。

雀肉大热，春夏季及患有各种热症、炎症者不宜食用。

12. 马肉

马肉味甘，酸，性寒，入肝、脾经，能补中益气，补血，滋补肝肾，强筋健骨，除热下气，长筋。

马肉具有恢复肝脏机能、防止贫血、促进血液循环、预防动脉硬化、增强人体免疫力的效果。

13. 鹅肉

鹅肉性平，味甘，归脾、肺经，有补虚益气、暖胃生津、解铅毒之功效。

鹅血中还含有一种抗癌因子，有治疗癌症的作用。经常口渴、乏力、气短、食欲不振者，可常喝鹅汤、吃鹅肉，这样既可补充营养，又可控制病情发展，还可治疗和预防咳嗽病症。鹅肉对治疗感冒、急慢性气管炎、慢性肾炎、老年浮肿、肺气肿、哮喘痰壅有良效。身体虚弱、气血不足、营养不良者宜食。

温热内蕴、皮肤疮毒、瘙痒症者禁食。

14. 鹿肉

鹿肉性温，味咸，归肾经，能壮阳益精，养血益容，还能改善手脚冰凉、肾阳虚、头昏耳鸣、腰脊疼痛、阳痿、羸弱虚瘦、血脉不活、容颜欠佳等症。

鹿肉性温和，有补脾益气、温肾壮阳的功效。鹿肉有高蛋白、低脂肪、低胆固醇等特点，还含有多种活性物质，对人体的血液循环系统、神经系统有良好的调节作用。外伤、阳盛上火者禁用。

15. 蚕蛹

蚕蛹性平，味甘，归脾、胃经，有补肾壮阳、补虚劳、祛风湿的功效。适宜改善阳痿、遗精、小儿疳积、消瘦、消渴、肺结核、糖尿病、高血压、高血脂、脂肪肝、胃下垂等症。

蚕蛹含有丰富的蛋白质和多种氨基酸，是体弱、病后之人、老人及妇女产后的高级营养补品。蚕蛹油可以降血脂、降胆固醇，对改善肝功能有显著作用。

蚕蛹可有效提高人体白细胞水平，从而提高人体免疫力，延缓人体衰老。脚气病、被疯狗咬伤过的人禁食。

16. 肉制品

（1）腊肉：味咸，性甘，平，具有开胃祛寒、健脾消食等功效。腊肉中磷、钾、钠的含量丰富。

老年人忌食，胃和十二指肠溃疡患者禁食。

（2）火腿：味甘，咸，性温，归脾、胃经，能健脾开胃，滋肾益精，补气养血。治虚劳、怔忡、虚痢、泄泻、腰脚软弱、漏疮等症。

外感未清、湿热内恋、积滞未净、胀闷未消者均忌。

（3）香肠：香肠可开胃助食，增进食欲。儿童、孕妇、老年人、高血脂症者少食或不食，肝肾功能不全者不宜食用。

（4）咸肉：味甘，咸，性平，入脾、胃、肾经，可补肾养血，滋阴润燥，主治热病伤津、消渴赢瘦、肾虚体弱、产后血虚、燥咳、便秘等症。

（5）肉松：含脂肪、蛋白质、碳水化合物等。肉松的热量远高于瘦肉，属于高能食品，吃的量和频率都要有所控制。

（七）茶、蜂蜜、饮料类

1. 茶叶

茶叶有多种，它们共同的特性是味甘苦、性微寒、无毒，入心、肺、胃经，有驱散疲劳、清思明目、生津止渴、利尿止泻、清热解毒、消食减肥、清头目、醒精神、除烦渴，化痰、消食等功效。用于防治高血压、高脂血、肥胖、冠心病、食积不化、泻痢、精神不振、水肿尿少、水便不利、痰喘咳嗽、风热上犯、头晕目昏、暑热烦渴、多睡好眠、神疲体倦、油腻食积等症。

茶叶能抑菌、消炎、抗氧化，亦可保护皮肤，使皮肤变得细腻、白润、有光泽。

茶的种类很多，主要有绿茶、红茶、黄茶、黑茶、白茶等。

（1）红茶：性温凉，味苦，甘，入心、肺、胃经，有清头目、化痰、消食、利尿、解散毒、消食养胃的功效。红茶能帮助人体消食化积，调理胃肠。红茶最好在饭后喝。

（2）绿茶：性微寒，味苦，甘，归心、肺、胃经，具有清火解毒、清肝化湿的功效。

绿茶颇具下火、祛毒、清肝、利胆之效，适合体质湿热的人。要解毒，绿茶最好空腹喝，晨起空腹时、午睡后、晚饭前是绿茶发挥解毒去火功效的三个黄金时段。不过绿茶略偏寒，脾胃虚弱的人不可过量饮用。

（3）乌龙茶：包括铁观音、大红袍。

铁观音属半发酵茶，由于发酵期短仍偏凉，消脂促消化功能突出，但空腹不宜喝。

乌龙茶不寒不热，辛凉甘润，是一种中性茶，适合大多数人饮用。因茶叶较粗老，须用100℃的开水冲泡。

大红袍温而不寒不伤胃，滋味醇厚，香气浓郁。

（4）黑茶：性温和醇厚，有暖胃、降血压、降血脂的作用，长期饮用可减轻动脉粥样硬化和预防心血管疾病。普洱茶为黑茶。

（5）茉莉花茶：性温，味辛，甘，入肝、肺经，具有理气开郁、醒脑提神的功效。春天常喝些花茶不仅有助于散发冬天积聚在体内的寒气，促使人体阳气生长，还能提神醒脑，解除"春困"，振奋精神。

茉莉花茶具有理气开郁的作用，能安定精神，使人清新舒畅，可消除疲劳、头痛等，同时还能帮助肠胃消化吸收，缓解胃痛，对于治疗发烧感冒、鼻塞不通、腹泻、便秘等很有帮助。

要科学饮茶，必须要明茶性，因时而异、因人而异。

①因时而异：所谓"因时而异"，即在不同时段饮用不同的茶。如，一日之中，清晨从睡梦中醒来不久，应喝绿茶、青茶，以求醒脑提神；上午应喝些铁观音或茉莉花茶，因为茶香氤氲，能刺激人的大脑进入亢奋状态，有利于提高工作效率；午后人容易困倦，此时应喝些红茶，以求解困定神；晚饭后与家人聊天或应酬朋友，最好喝淡普洱或乌龙茶，这样既有口感又不会影响当晚的睡眠。

②因人而异：每个人因体质不同，对茶叶茶性的要求不同。如，有抽烟喝酒习惯者，容易上火及体形较胖的人适宜喝绿茶、青茶等凉（寒）性茶；肠胃虚寒者则适宜喝中性或温性茶；老年人适合饮用红茶及普洱茶，因为其茶性温和醇厚，有暖胃、降血脂、降血压等作用。苦丁茶凉性偏重，最适合体质燥热者饮用，但虚汗者不适宜饮用此茶。

处于亚健康的都市病患者，应喝大红袍、红茶及普洱等中性、温性茶，如果血糖本身不高的话，还可考虑在茶中加糖。

2. 蜂蜜

味甘，性平，归脾、胃、肺、大肠经，具有调补脾胃、缓急止痛、润肺止咳、润肠通便、润肤生肌、解毒之功效。

蜂蜜适宜肺燥咳嗽、干咳无痰、肠燥便秘者及老年人、体弱者、产妇便秘者食用，胃及十二指肠溃疡、高血压、心脏病、冠心病、肝病、神经衰弱、失眠以及肥胖患者宜食。

糖尿病患者、未满一岁的婴儿、湿阻中焦的脘腹胀满、舌苔厚腻者不宜食用。

（1）枇杷蜜：性凉，味甘，具有滋阴润肺的作用，能止渴、止咳、下气，对呼吸道疾病及慢性支气管炎引起的咳嗽多、咳血、咯血等症都有一定的辅助治疗效果。

（2）梨花蜜：性凉，味甘，有生津止渴、止咳化痰、润肺清热的作用，能养阴润燥、散结通便、涤热熄风、降火生津。痰喘气急、痰热昏厥者宜食。

（3）槐花蜜：性清凉，可凉血止血，清肝明目，具有舒张血管、改善血液循环、防止血管硬化、降低血压等作用。常服槐花蜜能改善人的情绪，宁心安神。

（4）荞麦花蜜：性寒，味甘，有降气宽畅、清热解毒的作用。荞麦花叶蜜能增强血管壁的弹性，防治高血压，并对预防脑溢血有积极意义。

（5）葵花蜜：性淡，味甘，葵花蜜具有扩张血管与短暂降压的作用，并可增强机体免疫力。葵花蜜对高脂血症及慢性高胆固醇血症有一定的防治作用。

（6）玉米花蜜：性平，味甘，有调中开胃、降压利水的作用，能促进胆汁分泌，降低血脂，并能增加肝糖原贮存，改善组织的新陈代谢，增强肾脏功能，减少蛋白尿的生成，还可作为膀胱炎及尿道炎患者治疗期间的辅助食物。

（7）菜花蜜：性温，味甘，有清热润燥、散血消肿的作用。常用于治疗肝胆系统病变及脾胃虚弱症，疗疮热疖者也宜食。

（8）椴树蜜：性温，味甘，能增强体质，改善情绪，降低中枢神经兴奋性，维护脑细胞。

（9）胡萝卜花蜜：性淡，味甘，因含较多的B族维生素和维生素A，故对角膜干燥症和夜盲症患者非常有益。

花蜜的种类繁多，除上所述外，还有桃花蜜、杏花蜜、樱花蜜、苹果花蜜、菠萝花蜜、山楂花蜜、枣花蜜、椰子花蜜、郁金香蜜等，它们都有各自不同的特点及营养。

冬蜜：调理肠胃，养气润肺；桂花蜜：消肿止血，润喉通肠；龙眼蜜：补脑益智，增强记忆；柑桔蜜：生津止渴，润肺开胃；荆条蜜：益气补血，散寒清目；枣花蜜：补血安神，健脾养胃；益母草蜜：调经美白，日常保健。

3.饮料

（1）咖啡：味苦，微甘，性温，归心经，可以振作精神，增强思考能力，缓解肌肉疲劳。咖啡还可改善心血管系统，提高心脏功能，使血管舒张，促进血液循环，亦能帮助消化，促进脂肪的分解。

（2）可可：味甘，性平，归心经，能刺激大脑皮质，消除睡意，增强触觉与思考力，调整心脏机能，又有扩张肾脏血管、利尿等作用。可可还对神经系统、肾脏、心脏有益，另外，对人体也有温和的刺激、兴奋作用。

（八）坚果类

坚果类食物中含有十几种重要的氨基酸，这些氨基酸都是构成脑神经细胞的主要成分。坚果可促进胎儿的身体及智力发育，另外，也可加强人体的新陈代谢，而且坚果中的矿物质对视力的发育也有直接影响，适当咀嚼也有利于视力的提高。经常吃些坚果，不仅可以补充重要的营养素，还能减少宝宝日后患过敏相关疾病的风险。

（1）栗子：味甘，性温，入脾、胃、肾经，能养胃健脾、补肾强筋、活血止血。还能防治高血压、冠心病、动脉硬化、骨质疏松等疾病，是抗衰老、延年益寿的滋补佳品。痞满、疳积、疟痢、便秘患者及产妇忌之。

（2）核桃：味甘，微苦，微涩，性平，温，无毒，入肾、肺、大肠、肝经，可补肾，固精强腰，温肺定喘，润肠通便。

核桃能破血祛瘀，用于治疗血滞经闭、血瘀腹痛、蓄血发狂等病症。此外，核桃兼有润肠、止咳、养护皮肤、防癌抗癌、增强记忆力之功效。

核桃含有较多脂肪，多食会生痰动火、影响消化、引起腹泻。

（3）花生：性平，味甘，入脾、肺经，具有醒脾和胃、润肺化痰、滋养调气、清咽止咳之功效。

花生能抗衰老、止血，花生中的脂肪和蛋白质对产后乳汁不足者有滋补气血、养血通乳的作用。花生果实中钙含量极高，可以促进人体的生长发育。此外，花生兼有能延缓脑功能衰退、防止脑血栓形成、改善血液循环、增强记忆力、预防心脑血管疾病等功效。

血黏度高或有血栓的人不宜食用。体寒湿滞及肠滑便泄者不宜服食。

（4）榛子：味甘，性平，入胃、脾经，具有补益脾胃、滋养气血、明目、益气力的功效。

适宜饮食减少、体倦乏力、眼花、肌体消瘦、癌症、糖尿病患者食用。榛子含有丰富的油脂，胆功能严重不良者慎食。

（5）松子：性温，味甘，入肝、肺、大肠经，能滋阴养液，补益气血，润燥滑肠，补肾益气，润肺止咳。

老年人常食用松子可防止因胆固醇增高而引起的心血管疾病。松子中含磷较为丰富，对人的大脑神经也有益处，此外，它对老年慢性支气管炎、支气管哮喘、便秘、风湿性关节炎、神经衰弱和头晕眼花均有一定的辅助治疗作用。

中老年体质虚弱、大便干结、慢性支气管炎久咳无痰、心脑血管疾病患者宜食。脾虚便溏、肾亏遗精、湿痰甚者均不宜多食。

（6）葵花子：性平，味甘，入肺、胃、心经，有补虚损、降血脂、补血止痢、通气透脓、润肤之功效。

葵花子有良好的降脂作用。适宜癌症、高血脂、动脉硬化、高血压、神经衰弱引起的失眠、蛲虫病患者食用。葵花子不宜多吃。肝炎病人忌食。

（7）南瓜子：味甘，性平，归脾、肾经。常吃南瓜子能很好地治疗血吸虫病。

（8）西瓜子：味甘，性平，归肺、胃经，能降压、缓解急性膀胱炎。

无论是西瓜子还是南瓜子都有润肠、健胃、降低胆固醇等作用。

（9）腰果：性平，味甘，归脾、肾经，具有补充体力和消除疲劳的良好功效，还能使干燥的皮肤得到改善，同时还可以为孕妇补充铁、锌等元素。

（10）开心果：性温，味辛，涩，无毒，归脾、肺经，有养神抗衰、润肠排毒、降胆固醇、补益脑力之功效。

开心果含有孕期所需要的很多营养素。由于开心果中含有丰富的油脂，因此有润肠通便的作用，有助于机体排毒，可治疗神经衰弱、浮肿、贫血、营养不良、慢性泻痢等症。

（11）桃仁：味苦，甘，性平，归心、肝、大肠经，能活血祛瘀，润肠通便，止咳平喘。用于治疗经闭痛经、肺痈肠痈、跌扑损伤、肠燥便秘、咳嗽气喘。孕妇及便溏者慎用。

（12）大杏仁：味苦，性微温，归肺经，有小毒，能止咳平喘，润肠通便。杏仁可以入药，有润肺止咳的作用，而扁桃仁则无此功效。大杏仁皮中含有一种被称作类黄酮的抗氧化剂，它能保护人体细胞，减少低密度脂蛋白（即"坏胆固醇"）氧化作用的攻击。阴亏、郁火者不宜长期单食杏仁。

（13）山核桃：性温，平，味甘，入肺、肾、大肠经，有润肺化痰、补养气血、温肾助阳、利三焦、润肤、通便的功能。

（九）调味品类

调味品是指能增加菜肴的色、香、味，促进食欲，有益于人体健康的辅助食品。调味品的主要功能是增进菜品质量，满足消费者的感官需要，从而刺激食欲，增进人体健康。从广义上讲，调味品包括咸味剂、酸味剂、甜味剂、鲜味剂和辛香剂等，像食盐、酱油、醋、味精、糖、八角、茴香、花椒、芥末等都属此类。调味口有以下几种：咸味调料、甜味调料、酸味调料、辣味调料、鲜味调料等。

甜味古称甘，为五味之一，入脾经。甜味调料有蜂蜜、食糖、饴糖等。

酸味为五味之一，入肝经。酸有收敛固涩的效用，可助肠胃消化，还能去鱼腥、解油腻，提味增鲜，增强食欲，尤宜春季食用。酸味调料有醋、番茄酱等。

辛味为五味之一，入肺经。辛可促进食味紧张、增进食欲。辛味调料有花椒、辣椒、姜、葱、蒜等。

咸味调料可清热泻火、解毒消炎。咸味调料有盐、酱、腐乳等。

鲜味是人们饮食中努力追求的一种美味，它能使人产生一种舒服愉快的感觉。鲜味主要来自氨基酸、核苷酸和琥珀酸，大多存在于肉畜、鱼鲜、禽蛋等主料中。鲜味调料有鱼露、味精、蚝油等。

（1）大酱：味咸，性寒，归脾、胃经，包括东北大酱、四川豆瓣酱、葱拌酱等。酱是通过微生物发酵，产生了多种具有香味的有机酸、醇、酯、氨基酸。酱在发酵过程中生成大量的低聚肽类，具有抗衰老、防癌症、降血脂、调节胰岛素等多种生理保健功能。大酱还可降低血中胆固醇浓度、减少患冠心病的危险，另外，它也有一定降血压的功效。

（2）醋：味酸，苦，性温，归胃经，能消食开胃，散瘀血，收敛止泻，解毒。用于治疗油腻食积、消化不良、喜食酸物、腹泻、衄血、吐血、便血、咽喉肿痛、食鱼肉荤菜引起的肠胃不适及病毒性肝炎。

（3）酒酿：味辛，性温，能促进胃液分泌，增加食欲，帮助消化，活血通络，帮助乳汁分泌，提神。

（4）芥末：味辛，性热，归脾、胃经，具有发汗利尿、解毒清血等功效，对增进食欲、促进血液循环也有作用。芥末可用来治疗风湿性疾病，调节月经，与面粉调和成糊状可用来治疗咳嗽或支气管炎。

（5）茴香：味辛，性温。归肝、肾、脾、胃经，可开胃进食，理气散寒，有助阳道。治中焦有寒、食欲减退、恶心呕吐、腹部冷痛、疝气疼痛、睾丸肿痛、脾胃气滞、脘腹胀满作痛。

（6）花椒：味辛，性温，归肺、肾经，有芳香健胃、温中散寒、除湿止痛、杀虫解毒、止痒解腥之功效。治呕吐、风寒湿痹、齿痛等症。花椒能增加食欲，除各种肉类的腥膻臭气。

（7）胡椒：性热，味辛，归胃、大肠经，有温中下气、消痰解毒之功效，适宜食欲不振、胃寒、慢性胃炎、受风寒雨淋者食用。

胡椒性温热，对胃寒所致的胃腹冷痛、肠鸣腹泻有很好的缓解作用，胡椒还可治疗风寒感冒，防腐抑菌，解鱼虾肉毒。白胡椒可以改善女性白带异常及癫痫症。

阴虚火旺、干燥综合症、糖尿病患者不宜食。

（8）食盐：味咸，性寒，归胃、肝、肾经，是人类生存最重要的物质之一，也是烹饪中最常用的调料。

（9）酒：味甘，苦，辛，性温，归肝、胃、肺经。酒的种类有白酒、红酒、啤酒、葡萄酒、黄酒、米酒、药酒等。酒能和血通脉，祛寒壮神，宣导药势。

（10）味精：是调味料的一种，性平，味酸，有滋补、开胃、助消化的功能，适宜神经衰弱、大脑发育不全、精神分裂症患者食用。肝昏迷恢复期、严重肝功能不全、胃溃疡、胃液缺乏、智力不足、脑出血导致的记忆障碍、癫痫小发作、胃纳欠佳、食欲不振患者宜食。味精适宜在菜或汤将熟时加入。加入味精后忌高热久煮。

（11）红糖：性温，味甘，入脾，具有益气补血、健脾暖胃、缓中止痛、活血化瘀的作用。

（12）冰糖：味甘，性平，入肺、脾经，有补中益气、和胃润肺的功效。冰糖养阴生津，润肺止咳，对肺燥咳嗽、干咳无痰、咯痰带血有很好的辅助治疗作用，还可用于治疗肺燥、肺虚、风寒劳累所致的咳喘、小儿疟疾、噤口痢、口疮。

（13）白糖：味甘，性平，归脾、肺经，有润肺生津、止咳、和中益肺、舒肝、滋阴、除口臭、疗疮、去酒毒、解盐卤毒之功效。

（14）咖喱：咖喱是以姜黄为主料，另加多种香辛料（如芫荽籽、桂皮、辣椒、白胡椒、小茴香、八角、孜然等）配制而成的复合调味料。其味辛、辣带甜，具有一种特别的香气。

（15）酱油：味咸，甘，归脾、胃、肾经。

（16）八角：性温，味辛，甘，归脾、肾、经，有温阳散寒、理气止痛的作用。适宜胃寒呃逆、寒疝腹痛、心腹冷痛、小肠疝气痛、肾虚腰痛、脚气病、产后缺乳、痛经患者食用。阴虚火旺、眼病患者忌食。

（17）孜然：味辛，性温，能散寒止痛，理气调中药。

（18）红曲：味甘，性温，归肝、脾经，能活血化瘀，健脾消食。治饮食积滞、脘腹胀满、赤白下痢、产后恶露不尽、跌打损伤、瘀滞腹痛、食积饱胀。

三、补益类食物

补益类食物与补益药一样，用于补充人体气血阴阳之亏损而治各种虚证。补气和补阳类食物多性甘温，能振奋衰弱的机能，改善或消除机体乏力、畏寒肢冷等症；补血和补阴类食物多性甘温或甘寒不一，能补充人体阴血之不足及体内被耗损的物质，改善和消除精血津液不足的症候。

从方法上讲，进补分为精神补益、饮食补益、药物补益、按摩补益和艾灸补益等。食补根据食物的性味不同，分为补气、补阳、补血、滋阴四类。

（一）补气类食物

补气类食物有补益脾气、肺气、心气等的作用，宜于消除或改善气虚证。这里主要介绍补益脾气的食物。脾气虚表现为食少便溏、神疲乏力、脱肛等。

在使用补气类食物时，有时易致气机壅滞，出现胸闷、腹胀、食欲不振等现象，可适当配用行气类食物，如橘皮、砂仁等。

补气食物有粳米、糯米、小米、籼米、小麦、大麦、莜麦、黄米、黄豆、豆腐、牛肉、鸡肉、兔肉、鸡蛋、土豆、胡萝卜、大枣、白扁豆、豌豆、豇豆、山药、甘薯、芋头、香菇、大枣、栗子、菱角、猪肉、羊肉、狗肉、驴肉、火腿、鹅肉、鹌鹑、鹌鹑蛋、鸽肉、鸽蛋、青鱼、鲢鱼、桂鱼、银鱼、鲥鱼、泥鳅、鲚鱼、虾、白糖、冰糖、蜂蜜等。

用食物补气的时候还经常配中药辅助补气和理气，如人参、党参、太子参、西洋参、黄芪、五味子、灵芝、绞股蓝、沙参、玉竹等。

（二）补血类食物

心血虚或肝血不足可致面色萎黄、唇甲苍白、头晕眼花、心慌心悸以及妇女月经不调等。补血能使脏腑组织得到血液的充分濡养，使脏腑组织的功能恢复正常。

血虚证主要有心血虚症和肝血虚症，补血有补心血和补肝血。此外，气虚、精亏、血瘀等也可导致血虚症的发生，所以补血还有补气生血、填精补血、祛瘀生新等法。

日常应多吃些富含"造血原料"的优质蛋白质、必需的微量元素（铁、铜等）、叶酸和维生素B_{12}等营养食物，如动物肝脏、肾脏、血、鱼、虾、蛋类、豆制品、黑木耳、黑芝麻、红枣以及新鲜的蔬菜、水果等。

补血一定要补气，主要有以下食物：动物肉、肝、血、猪蹄；桂鱼、鲳鱼、带鱼、龟肉、乌贼鱼、鲍鱼、甲鱼、海参、蚶、牡蛎、淡菜；菠菜、黑木耳、桑葚、葡萄、龙眼肉、荔枝、松子、桃仁、油菜、慈菇、茄子、山楂、酒、醋、红糖等。与补血的中药配合效果会更佳。补血中药有当归、阿胶、首乌、地黄、大枣、桂圆、白芍、鸡血藤、牛膝藤、血竭。

血虚食补的同时也常用些中药，如用熟地黄、当归、何首乌、阿胶等药物组成方剂。使用补血法时应注意以下两点：

（1）因痰浊、火热邪气所致的心悸、失眠、眩晕，热盛所致的肢体抽搐及瘀血所致的闭经，不适宜使用补血法。

（2）血虚患者要忌用温燥伤阴的药物和食物。

（三）滋阴类食物

肺阴虚表现为心烦不眠以及肝肾阴虚之腰膝酸痛、遗精滑精、手足心热、潮热盗汗、眼目干涩、形体消瘦、口咽干燥、眩晕、耳鸣、干咳少痰、痰中带血、胃中灼热等。

不同脏腑的阴虚证表现各异，其治法和用药也有差异。故补阴法有补心阴、补肺阴、补胃阴、补肝阴、补肾阴等。

肺阴虚症见咳嗽无痰或痰少而黏、口咽干燥、形体消瘦、午后潮热、颧红盗汗、声音嘶哑、舌红少津、脉细数等；肝阴虚症见头晕耳鸣、两目干涩、胁肋灼痛、手足蠕动、肢体麻木等。肾阴虚症见腰膝酸软、失眠多梦、眩晕耳鸣、遗精、五心烦热、盗汗潮热、颧红咽干、舌红少津、脉细数等。

补阴的食物除了梨、甘蔗、黑芝麻、豆浆、银耳、百合之外，还有猪肉、猪皮、鸭肉；桑葚、枸杞子、白木耳、黑木耳；牛奶、羊奶、鸡蛋、鸭蛋；甲鱼、乌贼、龟肉、鲍鱼、乌贼鱼、牡蛎、蛤蜊、干贝；香蕉、荔枝、橙、柚子、石榴、菠萝、李子、桃、甘蔗等果实类，以及燕窝、白糖等。

以上食物与中药配伍效果更佳，常用中药有枸杞子、百合、黄精、麦冬、天门冬、女贞子、石斛、桑葚、沙参、玉竹、龟甲等。

（四）补阳类食物

补阳主要是补肾阳不足之畏寒肢冷、阳痿遗精、宫冷不孕、夜尿频多，以及脾肾阳虚之泄泻、肺肾两虚之喘嗽等。

补阳常用于治疗形寒肢冷、神疲嗜睡、腰膝酸痛、尿清便溏、神疲乏力面色白、呕吐清水、下利清谷、筋脉拘弯、肢体关节冷痛、舌质淡白、脉沉弱或迟、阳痿早泄、脉沉弱等。

补阳食物性温热，有核桃仁、韭菜、刀豆、羊肉、狗肉、虾、枸杞子、动物肾脏、鳝鱼、海参、淡菜等。

补阳中药有鹿茸、海马、肉苁蓉、杜仲、冬虫夏草、淫羊藿、锁阳、菟丝子、巴戟天、补骨脂、益智仁、山茱萸、天麻等。

四、祛邪类食物

祛邪是祛除体内的邪气，达到邪去正复的目的。根据不同的病情，祛邪有发表、攻下、清解、消导等不同方法。

（1）健脾类食物：适用于脾气虚弱、运化无力所致的脘腹胀满、大便溏泄、食欲不振、肢倦乏力、面色萎黄、疲倦乏力、少气懒言、食欲不振、食后腹胀、舌淡苔白、脉缓弱等脾气虚弱证候。

具有补脾气作用的食物多性平味甘或甘温，健脾宜吃营养丰富、容易消化的平补食品。忌吃性质寒凉、易损伤脾气、味厚滋腻、容易阻碍脾气运化功能的食品。常见的健脾食物有：

粮豆类：大米、小米、糯米、玉米、高粱米、大麦、薏米、黄豆、扁豆、蚕豆、豌豆、豇豆、甘薯、小麦、粟米、花生等。

蔬菜类：圆白菜、香菜、南瓜、山药、土豆、芋头、胡萝卜、莲藕、生姜、芹菜、香菇、蘑菇、猴头菇等。

水果类：荔枝、芒果、柚、大枣、木瓜、无花果、栗子、莲子、芡实、菱角、杏仁、白果、山药等。

肉类：牛肉、火腿、鸭肉、鹌鹑、牛奶、鲫鱼、银鱼、黑鱼、白鱼、黄花鱼、猪肚、兔肉以及红糖、醋、饴糖等。

（2）理气类食物：气虚病证主要表现为机体脏器功能低下。气滞、气逆病证主要表现为机体或脏器的功能障碍，气滞宜行气，气逆宜降气。理气方药具有行气或降气之功，主要用于肝郁气滞、脾胃气滞、肺气壅滞、胃气上逆等证。气滞者常表现为闷、胀、痛，气逆者常表现为呕恶、呃逆或喘息。

理气食物多以辛燥者居多，辛味食物易于耗气伤阴，气虚及阴亏者慎用。理气食物有荞麦、刀豆、韭菜、香菜、茴香菜、白萝卜、柑、桔、橙子、柚、香橼、佛手、青菜、黄瓜、花菜、芹菜、冬瓜、丝瓜、慈菇、大白菜、西兰花、茭白、山楂、桂皮、八角茴香等。

（3）温阳类食物：温阳是祛寒法之一，用具有辛温性质的药物来达到温补阳气以及驱散寒邪的目的。温阳食物多以辛温为主，主要有刀豆、韭菜、小茴香、芥菜、南瓜、辣椒、羊肉、狗肉、鸡肉、胡椒、花椒、八角茴香等。

（4）生津类食物：口中生津一方面可以解渴舒顺，另一方面可以滋润生命。健康和生命力旺盛的人，口腔唾液都很充足，而时时感到口干舌燥、喉头紧锁的人，身体必定是出了问题。生津食物有豆腐、豆浆、菠菜、黄瓜、番茄、梨、杏子、桃子、李子、桔子、柠檬、苹果、青梅、杨梅、橄榄、甘蔗、冬瓜、荔枝、猕猴桃、西瓜、牛奶、羊奶、白糖、茶叶、蜂蜜等。

（5）通便润肠类：香蕉、菠菜、竹笋、蜂蜜、核桃仁、黑芝麻、白菜、茭白、苋菜、桃子、罗汉果、松子、牛奶、海参，还有各种植物油如麻油及动物肠衣等。

（6）利水渗湿类：湿有两种含意，一是有形的水分在体内潴留，形成水肿；二是痰饮，胃炎等会引起水分或分泌物在胃内积留，体腔内的异常液体（胸水、腹水等）也都属于痰饮。

能渗利水湿、通利小便的食物有小麦、大麦、玉米、薏米、玉米须、黑豆、绿豆、赤小豆、豌豆、冬瓜、冬瓜皮、白菜、芹菜、苋菜、莴苣、香菜、荠菜、竹笋、莼菜、马齿苋、黄瓜、茄子、葡萄、椰汁、西瓜、甜瓜、鸭肉、鲫鱼、鲤鱼、鲢鱼、黑鱼、紫菜、蛤蜊、田螺等。

（7）辛温解表类：用性味辛温的食物发散风寒，解除表证，适用于风寒表证及风湿、风水兼有表邪者。以恶寒重、发热轻、无汗、头身痛、苔薄白、脉浮紧为主症。食物有生姜、大葱、蒜、香菜。

（8）心凉解表类：用性味辛凉的药物发散风热，解除表证，适用于风热表证或温病初起、痘疹初起等。以发热重、恶寒轻、咽干口渴、苔薄黄、脉浮数等为主症，食物有淡豆豉、绿茶、杨桃。

（9）清热解表类：用辛凉解表药治疗风温表证，症见发热、微恶风寒、无汗或有汗或汗不畅、头痛口渴、咳嗽咽痛、舌尖红、苔薄黄、脉浮数。

清热泻火类：苦瓜、苦菜、苦瓜、茭白、西执、阙菜、芦根可清热泻火。适用于实热症。

清热利湿类：薏米、绿豆、黄瓜、冬瓜、马齿苋可清热利湿。治下焦湿热，症见小腹胀满、小便浑赤、尿频涩痛、淋沥不畅，甚则癃闭不通、舌苔黄腻。

清热解毒类：赤小豆、马齿苋、苦瓜、蓟菜、绿豆芽、油菜、香椿可清热解毒。用于治疗高热烦扰、口燥咽干、便秘尿黄或吐衄发斑，或红肿热痛、舌红苔黄、脉数有力等。

清热凉血类：茄子、藕、丝瓜、黑木耳可清热凉血。用于治疗便秘、痤疮、皮炎、湿疹、血热吐血、衄血、妇女崩漏、内热烦躁、舌质红绛者。适用于血热证。

清热解暑类：绿豆、鲜藕、苦瓜、橄汁。用于治疗头痛、身热、有汗、心烦口渴、小便黄赤、苔薄而黄、脉浮数。

祛风化湿类：薏米、扁豆、蚕豆、木瓜、樱桃、鳝鱼可祛风化湿。用于治疗风湿病、暑湿、脾虚湿盛、痰湿等。

（10）温里、行气、活血类食物。

活血食物：山楂、茄子、酒、醋，适用于瘀血症。

温里食物：干姜、肉桂、花椒、茴香、胡椒、辣椒、羊肉。

行气食物：刀豆、玫瑰花、橙子皮、柚子、柚子皮，适用于气郁症。

（11）治疗呼吸系统类疾病的食物：葡萄、桃、苹果、梨、枇杷、木瓜、杏、白果、百合。

（12）治疗消化系统类疾病的食物。

养胃类食物：刀豆、芥菜、大蒜、葱、生姜、辣椒、羊肉、狗肉、鸡肉、草鱼、酒、胡椒、桂枝、香菜、木瓜，适用于同于胃寒所致的胃痛病。

治疗消化不良的食物：梨、草梅、狒猴桃、菠萝。

（13）治疗心血管类疾病的食物。

贫血：葡萄、桔子、薯茄、苹果、草梅、樱桃。

胆固醇过高：核桃、山竹。

高血压：香蕉、西瓜、葡萄、核桃、柿子。

动脉硬化：苹果、鳄梨、核桃、蕃茄、香蕉。

心脏病：苹果、狒猴桃、西瓜、风梨、核桃、香蕉。

肝病：草梅、李子、苹果、葡萄。

（14）治疗泌尿系统类疾病的食物：西瓜、桃子、猕猴桃、葡萄。

（15）安神类食物：小米、莲子、酸枣仁、小麦、百合、龙眼肉、猪心、牛奶、鸡蛋、黄花鱼、动物肝脏。

第六章　中药养生

一、补益类中药

我们维护身体的健康，要靠血气，血气运转得好，经脉通顺，身体没理由不健康。但年龄愈大，血气愈衰，只得靠食疗来达到养生的目的。对付慢性病甚至癌症，食疗显得更为重要，目前食疗最突出的是生机饮食。天然生机饮食主要是对患病人体减少进一步的破坏，并提供丰富的维生素及矿物质，这样身体内的抗氧化作用增加，体细胞就能生存得更久，不必经常被代谢掉。另外，使血气运转及体内产生免疫抗体，还要靠一些健康食品。然而健康食品中有诱发抗体功能，又能使身体血气运转良好者，莫过于补益类中药。中药可治病，但过量或长期服用，也会产生负作用。而中草药中有一类叫补益类的药，能诱发抗体、运行血气，长期服用亦不会产生负作用。我们常说健康的基本理念在于多活动，这样可使血气运行正常。如果年纪大了，活动力减缓，就只能靠此类补益物质达到养生的目的。

（一）益气补虚中药

益气即补气，指用补气药物治疗气虚证。肺主气，主五脏六腑之气。益气适用于肺气虚，表现为少气懒言，动辄喘促，面色苍白，怕风自汗。气虚证常因饮食失调、年老体弱、久病所致，表现出脏腑功能衰退的症候。根据不同脏腑的气虚证临床表现的特点，可采用不同的补气法，有补肺气、补脾气、补心气、补肾气等。

补气类的中药有健脾益气、增进精神的作用，体虚的人通常表现为精神不振，易疲劳，四肢无力，脸色不好，食欲不振等。

常用的中药有人参、太子参、西洋参、灵芝、蜂蜜、莲子、五味子、绞股蓝、黄芪、党参、山药、甘草、沙参、葳蕤、白术、猪苓、饴糖、菜豆、稻、枣、荸荠。治疗气虚常用人参、党参、黄芪、白术、山药等药物组成方剂，使用补气方时应注意以下两点：

第一，肝阳上亢、痰阻引起的头晕目眩，饮食积滞或湿浊中阻引起的胃脘胀满等实邪致病，不宜使用这些药物。

第二，气虚兼有实邪的病证，补气法与祛邪法应配合使用。

（二）补血中药

体内阴血亏损的病理现象称血虚。血虚可由失血过多、思虑过度、脾虚、久病阴血虚耗或脾胃功能失常，水谷精微不能化生血液等所致。

脾胃损伤、月经过多、劳作过度、大病、大汗、呕吐下利等耗伤阳气阴液，心血亏虚等，均可导致血虚。

血虚主要症状为面色萎黄、面白无华、唇干淡白、头眩目晕、心悸、失眠、肢体麻木、筋脉拘挛、皮肤干燥、头发枯焦以及大便燥结、小便不利、精神不振，疲劳，注意力不集中，脉虚细无力。

补血的中药能补血安神，养颜，恢复体力，主要有当归、阿胶、何首乌、地黄、大枣、桂圆、白芍、鸡血藤、牛膝藤、血竭。

血虚证与阴虚证的关系密切，血虚发展可导致阴虚。

常用的补血中药有当归、熟地、川芎、白芍、阿胶等。用这些中药和补血的食物一起做成可口的药膳，如当归羊肉汤、四物鸡汤。

补血常通过以下方式进行：

（1）益气生血药：黄芪、人参、党参、白术、黄精、山药、大枣等。

（2）补肾生血药：鹿茸、鹿角胶、阿胶、龟板胶、巴戟天、锁阳、淫羊藿、补骨脂、菟丝子、附子、肉桂、首乌、熟地、枸杞子、紫河车等。

（3）祛瘀生血药：当归、川芎、丹参、三七、丹皮、香附等。

（4）解毒生血药：犀角地黄汤、三黄石膏汤、茵陈蒿汤、蒲公英、金银花、连翘、白花蛇舌草、板蓝根、大青叶、黄连、黄芩、黄柏、紫花地丁、大黄、紫草、茵陈、半枝莲等，临床多用于治疗急性再生障碍性贫血、急性白血病、溶血性贫血等。

（三）补阳中药

肾阳为人身元阳，阳虚诸症多与肾阳不足关系密切，故补阳以补肾阳为主。阳虚体质症见形寒肢冷，腰膝酸痛，尿清便溏，神疲乏力，阳痿早泄，舌淡苔白，脉沉弱等。

中医以为味甘、咸，性温的中药和食品，有壮阳、益肾补精、通乳之功。宜用左归饮、附桂八味丸、菟丝子丸等中药。壮阳中药有鹿茸、海马、杜仲、冬虫夏草、肉苁蓉、蛤蚧、淫羊藿、锁阳、肉桂、干姜、菟丝子、巴戟天、补骨脂、益智仁、山茱萸、刺五加、续断、仙茅、熟附子等。

（四）滋阴中药

滋阴又指补阴、养阴、益阴，是治疗阴虚证的方法。阴虚是指精血或津液等阴液亏损，不能滋润，表现为低热、手足心热、午后潮热、盗汗、咽干口燥、心烦失眠、头晕耳鸣、舌红少苔、脉搏缓慢无力、形体消瘦、唇赤颧红、虚烦失眠、喘咳咯血、遗精。阴虚火旺和阴虚内热是两种阴虚的表现。阴虚火旺是阴精亏损所致的虚火旺盛，表现为易怒、骨蒸潮热、口燥咽干、颧红盗汗、舌红少苔、脉搏急促等。阴虚内热主要指的是由于体内阴液亏损所致的发热症，表现为两颧红赤、形体消瘦、潮热盗汗、五心烦热、夜热早凉、口燥咽干、舌红少苔、脉急促无力等。

阴虚会造成人体营养不良，严重影响身体健康。若能及时补阴，不仅可以预防阴虚症状的出现，而且可以对出现的阴虚症状进行调节，达到治疗的效果。滋阴的原则为滋阴与清热并用；保血养血可生津；养阴要兼理气健脾。

常用的滋阴药如天门冬、麦门冬、石斛、沙参、玉竹、龟板、鳖甲、旱莲草、冬虫夏草、地黄、女贞子、枸杞子、百合、黄精、桑葚、银耳、黑芝麻等。可根据个人体质选用适合自己的中药，能起到补阴养生的功效。常用方如六味地黄丸、左归丸、补阴丸等。滋阴常通过以下方式调理：

（1）滋阴凉血：凉血就是用药性寒凉的药物，使血流恢复正常，以避免血行过速而造成出血等。这种情况下需凉血，可用牡丹皮、犀角、赤芍、生地黄、玄参、紫草、青黛等中药。

（2）滋阴行瘀：用活血药或结合理气药以祛除瘀血。常用中药有桃仁、红花、当归、川芎、丹参、三七、生地、丹皮、赤芍等。

二、祛邪类中药

祛邪是消除病邪以愈病的治疗原则，就是利用驱除邪气的药物或其他疗法，以祛除病邪，达到邪去正复、恢复健康的目的。扶正就是扶正培补正气以愈病的治疗原则，就是使用扶助正气的药物或其他疗法，并配合适当的营养和功能锻炼等，以增强体质，提高机体的抗病力，从而驱逐邪气，以达到战胜疾病、恢复健康的目的。

祛邪中草药包括具有清热解毒、解表祛湿、解毒止痛、活血化瘀、润肠利尿、止咳化痰、软坚散结、破血攻毒等功效的药物，它们中不少具有抑制癌细胞代谢、合成、分裂的作用，能直接阻止癌细胞生长，进而杀灭癌细胞。

（一）理气调中中药

理气就是调理气机、调整脏腑功能，用于治气病的方法。人体内主持生命的物质"气"受病症的干扰而不能够正常地运行，造成诸如气喘、中风等症状，进而还会引发其他疾病。常用行气解郁、降气调中、补中益气等理气的中药来治疗气滞、气逆、气虚。

气虚宜补，气滞宜疏，气逆宜降，故理气分补中益气、疏郁理气、和胃理气与降逆下气等。

气虚病证主要表现为机体或脏器的功能低下，主要表现为机体或脏器的功能障碍，如气滞、气逆。理气方药具有行气或降气之功，主要用于改善肝郁气滞、脾胃气滞、肺气壅滞、胃气上逆等症。引起气滞、气逆病症的原因很多，诸如寒暖失调，忧思郁怒，痰饮，湿浊，瘀阻，外伤，以及饮食不节等因素，气滞者常表现为闷、胀、痛，气逆者常表现为呕恶、呃逆或喘息。

理气药物以辛燥者居多，易于耗气伤阴，气虚及阴亏者慎用。

所谓调中，即调理中焦阻塞，亦即调脾胃之气和脾胃等脏腑对饮食的消化运输、升清降浊等功能。调中中药有当归、肉桂（去粗皮）、川芎、白芍药、良姜、附子（炮）、甘草（炙）、陈皮、肉豆蔻、佛手、白术、香附、玫瑰花、荔枝核、小回香、砂仁。

（二）健脾消食中药

健脾，亦称补脾、益脾。此类药物可治疗脾虚、运化功能减弱对于面色萎黄、疲倦乏力、少气懒言、食欲不振、食后腹胀、大便溏薄、舌淡苔白、脉缓弱等脾气虚弱症状有一定改善作用。常用药有党参、莲子、白术、茯苓、山药、薏苡仁等。药方有参苓白术散。健脾有以下几种方式：

（1）辛温消食：辛甘而温、气味芳香的食物能醒脾助运，温中开胃，消食，如韭菜、葱姜、蒜苗、香菜等物，此类食物性味过于温热，阴虚体质多虚火的人要少吃，肝肾不足、有目疾者也不宜多吃。

（2）理气消食：很多人禁不住美食诱惑，进食过多，腹胀难受，这时候就需要理气消胀了。理气清胀最理想食物莫过于萝卜了，另外，橘、橙、柚的皮也是良好的理气佳品。

（3）运动消食：有谚语说"饭后百步走，活到九十九"。吃饱喝足后采用U形仰卧15～20分种后，再选择缓和的运动，如散步半小时。这样可有效消食。

脾胃功能不强者饮食宜清淡，忌酒及辛辣、生冷、油腻食物。宜食南瓜、洋葱、西红柿、酸奶、橘皮水。健胃清食的中药主要有山楂、麦芽、谷芽、鸡内金、木瓜、乌梅、厚朴、神曲、太子参、陈皮、山药。

（三）活血化瘀中药

活血化瘀中药有通畅血脉、消散瘀滞、调经止痛的作用，能攻逐体内瘀血，治疗瘀血病证。这类药适用范围很广，如治疗瘀阻于心所致的胸闷心痛、口唇青紫；瘀阻于肺所致的胸痛咳血；瘀阻于肝所致的胁痛痞块；瘀阻于胞宫所致的小腹疼、月经不调、痛经等；瘀阻于肢体所致的局部肿痛青紫；瘀阻于脉络所致的半身不遂等。

活血化瘀的中药主要有丹参、三七、川芎、益母草、红花、赤芍、月季花、牛膝、郁金、骨碎补、当归、王不留行、地黄、马鞭草、丝瓜、山楂、荔枝、慈菇、桃仁、乳香。活血化瘀常同补气、养血、温经散寒、清热行气、攻下等治法配合使用。

活血化瘀的中药有散寒化瘀药、祛湿化瘀药、理气化瘀药、清热化瘀药、补血滋阴化瘀药、平肝潜阳化瘀药六种。

（1）散寒化瘀药：即用温热的药物配合活血化瘀药物，驱散阴寒凝滞之邪，使经脉舒通血活瘀化。常用药物有温经通阳如桂枝、附子、肉桂、吴茱萸、细辛、炮姜等；补阳壮火如淫羊藿、巴戟天、杜仲、胡芦巴、仙茅等；活血化瘀常选性温的川芎、当归、红花、乳香、五灵脂、骨碎补、天仙藤、急性子、川续断等。

（2）祛湿化瘀药：即用燥湿或渗湿的药物配合活血化瘀药物，以祛除湿邪，促使血活瘀化。常用药物有清热利湿如赤茯苓、车前子、淡竹叶、汉防己、泽泻等；健脾利湿如茯苓、薏苡仁、苍术、白术、赤小豆等；温肾化湿如益智仁、肉桂、桂枝、乌药、威灵仙、木瓜等；活血化瘀兼渗利水湿者，如性寒凉之益母草、马鞭草、虎杖、半枝莲、穿山龙、木通、落得打等，性偏于温之泽兰、天仙藤等，性平之刘寄奴、王不留行等。

（3）理气化瘀药：即用理气的药物调畅气机，气行则血行，使血活瘀化。常用药物有疏肝行气性偏凉如柴胡、川楝子、郁金等；性偏温之佛手、青皮、枳壳等；性平之香附、香橼等；益气如黄芪、党参、太子参、白术、山药、炙甘草等。

（4）清热化瘀药：即用寒凉的药物配合活血化瘀药物，清解热邪，使血活瘀化。常用药物有清热凉血如水牛角、赤芍、牡丹皮、紫草、生地、玄参、大青叶等；清热解毒如金银花、连翘、紫花地丁、蒲公英、千里光、土茯苓等；养阴清热如生地、玄参、天花粉、白芍、麦冬、沙参、地骨皮、知母、黄柏等；活血化瘀兼清热凉血的如牡丹皮、紫草、丹参、赤芍、郁金、凌霄花、鬼箭羽等；活血化瘀兼清热解毒的如红藤、虎杖、败酱草、金荞麦、落得打等。

（5）补血滋阴化瘀药：即用补血滋阴药物配合活血化瘀药物，以增加血液使其充盈脉道，血活瘀化。常用补血滋阴药如生熟地、阿胶、首乌、枸杞子、龙眼肉等，活血兼补血药如鸡血藤、当归等。

（6）平肝潜阳化瘀药：即用平肝潜阳药物配合活血化瘀药物，以使阳潜血和，络通血活，从而得到瘀化之目的。常用药物有钩藤、代赭石、生龙骨、生牡蛎、鳖甲、刺蒺藜、天麻、石决明等。活血化瘀性偏凉润的有丹参、牡丹皮、玄参、赤芍、牛膝、郁金、凌霄花。

（四）解表祛湿中药

表分表热证和表寒证两型，后者又有表实与表虚之别。发热、无汗、恶寒、脉浮紧等寒象较明显的为表实证；发热、自汗、恶风、脉浮缓等寒象较轻的为表虚证。表热证是指以发热为主，既不恶寒，又不恶风，有口渴、咽痛、舌质红、脉浮数等热象较明显的表证。

解表祛湿就是用解表的方法祛湿。解表是以发散表邪，而以解除表证为主要功效的中药称为解表药。解表药多属辛散之品，皆具有发汗解表的功效，主要治疗外感表证。症见怕冷、发热、头痛、身痛、鼻塞、无汗、脉浮等。解表分辛温解表（表寒证）和辛凉解表。

1. 解表中药

（1）辛温解表：辛以散风，温可祛寒，有发散风寒的作用。适用于恶寒重、发热、无汗、头身疼痛、鼻塞流涕、苔薄白、脉浮紧的风寒表证。常用药有麻黄、桂枝、细辛、紫苏叶、荆芥、防风、羌活、藁本、白芷、辛夷、苍耳子、鹅不食草、生姜、葱白、香薷、胡荽、柽柳等。

（2）辛凉解表：辛以散风，凉可祛热，故有发散风热的作用。适用于发热重、微恶寒、头痛、咽喉肿痛、口渴、舌尖红、苔薄黄、脉浮数的风热表证。常用药有薄荷、牛蒡子、蝉蜕、菊花、桑叶、蔓荆子、淡豆豉、葛根、升麻、柴胡、浮萍、木贼等。

解表药大多气味芳香，性质轻宣疏散。主要用以发散表邪的药多为辛味；发散风热又能清泄的药，多兼苦味。足太阳膀胱经亦主一身之表，故解表药的解表功效应归太阴肺经或太阳膀胱经。

2.祛湿中药

中医认为湿邪有两种，一种是外湿，另一种是内湿。外湿多因气候潮湿、涉水淋雨、居处潮湿所致；另外一种湿气是内湿，内湿是疾病病理变化的产物，多由嗜酒成癖或过食生冷，以致寒湿内侵、脾阳失运，湿自内生。不论是哪种湿邪，都会让人出现食欲不振、腹胀、腹泻等消化功能减退的症状，还常伴有精神萎靡、嗜睡、身体发困、肚子胀、不想喝水、舌苔白腻等。

祛湿分化湿、燥湿和利湿。湿在上焦宜化；湿在中焦宜燥；湿在下焦宜利。脾主水湿，肺为水之上源，肾为水下之源，因此祛湿应注意脾、肺、肾三脏功能的调节，可用的中药有茯苓、薏米、红小豆、桑寄生、生姜、藿香、桑叶、紫苏、防风、葛根、柴胡、白芷、冬青子、麻黄、桂枝。

有一种化湿的方法为芳香化湿，本类药物气味芳香，性温而燥，芳能助脾健，燥可去湿，故有芳香化湿、辟秽除浊的作用。适用于改善湿浊内阻、脾为湿困，运化失职所致的胸腹痞闷、食少体倦、口淡不渴、呕吐泛酸、大便溏泄、舌苔白腻等症。常用的药物有藿香、佩兰、白豆蔻、苍术等。

（五）解毒止痛中药

中医讲“通则不痛”乃为治疗疼痛的根本大法，即通气、通血、通经络、通筋脉、通气机、通肠道。

头痛在枕部，属太阳经，可选用羌活、防风；痛在前额和眉棱骨，属阳明经，可选用葛根、白芷；头额两侧痛，属少阳经，可选用藁本、吴茱萸；上肢痛，可用羌活、桂枝、桑枝；下肢痛，可用牛膝、独活；腰脊痛，可用桑寄生、蓁艽、狗脊、杜仲、川断；睾丸痛，可用小茴香、荔核、橘核；胸痛，可用瓜蒌、薤白、枳壳；胁痛，可用延胡索、川楝子、郁金；胃脘痛，可用砂仁、草豆蔻、佛手；腹痛，可用白芍、吴茱萸、甘草、罂粟壳；少腹痛，可用青皮、沉香；虫积腹痛，可用槟榔、使君子、榧子仁、乌梅等。

1. 止痛中药

（1）解表止痛中药：如羌活、防风、白芷、细辛、藁本，这些中药均有发散风寒、解除表证之疼痛的功效，适用于改善表寒证之头痛身痛、风湿痹痛。

（2）祛风湿止痛药：如独活、防己、松节、威灵仙、寻骨风、海桐皮、蚕砂、菝葜、秦艽，这类药具有祛风湿、通经络、止痛的作用，以解除痹痛为主要功效，适用于风湿所致的肢体或关节疼痛。

（3）行气止痛药：如木香、香附、乌药、檀香、沉香、薤白等，具有疏通气滞之功效，常用于气滞之痛证，如胃胆肠剧痛、疝痛、胁肋胀痛、月经痛及胸痹痛等。

（4）温里止痛药：如吴茱萸、高良姜、小茴香、川椒、毕澄茄等，多具有温里祛寒之功效，适用于改善里寒的脘腹冷痛、胃痛、寒疝痛，其中以吴茱萸为首选。小茴香以治寒疝之痛见长，川椒尚有杀虫、安蛔止痛之功，兼治蛔虫引起的腹痛。

（5）麻醉止痛药：有川乌、草乌、雪上一支蒿、祖师麻、天仙子、曼陀罗、八角枫、徐长卿等，这类药物以止痛为主要功效，作用强烈，效力显著。

（6）清热止痛药：这类药物有山豆根、射干、马勃、雪胆等，其性味都属苦寒，具有清热、解毒、止痛之功效，多用于实热火邪引起的咽喉痛、牙龈痛、肿疡痛。

2. 解毒中药

常用解毒药如紫草、黄连、秦艽、细辛、薄荷、蒲公英、茄子、杏、菖蒲、杜仲，还有甘草、绿豆、大蒜、金钱草、黄芩、土茯苓、杏树皮、萝卜、生姜、葱白、金银花、白茅根、地稔藤、番稔、漆大伯、岗梅、鸭脚木、积雪草、细叶、黄栀子。

（六）清热解毒中药

炎炎长夏或秋燥季节，人很容易上火，若是加之辛辣刺激、烟酒肉食等都会助长体内的热毒积聚，可及时选择一些清肝泻火、凉血除烦、生津润燥功效的中药进行调理，这类药有金银花、绿豆、决明子、夏枯草、槐米、栀子、蒲公英、板蓝根、薄荷、菊花、鱼腥草、马齿苋、芦根、知母、黄连、黄芩、黄柏、石膏、连翘等。

（七）润肠利尿中药

润肠、利尿是中医里常用的排毒方法，排毒之后身体自然健康，利尿排毒是排毒的重要步骤。大肠方面的疾病，如便秘、腹泻、宿便等，都需要通过改善肠道环境、排出体内毒素来治疗。保持肠道润滑、尿道通畅的中药有肉苁蓉、淫羊藿、紫苏、灯心草、车前、泽泻、豌豆、胡麻、菠菜、苜蓿、海带、桃、石榴、葡萄、香瓜、菱角、丁香。

润肠通便的药物有火麻仁、郁李仁、松子仁、桃仁、冬瓜仁、杏仁、柏子仁、瓜蒌、当归等。具体用药需要根据不同的病情，辩证论治进行配伍。

（八）止咳化痰中药

咳嗽是人体清除呼吸道内的分泌物或异物的保护性呼吸反射动作。虽然有其有利的一面，但剧烈、长期咳嗽可导致呼吸道出血。要正确区分一般咳嗽和咳嗽变异性哮喘，治疗咳嗽应区分咳嗽类型，西药、中药皆可，但以食疗为最佳。

咳嗽是因外感六淫，脏腑内伤，影响于肺所致有声有痰之症。常见的咳嗽有上呼吸道感染、支气管炎、肺炎、急性喉炎。

咳嗽在中医里可分外感咳嗽与内伤咳嗽。

（1）风寒咳嗽：风寒侵袭，肺气失于宣降所致，多见于冬春两季。寒咳表现为痰多色稀白，呈泡沫状，喉间有痰声，易咳出，且头痛、鼻塞、流清涕或伴有怕冷、畏寒、无汗、舌淡红、苔薄白、脉浮紧。寒咳最大的特点就是肺中有痰，病人常会感觉胸闷，有时需要深呼吸来补充一下氧气，严重者会有气喘的现象。应吃一些温热、化痰止咳的食品。

寒咳治疗当以发散风寒、宣肺止咳为治。重要的是能促进排出气管内之痰，减少气管内的分泌，可选用三拗汤加减，药取麻黄、甘草各3克，杏仁、荆芥、前胡、桔梗、苏子、法夏、陈皮、桂枝、百部、白前各5克，水煎服，每日1剂。中成药可选用杏苏止咳糖浆、小青龙口服液等。

（2）热咳治疗：热咳的治疗主要是镇咳兼清肺热并治疗细菌感染，若有浓痰者则佐以排痰之药剂。当以疏风清热，宣肺止咳为治，可选用麻杏石甘汤加减，药取麻黄、甘草各3克，石膏10克，桑叶、菊花、杏仁、前胡、连翘、大力子、贝母、桔梗、竹茹各5克，水煎服，每日1剂。中成药可选用止咳枇杷露、蛇胆川贝液、三蛇胆川贝露等。

第七章　动静养生

中国古代道家有许多养生的方法，都是行之有效的。但总的说来有两大类，即静养和动养。我们常说静养阴，养心，养神，动养阳，养形，但都有个度，静过了度反而伤心，动过度也会伤阳。因此，不同的人，不同年纪的人，不同体质的人，要选择适合自己静养和动养的方式。

动静结合养生是调节身体阴阳平衡、五脏平衡最有效的方法。动与静是相对的，是相辅相承的，如工作与休闲、运动与呼吸、活动与睡眠。因此，养生必须静动结合。

静养包括睡眠、静坐、呼吸、闭目、站桩、金鸡独立、拉筋等。动养则包括各种运动，如快步走、跑步、气功等。

一、睡眠、静坐与闭目养神

（一）睡眠

睡觉是人类不可缺少的一种生理现象。人的一生中，睡眠占了近1/3的时间，它的质量好坏与人体健康与否有密切关系，由此可见，睡眠对每一个人是多么重要。从某种意义上说，睡眠的质量决定着生活的质量。

睡觉是一种生理反应，是大脑神经活动的一部分，是大脑皮质内神经细胞继续兴奋之后产生了抑制的结果。当抑制作用在大脑皮质内占优势的时候，人就会睡觉。人们在生活中，有工作，有休息，在神经活动中，有兴奋，有抑制。抑制是为了保护神经细胞，以便让它重新兴奋，让人们继续工作。孩子们的睡眠必须达到11小时，小学生10小时，初中生8小时，高中生7小时。

睡觉是记忆细胞新陈代谢的过程，老化的细胞将每个记忆信息所使用的排列方式输入新细胞内，以备储存。

如果一个人长期睡眠不足，导致记忆细胞无法正常更替，则容易发生错误，比如患失语症、痉挛、抽搐或者强制性睡眠导致的休克和昏厥。

睡眠是必要的静养，每天必须保证一定时间的睡眠。不同人群，不同年龄所需的睡眠时间不同，还应随季节调整自己的睡眠时间。每日最好11点前睡觉，中午可小睡15至30分钟。当心情烦躁时，可以闭目静下心来，调理一下自己的心情。

（二）静坐

静坐是闭目养生的一种，静坐的境界是空明澄澈，心无一物。心中无一事，真火透三关。抛开一切思念和感觉的作用，达到"恬淡虚无，真气从之"的境界。静坐是达到这种境界的一种有效的方法。只要按照要领做，就能达到心静，身心合一。

静坐动作要领是臂部坐在椅子的前三分之一处，不要靠在椅子背上；双脚分开与肩同宽，大腿与地面平行，双手放在两大腿上，掌心向下（高血压手心向上）；小腿与地面垂直，含胸拔背，下颌微收，舌尖轻抵上腭。静坐主要有两种姿势（图7-1）。

全身放松，整个身体处于一种自然状态，似乎被一团温暖的真气所包围，保持细、长、慢、匀的自然呼吸。

静坐是养心的一种有效方法。在一个安静的环境中，可以盘腿打坐，然后想象自己在静静的森林里或者湖海之滨，蓝天白云，尽情抒发自己的情感。另外，也可以听舒缓、优美的音乐。

静坐中采取听息呼吸法。每天静坐一次，每次30至40分钟。开始时可能会出现肩酸下沉，腰挺不住，不自然地弯了腰脊背，但只要坚持，直到真气发动，此时腰椎这个位置自然会挺直，如有东西抵住一样，多久都不会酸。

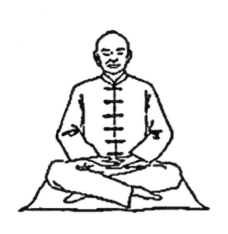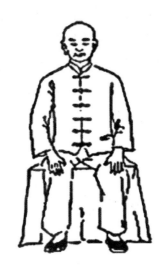

图7-1　静坐的两种姿势

（三）闭目养神

闭目养心：双目微闭，调均呼吸，意守丹田，使机体阴阳气血通达顺畅。

闭目降气：凡愤愤不平或遭受屈辱、暴躁难耐时，闭目思量。同时用双手食指轻压眼睑揉搓，降肝火胃气，平缓心情。

闭目行悦：在忧郁悲伤、失望、心烦之时，退避静舍，闭目独坐，尽量默忆，想象以往高兴的事，悲伤的事就会很快过去。

闭目卧思：闭目不寐，闭目臆想，大脑排除外界干扰，提高大脑思维深度和广度。

闭目消食：吃完饭闭目休息10～30分钟，再去午睡、散步。这样可以保证肝脏中血的供应，以保养肝。

闭目赏乐：听优美的音乐，增进大脑活动，调节中枢神经功能，使人心旷神怡。

闭目解乏：劳逸结合，劳累了闭目静养片刻可迅速恢复精力。

闭目释烦：眼不见心不烦，这样不但可养目，而且可以静心安神。

闭目养阳：闭目静心晒太阳可以养阳，促进钙吸收。

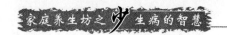

闭目行动：闭目运动，如闭目打太极拳，练气功、金鸡独立等。

闭目强记：有时遇到一时记不起来某些事，此时可以闭目静心几分钟，待全身放松，平心气和后，或许豁然开朗，就会想起来了。

闭目神游：静坐闭目，尽情想象，思绪飞向野外，观灵山秀水……心怡神驰，天人合一。

闭目静息：遇事睡不着或半夜醒来不能再入睡，可闭目静息。

二、呼吸法

呼吸是我们每时每刻都在进行的事，即便是睡觉，也必须注意调整自己的呼吸方式和节奏。看似人人都会，但掌握正确的、有益的呼吸方法，还是需要一定的技巧。呼吸有以下几方法。

（一）腹式呼吸法

腹式呼吸法是指吸气时腹部鼓起，吐气时压缩腹部的呼吸运动，这样可使人体获得充分的氧气，使人精力充沛。腹式呼吸法对胃肠道有极好的调节作用，同时可练腹肌，消除腹部脂肪。腹式呼吸时站、立、坐、卧均可，可随时进行，由鼻慢慢均匀吸气，鼓起肚子，闭气10～15秒，再徐徐呼出，每分钟4次。不要急于求成，闭气开始时间可短些，逐渐增加，以不憋气为准。吸气呼气都要深长、均匀、细缓，不要太注意自己的呼吸，另外，防止出现胸闷气短。

（二）听息呼吸法

听息呼吸法就是用自己的耳朵听自己的呼吸之气，初始练习时，只用耳听，不加任何意念，长期坚持，可以从根上治愈神经衰弱、长期失眠，许多慢性病也可以得到很好的治疗。

按《内经》的记载，气行一周需要270次呼吸，换算成现在的时间，就是呼吸一次需要6.4秒。人的一呼一吸称为一息，人每呼吸一次气血沿着经络运行6寸，运行完12条经脉正好需要半小时，所以每次练习最好不少于半小时，否则气息不能运行全身一周，效果也会大打折扣。

我们平时呼吸一次用时在3.3秒左右，比古人要快近一倍，古人呼吸一次的用时为6.4秒，这应是练习时一次呼吸的用时，因为人的气血运行一昼夜刚好循环50周，契合天地运行的自然规律。所以，平时我们要调整自已的呼吸，把握好时间。

（三）行动呼吸法

行动呼吸法是胸式呼吸之一。挺身直立，双脚打开同肩宽，双手自然下垂；先张大嘴，呼气，同时发"啊—啊"的声音，强呼8秒钟，呼出所有气体，吸气，吸到充满满胸部并向左右扩展，用时4秒钟。以上运作重复3次。

人在心情不好时可常用行动呼吸法来调节自己的情绪，这样可使人的心情变得开朗、愉悦，尤其是在感到孤独、悲伤、绝望的时候，这一呼吸法可以帮助人尽快摆脱烦脑。

（四）清凉呼吸法

采取坐姿，将舌伸出嘴唇少许，舌尖卷起，通过卷起的舌头和嘴吸入空气，发出"嘶嘶"的声音，尽可能地保息和止息，以自己能接受为宜，再通过鼻缓缓地呼气。

每天早上做清凉呼吸15～30次可缓解冬季上火。

三、快步走

快走的步幅、速度以及时长因人而异，以微微出汗为好。快步走不同于散步，也不能像竞走那样。正常人可每步70厘米左右，每分钟120步，双臂甩开，每天走2000步以上。快步走适合中老年人，以微微出汗为宜，不爱出汗的人，以身体略感觉累为宜，不要过于强求时间或步数。

四、拉筋、金鸡独立

（一）拉筋

肝主筋，筋是人力量的源泉。常拉筋，可补肝、胆之气，能获得"钢骨铁筋"，还可长寿延年。拉筋是躺在拉筋凳上手放平伸直，因此，头部和上肢都可获得充足的气血，改善脑供血。拉筋的时间不宜过长，因为脑是处在充血状态。

拉筋可以打通肝、肾二经，提高男子的性功能。

拉筋（图7-2）时左右腿各拉10～15分钟，不要求像杂技演员那样直，只要感到大腿内侧酸胀紧绷就行了。

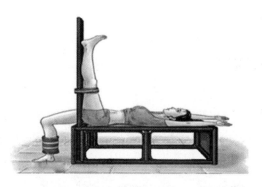

图7-2　拉筋

（二）金鸡独立

金鸡独立是单条腿站立，两手向两侧平举，眼睛微闭，保持身体平衡。站的时间越长越好。

金鸡独立最大的功效就是引血下行，让人体很多血液失衡的部分重新获得平衡，可减缓老年痴呆。

五、推腹法

人平躺或站立，双手叠掌，男子左手在下，女子右手在下，手心贴丹田，从膻中向下一直推到横骨（小腹下端）。每天早上起床推200次，晚上睡觉前再推200次。推腹对慢性胃肠病、糖尿病、心血管病及长期失眠的人都有显著效果。

肚子有气结的人，除了要稍用力推痛点之外，还可点揉痛点，要把气结点揉开，让气下行，多数情况下，推到100次左右时会有气体从肛门排出。推腹可以很快把腹中沉积的浊水给推活，使得浊水从膀胱排出。

六、经典养生功

经典养生导引功是一种动静结合的运动，通过练习，可使体内真气充足，从而调动真气主动遁经络运行气血。

经典养生功全套动作如下：

预备姿势：在做经典养生功的过程中保持舌抵上腭，面带微笑；每做完一式，要双手按神阙穴，均匀调整呼吸；凡要求双手合掌的均应男的左手在内（或下），右手在外（或上）；女的右手在内（或下），左手在外（或上）。

第一式　颤抖放松

（1）双脚分开同肩宽，双手自然下垂，含胸拔背，全身放松深呼吸8次，吸气时扩胸，收腹提脚跟，呼气时下蹲放松，鼓肚子。

（2）抱腹养气，采取自然呼吸。

（3）颤抖：双手自然下垂，膝关节微曲，以膝关节为轴做上下颤抖，脚跟也随之抬起落下颤抖，由慢至快颤抖1～2分钟。

此功可调动全身阳气，特别是能提升肾阳，改善肾虚。

第二式　启动真气

（1）左脚45度向前左弓步，左手叉腰预备，右臂由前向后抡画圆，由慢逐渐变快，抡20次。

（2）然后换右脚向右前方弓步45度，右手叉腰，左臂同样由前向后，由慢变快抡20次。

第三式　一阳初生

（1）双脚站立同肩宽，右膝微曲，左脚微抬起，脚尖由前向后画圆后夹紧右大腿，左脚画圆的同时左手以手为轴水平画圆，右手做垂直画圆，画圆结束时从胸部开始左腿弓步送掌，左掌在斜上方，右手在斜下方。收左腿和双手恢复站立位。

（2）左膝微曲，右脚由前向后画圆，画圆后夹紧左大腿，脚画圆的同时右手水平画圆，左手垂直画圆，到胸部时右脚弓步送掌。

左右各做4次。动作要缓慢柔和，随着动作自然调整呼吸。

第四式　平衡阴阳

双脚略比肩宽，双手自然下垂。

（1）双手胸前平行抬起，双手手心向下，同时膝曲下蹲（45度），翻掌成手心向上，后撤左腿，同时左手向后往上画半圆，再向后画S，（吸气）回步，（呼气）翻掌手心向下，回到起式。

（2）翻手掌，右太极（右手向后往上画半圆，画S），（吸气）回步（呼气）。翻掌成手心向下，回到起式。

左右各做4次，动作要和缓柔和。

第五式　运转太极

双脚比肩略宽，含胸拔背。双手胸前抱球于丹田（男左手在上，右手在下，女相反），左右横"∞"字运球8次。向外运球时从丹田处开始吸气，从外向内运球时呼气，到丹田处略停。

第六式　转腰拔肩

（1）双脚略比肩宽，屈膝下蹲，身体左转90度，左手手心向外护命门（背部）。右肩放松下沉，提肩，（吸气）身体渐直立，左手胸前上提举起后回原位（呼气）。

（2）身体右转90度，右手手心向外护命门，左肩放松沉，拔肩，（吸气）身体渐直立，右手随之上提后回到起始位（呼气）。左右拔肩8次。

第七式　鲤鱼拜寿

双脚并拢，呈外八字。胸前合掌，放于左耳。在胸前画"∞"字，做8次，然后双手合掌换到右耳，画"∞"字8次，似鲤鱼摇头。

双手胸前合掌，放于左耳。随着合掌由上往下画"8"字，曲膝下蹲再起立，臂部也做璇转运动，似鲤鱼摆尾。双手胸前合掌，放于右耳。再由上往下画"8"字，左右各做8次。整个动作似鲤鱼摇头摆尾。身体要协调，灵活。

第八式　神龟拜寿

双手合掌于胸前，曲膝下蹲（吸气），双手胸前合掌缓缓向前伸直，分掌向两边（呼气），直立，手回至腿两边。类似蛙泳向前抻手的动作。做8次。

曲膝下蹲，双手从后向前画圆，到胸前合掌。收手直身，回到起始位。类似蝶泳手的动作。做8次。动作一定要舒缓，呼吸要细缓，吸3秒，呼3秒，犹如龟在大海中自由自在地游荡。

神龟拜寿，人体各个关节都得到了活动，可以治疗虚寒证，对心脏及脑供血不足者都有很好的效果，也可以改善脊椎强直。

第九式　通天接地

（1）通天：双脚与肩同宽，手自然下垂。双臂慢慢举起，手心向上，举到与肩同宽时，以腰为轴顺时针转8次，再逆时针转8次（1圈吸气，1圈呼气），双臂落回起始位。

（2）接地：双手向前平举（手心向下，合谷相对），腿左弓步，双手顺时针水平画圆8次（类似推磨），回手时手攥拳。手放下，回起始位，再右弓步，双手向前平举（手心向下，合谷相对），同样的回手时攥拳，逆时针画圆8次，回位，也是一圈吸气，一圈呼气。

第十式　八方来福

（1）双脚同肩宽，双手自然下垂。

（2）面向正东方，左弓步，双掌贴耳，向后画圆，身体跟随后仰前俯，前俯身合掌，向后画圆，胸前合掌，收脚，回起始位。转45度，重复以上动作。再依次转90度、135度。

（3）改为右弓步，转180度、225度、270度、315度做同样动作。

第十一式　伸展自如

预备姿势：双脚同肩宽，双手自然下垂。

（1）吸气提肛，双足五趾爪地，双手手心向上缓慢抬起，抻直头顶，托天闭气3～6秒钟，暴呼出气，放松，双手放下。调整呼吸。

（2）吸气提肛，足趾爪地，双手手心向上，胸前托起，托至胸前时再向下按，闭气3～6秒钟，突呼出气，放松，双手放下，放松。调整呼吸。

（3）吸气提肛，足趾爪地，双手手心向上，手于胸前托起向前推（掌心向外，吸气），闭气3～6秒钟，突然放气，放松，双手放下。调整呼吸。

（4）吸气提肛，足趾爪地，双手抬至胸前，向两边分开（手心向外，吸气），闭气3～6秒钟，突然放气，身体放松，手放下。调整呼吸。

第十二式　群贤聚会

预备姿势：脚跟并拢，成八字。

（1）双手叠掌放至小腹前，举至额前。躬身行礼4次。

一敬神农尝《百草》；二敬黄帝说《内经》；三敬文王演《周易》；四敬老子传《道德》。

（2）左弓步，左右手伸展（左手在前），手心向上，转身，右手向前抱左手，行礼，2次。五敬华佗是神医；六敬药王孙思邈。

（3）右弓步，右左手伸展开（右手在前），手心向上，转身，左手向前抱右手，行礼，2次。七敬时珍著本草；八敬医圣张仲景。

第十三式　圆满合一

双腿与肩同宽，双手自然下垂，放松颤抖1分钟，收功。

七、经络导引功

（1）搂气：双脚与肩同宽，双膝微曲，双手于丹田前，劳宫穴相对，向外拉时吸气（鼓肚子），同时脚跟抬起，吸满气后贮于丹田1～3秒，双手向内挤气，呼气贮于命门1～3秒，脚跟落下，身体微下蹲。再次吸气（挤腹气于胸腔，瘪肚子），气贯百会1～3秒，然后缓慢呼出。搂气要缓慢，呼吸也要均匀，缓慢。做8次。

（2）揉腹：双手叠掌，按于丹田（神阙穴），男左掌心在下，右掌在上（女右手在下，掌心向下），由内向外顺时针揉腹8次，逆时针8次。揉腹对有消化系统疾病、便秘者功效明显。

（3）揉外阴：双手叠掌，男左手在下（女右手在下），掌心贴在外阴根部，顺时针揉8次，逆时针揉8次，这一动作对前列腺、泌尿系统有效果。

（4）拉尾闾：双手背后叠掌，中指按会阴穴，同时弯腰，向上拉至命门，做8次。

拉尾闾能激发人的先天肾之力，强壮肾功能，降压安神，对男子前列腺疾病和性功能有改善作用。

（5）搓肾和八髎：双手手心贴在腰部，中指贴在上髎，上下搓动36次。

（6）双手握拳于背后脊柱膀上下搓36次。

（7）导引小周天：双脚与肩同宽，手自然下垂。手心向上抬起（吸气）叠掌于脑后，从大椎起，引气经玉枕、百会、印堂、颈部、膻中，下至丹田，做4次；然后再推腹（从天突到曲骨）8次。

（8）导引十二经脉：双脚与肩同宽，手自然下垂。

①腿部三阴三阳经导引：双手抬起，手心向上，剑指冲天（中指与食指直伸，小指、无名指攥着），至手心相对（吸气），叠掌于百会，灌气，轻压百

会穴2～3秒，分掌从脸两侧经两肋，大腿外侧、小腿外侧到脚面，再由脚面经小腿内侧、大腿内侧外阴到膻中穴，做8次，做功时双腿要伸直。

②手臂上三阴三阳经导引：双手平伸，右手从左肩的天府经左手的内侧三阴经推到手劳宫穴，做8次。然后搓手心至微热，再搓手背至微热；再从手背向上，经手臂外侧搓到肩井穴，做8次，做完第8次时，由肩井穴经颈部、左耳、百会，变成右手伸直左手搓右手臂内侧各8次，最后第8次时，左手由肩井穴，经颈部、右耳、百会回到起始位。

（9）拍打经络：天人相应。

①干梳头8次（两侧、头顶各8次）。

②拍打头部、鸣天鼓36次。

③搓揉颈部：手掌并拢握颈部左右来回搓，先左手后右手，各16次。

④搓耳根：双手食指与中指成"V"形，沿耳根上下搓32次。

⑤搓捏耳：从耳尖到耳垂搓4次，下拉一次，共8次。

⑥干洗脸8次（五指并拢，中指从鼻外侧向上经攒竹穴沿眉毛至太阳穴下行至口下唇，再由上唇回到鼻外侧）。重点揉四白、睛明、攒竹、太阳等穴。

⑦吐信72次，唾液分3次咽下。

⑧叩齿72次，唾液分3次咽下。

⑨搅赤龙顺时针8次，逆时针8次。

⑩甩臂拍肾，左右各8次。

（10）拍打经络：

平掌横手，手心向内拍胸腹，（从天突到曲骨）8次。

双手虚握拳，拍中府穴32次。

双手掌拍左、右肋8次（先从右腋窝的极泉往下拍，再从左腋窝往下拍）；从上到下，拍左右臂内侧三阴经（肺经、心包经、心经）8次（肘关节处加拍4次）。

从上臂内侧到手腕拍手内侧三阴经，再从手腕外侧到上臂拍臂外侧三阳经。肘窝拍8次，先左手后右手各4次。

双手搓肾36次。

双手虚握拳，从上至下拍腿外侧三阳经（胃经、胆经、膀胱经）8次。拍小腿肚子和膝关节内侧（委中穴、委阳穴）8次。

双手虚握拳，从下至上拍腿内侧三阴经（肝经、脾经、肾经）8次。

双手虚握拳，拍带脉36次。

五指捏拢啄气海穴36次。

双手按双膝盖，双腿转膝，顺时针8次，逆时针8次。

双手按双膝盖，双腿由里向外转8次，再由外向内转8次。

经典养生功与经络养生导引功可以结合起来做，是很好的动静结合的养生方法。在经典养生功中除第三式、第七式、第九式再做全套经络导引功动作外，在其余各式之后均可配合做经络导引功动作的前5个动作。

经典养生功与经络导引功只要坚持做，会得到意想不到的效果，不但身体会健壮起来，全身的经络也会畅通，从而减少疾病。

动静养生要有机结合起来，动中有静，静中有静，各种运动功法都要配合合适的呼吸，才能达到功法的效果。

第八章　音乐养生

中国古人早就提出了"天人合一"以及"自然养生"，他们认为五音是天然的神圣产物，是人类所需的另一种"营养元素"，与人体五脏息息相关。中医理论中有一套体系，把人的五脏、五志和中国传统音乐调式的五音一一对应起来，通过利用这一理论就可以用音乐来调理身心。

乐首先感受于人心，而心又主宰着人的神与志，一首抒情、柔和、优美的音乐能使人身心平静、舒畅；一首悲伤的音乐能使人伤感。音乐是情志的产物，反过来音乐又可影响人的情志。

一、中医的五间疗法

音乐疗法作为艺术疗法的一种，其在心理治疗上的作用已毋庸置疑。那么生理上呢，音乐与我们的身体是否会发生某种奇妙的反应？古人说，好的作曲家一定是善于调和五行的高手。在我们传统医学中，五脏可以影响五音，五音可以调节五脏。宫、商、角、徵、羽，五音调和搭配，就成了一套养身大典。古代士大夫阶层"琴棋书画"养身术中，琴排第一位，也说明在修身养性方面，音乐最有力量。

人体的生理活动，比如心跳和呼吸，有着自己的节奏与频率，音乐也是如此，所以当人的生理节律和外界声音吻合时，两者就会产生共鸣。研究发现，植物听到音乐之后，生长速度有明显的变化，而鱼儿听到音乐，长速也有一定的变化，从科学的角度解释，可以称之为"脑醒觉"的现象。

二、音乐的五行归类

中医音乐疗法的五行归类，就是根据宫、商、角、徵、羽这五音表现为基础，以五调式来分类，力求符合五脏的生理节律和特性，结合五行对人体体质及人格的分类，分别施乐，从而达到促进人体脏腑功能和气血循环。

（1）土乐：以宫调"dou"为基本，风格悠扬沉静、淳厚庄重，给人有如"土"般宽厚结实的感觉，根据五音通五脏的理论，宫音入脾，此调对脾胃功能的作用比较明显。调情态"思"。

（2）金乐：以商调"ruai"为基本，风格高亢悲壮、铿锵雄伟、肃劲嘹亮，具有"金"之特性，根据五音通五脏的理论，商音入肺，此调对肺功能的作用比较明显。调情态"悲"。

（3）木乐：以角调"mi"为基本，风格悠扬、生机勃勃，曲调亲切爽朗、舒畅调达，具有"木"之特性，角音入肝，此调对肝功能的作用比较明显。调情态"怒"。

（4）火乐：以徵调"sou"为基本，旋律热烈欢快、活泼轻松，构成层次分明，情绪欢畅，具有"火"之特性，徵音入心，此调对心功能的作用比较明显。调情态"喜"。

（5）水乐：以羽调"la"为基本，风格清纯、凄切哀怨、苍凉柔润，如天垂晶幕，行云流水，具有"水"之特性，羽音入肾，此调对肾功能的作用比较明显。调情态"恐"。

三、音乐养生步骤

第一步：找准自己想调节的是哪种情绪或是哪种脏器的功能，从而找准"主旋律"。比如，想调节"喜"这种情绪，就要用徵调式的乐曲，想调节悲的情绪，就要用商调式的乐曲，调节脏腑的功能也是如此。

第二步：确定是激昂还是柔和的节奏，这就要看要调理的情绪或者脏器功能是"有余"还是"不足", "有余"则选柔和的节奏, "不足"则选激昂的节奏。比如说要调节"喜"这种情绪，就用激昂的徵调式乐曲，但如果像《范进中举》中的范进那样，喜过头而伤了心，乐极生悲，就应该用柔和的徵调式乐曲来抑制一下。

人们往往会把节奏舒缓的轻音乐当作放之四海而皆准的音乐疗法，但其实作为一种非药物治疗法，音乐疗法与中医的其他治疗方法一样，都非常讲究对症下"药"。如何寻找适合自己的音乐疗法？

音乐可以深入人心，在中医心理学中，音乐可以感染、调理情绪，进而影响身体。在聆听中让曲调、情志、脏气共鸣互动，达到振动血脉、通畅精神和心脉的作用。生理学上，当音乐振动与人体内的生理振动（心率、心律、呼吸、血压、脉搏等）相吻合时，就会产生生理共振、共鸣。这也是"五音疗疾"的理论基础。

四、用"乐"如用"药"

音乐与药物、治疗具有天然的联系。音乐可以舒体悦心，流通气血，宣导经络，与药物治疗一样，对人体有调治的能力。

（1）音乐归经：音乐有升降浮沉、寒热温凉，同时也具有中草药的各种特性。而且音乐需要炮制，同样的乐曲，可以使用不同的乐器、节奏、力度、和声等，彼此配伍，如同中药处方中有君臣佐使的区别一样。用音乐治疗，有正治和反治，如让情绪兴奋者听平和忧伤的乐曲，还可以使乐曲与情绪同步，帮听者宣泄过多的不良情绪，例如以如泣如诉的乐曲带走悲伤，以快节奏的音乐发泄过度兴奋的情绪。

根据每个人自身的身体结构不同，五脏在脏气上的差异，配合不同的音乐，就可以使五音防病、养身。当然，我们并不是用某个音去调理某个脏器，而是运用五行原理，使它们相生、相克，又相互制约，五音搭配组合，适当突出某一种音来调和身体。

（2）养心：五脏中的君主（徵sou）为"心"。常见不适症状如失眠、心慌、心胸憋闷、胸痛、烦躁、舌尖部溃疡。

属心的音阶是"徵"音，相当于简谱中的"5"。徵调式乐曲热烈欢快，活泼轻松，构成层次分明，具有"火"之特性，可入心。最佳曲目是《紫竹调》《平湖秋月》，《平湖秋月》中，运用属于火的徵音和属于水的羽音配合很独特，补水可以使心火不至于过旺，补火又可使水气不至于过凉，从而利于心脏功能的运转。

（3）养肝：五脏中的将军（角mi）为肝。肝比较喜欢爽朗、豁达。肝常见的不适有抑郁、易怒、乳房胀痛、口苦、痛经、舌边部溃疡、眼部干涩、胆小、容易受惊吓。

属肝的音阶是："角"音，相当于简谱中的"3"。角调式乐曲有大地回春、万物萌生、生机盎然的旋律，曲调亲切爽朗，有"木"之特性，可入肝。最佳曲目是《胡笳十八拍》。肝顺需要木气练达，这首曲子中属于金的商音元素稍重，刚好可以克制体内过多的木气，同时曲中婉转地配了较为合适的属于水的羽音，水又可以很好地滋养木气，使之柔软、顺畅。

（4）养脾：五脏中的后勤部长（宫dou）为脾，属脾的音阶是"宫"音，相当于简谱中的"1"。宫调式乐曲风格悠扬沉静，淳厚庄重，有如"土"般宽厚结实，可入脾。

脾常见不适有腹胀、便稀、肥胖、口唇溃疡、面黄、月经量少色淡、疲乏、胃或子宫下垂。最佳曲目是《十面埋伏》。脾气需要温和，这首曲子中运用了比较频促的徵音和宫音，能够很好地刺激脾胃，使之在乐曲的刺激下，有节奏地对食物进行消化、吸收。

（5）养肺：五脏中的宰相（商ruai）为肺。属肺的音阶是商音，相当于简谱中的"2"。商调式乐曲风格高亢悲壮、铿锵雄伟，具有"金"之特性，可入肺。肺常见不适有咽部溃疡疼痛、咳嗽、鼻塞、气喘、容易感冒、易出汗。最佳曲目是《阳春白雪》。肺气需要滋润，这首曲子曲调高昂，包括属于土的宫音和属于火的徵音，一个助长肺气，一个平衡肺气，再加上属于肺的商音，可以将肺从里到外彻底梳理一遍。

（6）养肾：五脏中的作强之官（羽la）为肾。肾的音阶是羽音，相当于简谱中的"6"。羽调式乐曲风格清纯、凄切哀怨、苍凉柔润，如天垂晶幕，行云流水，具有"水"之特性，可入肾。肾常见不适有面色暗、尿频、腰酸、性欲低、黎明时腹泻。最佳曲目是《梅花三弄》。肾气需要蕴藏，这首曲子中舒缓合宜的五音搭配，不经意间运用了五行互生的原理，反复、逐一地将产生的能量源源不断输送到肾中。一曲听罢，神清气爽，倍感轻松。

五、音乐养生禁忌

三四十分贝的音量是最适合用于音乐养生的。一旦音量超过了八十分贝，无论什么音乐都是噪音，不但起不了调理身心的作用，反而会令心情烦躁并影响听觉神经。

音乐养生除了要选择合适的乐曲，还要选择一个不会被生活琐事和工作压力打扰的环境，用放松的姿态聆听乐曲中的每一个音符。如果想取得更好的效果，可以用几首乐曲组合成的"方剂"，就如同用不同药材配伍的药方。例如，当一个人很伤心时，如果立即听一些开心的音乐，他可能无法产生共鸣，这时，可以让他听一些与他心境相似的乐曲，例如《二泉映月》，先让他的忧郁得到宣泄，之后再听一些轻快活泼的曲子进行调理。总之，可以根据"先近后远，先顺后逆"的原则来组合音乐养生方。

当然，音乐养心需要持之以恒，短时聆听只能起到调节作用，想调养身心需要长期坚持，建立对音乐的兴趣，掌握一定的方法才会收到满意的效果。另外，还需注意以下三个方面：

第一，空腹忌听进行曲。人空腹时，饥饿感受很强烈，而进行曲具有强烈的节奏感，加上铜管齐奏的效果，人们听了会进一步加剧饥饿感。

第二，吃饭忌听打击乐。打击乐一般节奏明快、铿锵有力、音量大，吃饭时欣赏会导致人的心跳加快、情绪不安，从而影响食欲，有碍食物消化。

第三，生气忌听摇滚乐。人生气时，情绪易冲动，常有失态之举，若在怒气未消时听到疯狂而富有刺激性的摇滚乐，无疑会火上加油，助长人的怒气。

六、音乐配方

（1）催眠：《平湖秋月》、舒曼的《梦幻曲》、莫扎特的《催眠曲》、门德尔松的《仲夏夜之梦》。

（2）清热、滋补、理气、润燥：《赛龙夺锦》《茉莉花》《瑶族舞曲》。

（3）除伤心：《二泉映月》。

（4）解抑郁：《喜洋洋》《江南好》。

（5）除悲怆：海顿《创世纪》、柴可夫斯基《第六交响曲d小调（悲怆）》、贝多芬的《第五交响曲 c 小调——命运》。

（6）振作精神：《金蛇狂舞》《步步高》。

（7）去烦燥：《梅花三弄》《塞上曲》《空山鸟语》、肖邦的《降E大调夜曲》。

（8）促进食欲：《花好月圆》《青春舞曲》。

（9）降血压时：《平湖秋月》《雨打芭蕉》《春江花月夜》《姑苏行》、圣·桑的《天鹅》。

（10）增强记忆力和提高智力：莫扎特的《奏鸣曲》。

（11）肝火上亢：勃拉姆斯的《摇篮曲》、德彪西的《月光》、海顿的《小夜曲》及《渔舟唱晚》《平湖秋月》《汉宫秋月》。

中医认为人的各种情志之间具有相互影响和相互制约的动态关系，当某种情绪过甚而致病时，可以用另一种"相胜"的情志来转移、制约或平衡它，从而使过度的情绪得以调和。例如，肝阳上亢类型的高血压病人容易发怒，可以选择有商调式或悲伤色彩较浓的音乐聆听，如《小胡笳》《江河水》《汉宫秋月》《双声恨》和《病中吟》等，这些乐曲以悲情见长，凄切感人，有良好的制约愤怒和稳定血压的作用。如果是阴虚阳亢类型的患者，还可以选择羽调的水乐，如《二泉映月》《寒江残雪》《平沙落雁》《潇湘水云》《小河淌水》等，这些乐曲柔和、清润，能导引精气，滋阴潜阳。

另外，还可根据具体心理特点投其所好，安排一些欢乐、愉快的乐曲，如《花好月圆》《喜洋洋》《瑶族舞曲》《喜相逢》《鸟投林》等，或升发调欢畅的音乐，如《光明行》《霸王卸甲》《战台风》《赛龙夺锦》等，或温厚、中和的音乐，如《梅花三弄》《阳春白雪》《霓裳曲》《满庭芳》《忆多娇》等，这些乐曲可使听者气血平衡，内心平和。

中国民族乐曲《花好月圆》《喜洋洋》《鲜花调》《雨打芭蕉》《江河水》《满庭芳》可用于治疗痰浊内蕴型的高血压；《梅花三弄》《二泉映月》

《流水》《醉鱼唱晚》《牧歌》《姑苏行》可用于治疗肝肾阴虚型的高血压，这类乐曲旋律轻柔，能振奋精神、补益降压；中国古典乐曲《百鸟朝凤》《空山鸟语》《鹧鸪飞》《听松》《春江花月夜》《阳关三叠》《平沙落雁》可用于治疗阴阳两虚型高血压，这类音乐轻柔细腻，能够双补阴阳、降低血压。具体可参见表8-1。

七、结合经络调理与心理调理

（一）结合经络调理

运用音乐辅助导引的方法，是最古老，也是最容易为人所接受的方法之一。在优雅、恬静的音乐环境下，进行调心、调息、调形，通过养心安神，吐浊纳清，运行气血精气，炼意调神，增强定力，可以治疗精神心理疾患，尤其适合精神过度紧张、身心失调等疾病患者。

音乐与经络调理一种是专门以音声导引，通经行气、祛病疗疾，如六字诀、念诵法、歌咏法、乐器演奏等；另一种是传统音乐与运动导引的结合，主动运动，如各种太极拳、易筋经、养生气功、保健功等，被动运动主要是以按摩为主，在合适的音乐配合下，更容易使人放松，进入状态，从而提高疗效。

（二）结合心理调理

音乐治疗是针对患者心理，在中医理论的指导下进行治疗的一系列方法，是调节精神心理状态的最佳手段之一。

（1）顺志从欲法：通过满足人的意愿、感情和生理需要，达到祛除心理障碍的目的。以音乐意境合其情意，顺遂其欲，疏导气机，促进康复。

（2）精神内守法：中医认为，心为五脏六腑之主，心动则五脏六腑皆摇，这也肯定了心理因素对机体各脏器生理状况和过程的重要影响。传统古典音乐能有效疏缓那些引起内心不安和骚动的外界刺激，帮助听者保持内心的平静。

（3）认知引导疗法：人的行为受信念、兴趣、态度等认知因素支配，所以要改变当事人的不良行为，就必需先引导其认知的改变。传统音乐可调和阴阳、舒畅血脉。

（4）暗示疗法：采用语言或某种刺激物，并以含蓄、间接的方式对病人的心理状况施加影响，诱导病人接受某种信念，重建自信心或改变其情绪和行为，使其情绪和行为朝特定的方向发展。该法尤其适合因疑心、误解、猜测、幻觉等所导致的心理障碍和精神疾病。音乐的非语言方式非常适合进行暗示。

八、音乐养生的注意事项

养生的内容十分广泛，音乐养生只是养生方法的一种，如果综合运用各种方法，可以取得更好的养生效果。采用音乐养生时，有一些问题要多加注意。

（1）音乐设备的选取：最好使用高保真音响播放正版CD音乐，但在特殊的情况下，例如不想影响别人，或在一些不方便的场合，还是可以利用耳机，但最好不要用耳塞式耳机，而用封闭式耳机。这样虽然声波作用不到皮肤，但音乐的心理效应以及心理效应对心率、血压、呼吸、激素、新陈代谢等方面的作用仍然会有。

（2）适时适地听音乐：在起床或就寝时，可以用养生音乐作为背景音乐，亦可在闭目养神时静心体味音乐。在欣赏音乐时，最好离音响设备2米左右，并且位于音响的正前方，这样可以比较好地接收音乐声波且左右均衡，对听觉最有利。

（3）音量要适当：音量的大小，对人体的按摩作用也很重要。如果声音大到脏腑有感觉的话，人的耳朵则会吃不消的。所以，应以最佳听觉感受来收听音乐。

（4）睡眠音乐的选择：在选择睡眠音乐时，所选曲目除一般催眠曲必须具备的要素外，还要注意旋律的美感，最好选择音量、节奏、情绪渐缓的

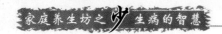

曲子，这样可使催眠的效果更好。睡眠音乐应在入睡前播放，播放时间酌情而定，长短不拘，不要戴着耳机入眠。另外，要注意控制音量，以45分贝以下为宜。为提高睡眠质量，入眠之后不要停止播放，最好再持续一段时间（可将两段音乐连放）。表8-1为音乐处方表。

表8-1　音乐处方表

理论	曲目	调式	意境	功效	适用症
脾属土，在音为宫，在志为思	《黄庭骄阳》《大地开花》《望月笙歌》	阳韵	骄阳似火，湿气尽消	温中健脾，升阳益气	湿气尽消、食腹胀神、疲忧郁、腹泻、脏器下垂
	《玉液还丹》《春风萌动》	阴韵	清泉润泽，清凉甘甜	清火和胃，清积导赤	胃脘胀痛、内火郁积
肺属金，在音为商，在志为忧	《晚霞钟鼓》《金声玉振》	阳韵	晚霞满天，钟鼓振荡	补益肺气，宽胸固表	喘咳无力、自汗怕风
	《秋风清露》《瑶琴古韵》《暮霭晨钟》	阴韵	秋月清朗，清露寒爽	滋阴清热，润肺生津	干咳少痰、身心烦热
肝属木，在音为角，在志为怒	《玄天暖风》《柴气东来》《玉屏箫笛》	阳韵	春风和暖，阳光明媚，万物葱荣	补益肝气，散寒解郁	眩晕耳鸣、夜寐多梦、肢体麻木
	《碧叶烟云》《木吐嫩芽》	阴韵	春风清寒，绿叶青翠	清肝泻火，平肝潜阳	头晕胀痛、烦躁易怒、面红目赤、失眠多梦
心属火，在音为徵，在志为喜	《荷花映日》《火耀九开》	阳韵	夏日炎炎，荷花清香四溢	补益心阳，养心安神	心悸不安、胸闷气短、失眠多梦
	《雨后彩虹》《筝语禅音》《光影银河》	阴韵	雨后爽洁，彩虹明丽	清心降火，安神定志	心胸烦热、面红口渴

（续表）

理　论	曲目	调式	意境	功效	适用症
肾属水，在音为羽，在志为恐	《伏阳朗照》《丰收欢鼓》《水映钟楼》	阳韵	冬日正午，阳光温暖，寒中见暖	温补肾阳，固精益气	腰膝酸软、畏寒肢冷、滑精阳痿、宫寒带下
	《冰雪寒天》《水润原野》	阴韵	冰雪清寒，天地纯净	清心降火，滋肾定志	心烦意乱、眩晕耳鸣、梦遗闭经

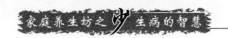

第九章　肾虚的调理

肾脏属于泌尿系统的一部分，在传统中医学中，肾脏属于五脏之一。肾为先天之本，是人生命的根本，关系着人类的生存繁衍。肾气盈亏除了反映肾脏及其相关的组织健康与否，也代表生命力是旺是弱。肾虚疾病中所谓的肾虚、肾亏，涵盖了肾脏及肾经的气血循环，肾脏功能与肾关联的器官组织的功能，养肾在养生中尤为重要。

一、肾虚的症状与判别

肾虚症状表现为注意力不集中，精力不足，头晕，易怒，烦躁，焦虑，抑郁；性欲降低，阳痿或者阳物举而不坚，滑精，遗精，早泄，不育；月经不调；健忘失眠，食欲不振，腰膝酸软，乏力，视力减退，听力衰减，头发脱落或早白，牙齿松动易落等。

肾虚可分为肾阳虚、肾阴虚与肾气虚。怎样才能知道自己是否肾虚呢？

—早上起床后常发现有头发掉落。

—记忆力下降。

—晚上经常睡不着觉，即便睡着也老做梦。

—晚上经常起夜，有尿频现象。

—感觉免疫力下降，经常感冒。

——性能力下降，经常没有性欲。

——月经不调，为此烦躁不安。

——经常有无名火，却没有精力发作。

——食欲不振，饭量明显减少。

——面容憔悴，早晨起来常有黑眼圈，皮肤松弛、干燥。

若有以上症状中的6项，就可以断定自己已经肾虚了。确定肾虚之后，再来识别自己是肾阴虚还是肾阳虚。

二、肾虚的成因

（1）多因房事过度或少年频繁手淫。

（2）思虑忧郁，损伤心脾，则病及阳明冲脉。

（3）恐惧伤肾。

（4）肝主筋，阴器为宗筋之汇，若情志不遂，忧思郁怒，肝失疏泄条达，则宗筋所聚无能。

（5）湿热下注，宗筋弛纵。

（6）饮食不当，没规律，营养单一。经常食用油腻食物或辛辣食物、吸烟饮酒过度，暴饮暴食，咸食过多，饮食偏咸，导致血压升高，肾脏血液不能维持正常流量，从而诱发肾病。

（7）长期服用或大剂量服用一些消炎镇痛药物，如去痛片、消炎痛、扑热息痛、阿司匹林等。

（8）经常憋尿会导致尿路感染和肾盂肾炎。

（9）如果长时间不喝水，尿量就会减少，尿液中携带的废物和毒素的浓度就会增加。临床常见肾结石、肾积水等。

肾虚的种类有很多，其中最常见的是肾阴虚与肾阳虚。发生肾虚时，无论肾阴虚还是肾阳虚，都会导致人的免疫能力降低，肾脏的微循环系统亦会发生阻塞，肾络呈现不通。

三、肾阳虚

（一）肾阳虚的特征

脉沉迟，全身畏寒，肢冷，小便清长，面色晄白，性欲降低，阳痿早泄，舌淡苔白，还伴有腰膝酸疼、尿频、精神萎靡、畏寒怕风、腹泻、身体双下肢浮肿等。肾阳虚容易导致男女不孕和性冷淡。

（二）肾阳虚的判别方法

（1）全身怕冷，双脚冰凉，尤其是小腹最怕冷，还伴有慢性腹泻，大便不成形，溏软。

（2）尿频。起夜多，笑或咳嗽都会遗尿。

（3）小腿肚皮肤松弛，没有弹性。

（4）早晨起床腰酸痛或发僵、软无力。

（三）肾阳虚的中药调理

肾阳虚要温补，药物多是热性药物，如附子、肉桂、鹿茸、紫河车、仙灵脾。桂附肾气丸是治疗肾虚的名方，具有温补肾阳、行水化气、壮阳、改善性功能的功效，治疗早泄、肢体浮肿、小便不利、夜尿多等病症。除了成药之外，补肾阳的药还有肾阳三宝，它是由鹿茸、紫河车、仙灵脾组成。

（四）肾阳虚的饮食调理

肾阳虚宜食韭菜、核桃、板栗、狗肉，其中韭菜能温补肝肾、助阳固精。

（五）肾阳虚的经络调理

（1）灸关元：关元是小肠经的募穴，为男子藏精、女子蓄血之处，是足太阴脾经、足厥阴肝经、足少阴肾经与任脉的交会穴，统治足三阴、小肠、任脉诸经病。灸关元可补肾壮阳，温通经络，理气和血，补虚益损，壮一身之元气。夏秋之交是灸关元的最好时机。冬季最好不要灸，因为灸了会泄气。

（2）搓劳宫、关元：睡觉前，双手搓热，手掌对准关元，意守关元，慢慢入睡。劳宫是心包经的大穴，属火，关元是小肠经的募穴，也属火，用小肠经和心包经的火来温补任脉之阴。

（3）艾灸足三里、三阴交：足三里是胃经的合穴，多气多血，艾灸足三里可增加胃肠蠕动，强壮脾胃；三阴交是肝脾肾经交会点，艾灸此穴从阴引阳。

（4）灸肾腧：缓解疲劳，温补肾阳，强肾壮阳。

（六）养心升阳

养心升阳，就是减少欲望，饮欲有节，起居有常。我们称人体的三阳开泰是动则升阳，善能升阳，喜能开阳。

①动则升阳：可多练习太极拳、经典养生功等，以心脏不剧烈跳动、身体微出汗为宜，运动过度反而会损气、伤身。

②善能升阳：第一就是语善升阳，这要求我们说一些鼓励人的话；第二就是视善升阳，就是多看世上美好的东西；第三是行善升阳，就是在日常生活中多帮助他人。帮助了人，你会感到很温暖，这种暖就是升发的阳气。总之，不管是语善、视善还是行善，都是讲做人做事要去掉私欲，内心光明磊落，多为他人着想，那种累在身暖在心的感受能使你延年祛病。

③喜则升阳：喜是人生的一大境界，始终保持一颗欢喜的心，比吃什么灵丹妙药都强。

四、肾阴虚

肾阴虚临床表现为脉细数、五心烦热、潮热盗汗、口干舌燥、尿黄便干、舌红少苔。易患前列腺疾病。

（一）肾阴虚的特征

潮热盗汗，牙齿松动，手心发热，腰酸腿软，口渴多饮，饮不解渴，眩晕耳鸣，腰脊酸软，遗精阳痿，毛发干枯脱落。具备以上症状中的三项一般属肾阴虚。

男子房事过多、女子经血过多、外伤大出血等都会造成肾阴虚。

（二）肾阴虚的调理

（1）饮食调理：宜食黑色食品，如黑豆、黑芝麻、黑米等，少吃甜食，忌油炸食品，适当吃点辛辣食物。除此之外还有些滋阴补肾的食物，如海参、枸杞。

不管是肾阴虚还是肾阳虚都可以吃些虾、海鱼、黑芝麻、淮山药、芡实等，这些食物性平，有补肾的作用，其中淮山药性平味甘，为中医上品之药，具有补肺、健脾的作用，能益肾填精。另外还有灵海参、雪耳、猪内髓、乌龟、甲鱼等都是滋阴的食物。

（2）中药调理：中医主要是用地黄类药物滋补肾阴虚。滋补肾阴的三宝是：何首乌、熟地黄、龟板。

龟板、龟甲：性甘，味咸，寒，具有滋肾潜阳、滋阴补肝及健骨的作用，主治由于肾阴虚引起的咽干口燥、遗精带下、腰膝无力等症。

地黄：有鲜、生、熟三种，三种都有养阴生津的功效，但又各有不同。鲜地黄甘苦大寒，多用于清热凉血，泻火除烦，而滋阴效果较弱；生地黄甘寒润凉，多用于缓解口渴咽干、五心烦热，有补养心肾之阴的效果，但凉血效果较差；熟地黄味甘温，入肝肾经，有养血滋阴、填精益髓的功效。

何首乌：味甘，性温，无毒，能抗衰老，润肠通便，久服长筋骨，延年不老，是美容益寿的佳品。

（3）经络调理：最常用的穴位是涌泉、太溪、关元。

涌泉穴是足少阴肾经的首穴，补肾滋阴降火的要穴。

太溪穴是足少阴肾经的输穴和原穴。太溪穴的肾经经气最旺盛，常按揉此穴，会起很好的滋肾阴的作用。

关元穴是任脉上的穴位，为足三条阴经和任脉交会处，还是小肠经的募穴，它的主要作用是壮阳，在这里是为了激发阳气，帮助阴气恢复。

每天睡前泡脚后，按、揉、搓涌泉穴、太溪穴5分钟。用掌心逆时针揉关元穴，或将手搓热轻轻搓此穴。

五、肾虚的预防

（一）饮食调理

补肾宜食黑色食物，如芝麻、粟米、牛骨髓、狗肉、黑木耳、羊骨、猪肾、淡菜、干贝、鲈鱼等。

无力疲乏时多吃含铁、蛋白质的食物，如木耳、大枣、乌鸡等；消化不良者多喝酸奶，吃山楂；平日护肾要多吃韭菜、海参、人参、乌鸡、家鸽等。过度苦寒、冰凉的食物易伤肾，如芦荟、苦瓜、雪糕、鹅肉、啤酒。

（二）动静调理

适当运动可延缓衰老，但强度不宜太大，应选适合自己体质的运动项目，以促进血液循环，改善血瘀、气损等情况。散步、慢跑、快步走或在鹅卵石上赤足行走，都会促进血液循环，对肾虚有辅助治疗作用。具体可做以下运动。

（1）握固：将大拇指扣在手心，指尖位于无名指（第四指）的根部，然后屈曲其余四指，稍稍用力，将大拇指握牢。握固可以固守精气神在体内，平时走路、坐车、闲聊、看电视时都可以进行。

（2）提踵颠足：提踵时五趾抓地，两腿并拢，提肛收腹，肩向下沉，立项竖脊，百会上领；向下颠足时身体放松，轻轻咬牙，先缓缓下落一半，而后轻震地面。提踵可以牵拉腰背腿部的膀胱经、肾经，轻震地面还可以带动五脏六腑。

（3）用脚后跟健走：迈开大步，脚后跟先着地，不要弯曲膝盖。腿往前迈时，脚尖伸直如同踢球；前脚落地时，后脚脚尖跷起。脚后跟先着地，实际上是刺激了"肾经"穴位，经常用这种方式健走可以有效防治骨质疏松症。

（4）摩肾腧：并腿坐于床沿，双手握拳，拳心虚空，分别按在后背腰部，上下按摩腰背肾腧穴，至有热感为止。这个方法不仅能缓解疲劳，还能在短时间内补充精力，补足肾气，强身健体。

（5）热水泡脚：泡脚最适宜的时间是每晚7~9时，这是肾经气血最衰的时辰，此时泡脚、按摩能改善全身血液循环，达到滋养肾和肝的目的。泡脚用的容器以木盆为好。泡脚水不能太热，以40℃左右为宜。泡脚时间不宜过长，以15~30分钟为宜。

（三）经络调理

经常进行腰部活动，可以健运命门，补肾纳气。还可多做一些刺激脚心涌泉穴的按摩，可益精补肾、强身健体、防止早衰，并能舒肝明目、清喉定心、促进睡眠、增进食欲。

艾灸太溪、肾腧、关元、足三里、三阴交。

（四）中药调理

1. 滋阴中药方

（1）龙根精杞方。

组方：龙眼肉、黄精、枸杞、葛根、牡蛎、益智仁、山药、芡实、肉桂、莲子十位药，称十全大补药。对心、肝、肾、脾、肺五脏有同治作用。

（2）苏香茯圆方是脾肾双补方。

组方：桂圆、紫苏、香橼、阿胶、益智仁、火麻仁、芡实、佛手、枸杞子、黄精。

（3）枸杞乌梅方是生津滋阴，肝肾同补方。

组方：乌梅、枸杞子、决明子、罗汉果、酸枣仁、青果、节根、玉竹。

（4）薏牡桑橼方偏于补肾阴，是肝脾肾三脏同补方。

组方：薏米仁、煅牡蛎、桑椹子、香橼、黄精、枸杞、百合、芡实、决明子、佛手。

以上中药方适用于肾阴虚者。

2. 助阳中药方

（1）丁桂佛手方。

组方：丁香、肉桂、八角、佛手、黄精、龙眼肉、罗汉果、肉豆蔻、高良姜、大枣，同样是十位药。此方偏重于补阳，散寒，着重于心、脾、肾同治。

（2）山药白果方。

组方：山药、山楂、白果、赤小豆、刀豆、肉桂、芡实、白偏豆。本方用于补阳补中。

（3）参龙虫草方。

组方：人参、枸杞、杜仲、肉桂、淫羊藿、锁阳、肉苁蓉、附子、菟丝子、熟地、山茱萸、仙茅、韭菜子、黄芪、当归、鹿鞭、鱼鳔、五味子、海龙、海马、蛤蚧、阿胶、龟甲胶、冬虫夏草。本方有补肾壮阳、生精养精、气血同调、五脏共补四大优势。

（五）冬季养肾

冬季养肾从避寒开始。寒气是引发许多疾病的直接原因，寒性凝滞，会使经脉气血阻滞不通，不通则痛，寒性收引，会使筋脉拘挛抽搐。因此冬季要"避寒"。寒多从背部膀胱经入侵，"风从颈后入，寒从脚底生"。冬天要保持颈部和脚温暖。而背部是膀胱经，此经最怕风寒，膀胱经是肾经之表。

冬季是进补季节，但也要看体质，畏寒体质则补阳，虚火体质则滋阴。一般来说可吃些温性食物如羊肉、虾类、姜、蒜、胡椒、咖喱、香菜、萝卜、山楂。还可多喝些粥，如鸡肉皮蛋粥、羊肉粥、决明子粥、山药栗子粥、桂圆粟米粥。

补气类：可补益脾胃，益气强身，适用于脾胃虚损、气短乏力者，如小米、糯米、莲心、山药、扁豆、鸡肉、大枣、鲫鱼等。

补血类：可补益气血，调节心肝，如龙眼、枸杞、葡萄、牛羊肝、猪心、带鱼等。

补阴类：可滋阴润肺，补脾胃，益气，适用于虚火旺、体弱内热者，如：黑豆、百荷、芝麻、豆腐、梨、甘蔗、兔肉、蜂蜜等。

补阳类：补肾填髓，壮阳强身，如核桃、狗肉、羊肉、薏米仁、韭菜、虾类。

第十章　自诊

中医诊病讲究"望、闻、问、切"，就是通过观察身体某些部位的外部特征来确定一个人是否生病，我们普通人通过学习也可以掌握一些简单的方法，来判断自己的身体处于一种什么状态，以利于有的放矢地养生。

一、面色

正常人的面色是白里透红，说明五脏六腑、各经脉功能是正常的。不同的面色说明身体的状态不同。

（1）面色发黑，有光泽：黑色通肾，一般是肾系统存在问题，若同时还伴有眼皮浮肿、头晕、耳鸣、失眠、健忘、腰膝酸软、夜尿多等症状，可能泌尿系统和生殖系统有疾病。肾精亏还会引发慢性心肺功能不全、肝硬化、肝癌、慢性肾功能不全。

（2）面色惨白：一般是血虚或肺气虚，易患心肺系统方面的病。

（3）面色蜡黄：多半是脾胃不好，消化系统有了问题。

（4）面色发青、晦暗：肝系统多半有问题了。

（5）面色发红：通常是心火旺，可导致失眠、便秘、心情烦躁。

（6）两颧部呈绯红色：是肺结核的信号；面颊与腮边出现赤色是心脏病的表征；面颊出现对称"蝶斑"为红斑狼疮病症的表征。

（7）脸色潮红：一是生理性脸部潮红，与饮酒、日晒、剧烈运动或情绪活动，如愤怒或害羞有关；另一种是感染引起的高烧，如伤寒、肺结核、肺炎等。

（8）脸色呈橙色：可能胆有问题。

二、舌

舌通过经络与五脏相连，因此，人体脏腑、气血、津液的虚实，疾病的深浅轻重变化，都可以客观地反映于舌头，通过观察舌的颜色、舌苔的状况，就可以了解脏腑的虚实和病邪的情况。整个舌与五脏有密切关系，舌的尖主心肺，舌中部主脾，舌的根部主肾，舌两边主肝胆。

（1）舌红：

①舌尖红：表示热盛有心火，会导致失眠、便秘、口干、烦躁、口舌生疮，小便黄急表示心火下移至小肠。

②舌两侧红：表示有肝火。如果口不仅干而且苦，有时眼睛发红，有时舌质会发红，明显是肝火。

③舌的前半部红：且伴有咳嗽、鼻干、口干、咽干等是有肺火。

④舌红苔黄口臭：有胃火。有胃疼，口嗅口苦、想喝水，有时会胃发热，想吃凉的，喝凉水，有的还会大便干，腹胀。如果还有似饥非饥，似痛非痛，似胀非胀的感觉，不想吃东西，嘴干，通常是胃阴不足。

以上四种情况都是实火，往往是舌有苔，如果苔少或没苔就是虚热证。

⑤舌红少苔：有肾火，表现为有腰膝酸软、口干、耳鸣、睡眠不好。内热更盛则心烦、盗汗、手脚发热，此时舌红且没有苔或有薄薄的黄苔。

⑥舌红无苔：阴虚内热。舌尖发红是心和肺有虚火，有失眠多梦、咳嗽、气短、气喘等症状。

（2）舌尖有齿痕：心气虚、劳累过度、大病初愈的人和老人较为常见。

（3）舌头两边有齿痕：肝脾失调的表现，脾虚了舌体就肥大，从而压挤到牙齿上产生齿痕。

（4）舌头瘦小干红：伤阴之象。

（5）舌上面白苔多、血色少：表示是气虚和血虚，最为常见的是脾气虚，表明体内有湿气，通常伴有脾胃虚弱。常浑身没劲，感觉累，不想吃东西，胃有胀满感，大便偏软，不成形。肺气虚则舌前部淡得更为突出，伴有咳嗽，稍有痰，且气喘、胸闷憋气、大便偏软等。

（6）舌苔黄腻：体内有湿热，胃火大。

（7）舌苔发黑：体内寒气重，特别是胃肠，积累了相当多寒邪，或者精神高度紧张和慢性病情转入危重期。

（8）舌肥大：脾虚可导致舌体肥大，可能患有甲状腺机能低下。

（9）舌尖上有芒刺：可能患有重症肺炎，猩红热等病。

（10）舌颤动：易患神经衰弱、甲状腺亢进、酒精中毒。

（11）舌苔厚：表明肠中腐败有机物过多。

（12）舌质干燥：表明腹泻失水，阴虚火旺。

（13）地图舌：舌头跟世界地图似的，是脾胃功能出了问题。

三、口、唇齿、眼、鼻

（一）口

经脉循行的要冲，手阳明大肠经、足阳明胃经、足太阴脾经、手少阴心经、足少阴肾经、手少阳三焦经、足少阳胆经、足厥阴肝经以及督任二脉都循经于此，它和我们各个器官都有密切关系。

经络和五味相对应，人体某些功能下降时，就会反映出不同的味道，当某经络功能亢奋时，即便没有吃东西，口中也会觉得有很重的味道。这时就要敲打经络，把经络打通，异常味道就会消失。

（1）口苦、口酸：说明肝、胆经有郁热，平时多敲肝胆经，让郁积的热毒全通过新陈代谢排出体外。

（2）口辣：肺有郁热，多敲打肺经，再吃些清热泻火的食物。

（3）口咸：肾经有郁热，打通肾经。

（4）口甜：脾经有郁热，也是口腔溃疡的前兆。

（5）口干：阴虚的表现，不是喝水能解决的，要结合其他症状，弄清是哪个脏器有劳损，再对症治疗。

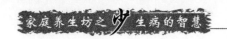

（二）唇齿

唇为脾之华，齿为骨之命，而肾主骨，因此，唇齿与脾、肾的关系最为密切。正常的唇色应是深红色。

（1）唇线明显：表示体内有血瘀，可能血脂高。

（2）唇色淡、苍白：表示血虚，有贫血，女性较多。

（3）嘴唇发黑：消化有问题，如食欲不佳、便秘、腹泻、腹胀。

（4）嘴唇青紫：血液循环不佳，易患心脏病、贫血、中风。

（三）眼睛

（1）白眼球发青：青对应五脏中的肝，白眼球发青是肝气过盛的表现。肝气盛的人通常火气大，脾气暴躁，易患高血压、动脉硬化。

（2）黑眼球出现灰环：是血管老化的表征。

（3）黑眼圈：常期黑眼圈不退可能体内肝气郁结，须疏解。

（4）眼皮肿、眼袋大：早晨起来常感觉眼皮肿、睁不开眼，说明脾虚，脾虚易导致腹泻、呕吐、出血、水肿等问题。

（5）眼屎多：肝经有郁，要多注意情绪，少发脾气，做到心态平和。

（四）鼻子

肺开窍于鼻，胃经经过鼻翼，所以鼻与肺、胃二脏最为密切。中医有"上诊于鼻，下诊于腹"的说法，鼻主心肺，周围候六腑，下部应生殖，所以鼻子及周围的肤色最能反映五脏六腑的疾病，预报脾病尤为准确。

（1）鼻子的色泽十分鲜明：是脾胃阳虚失于运化，津液凝滞，消化不好。

（2）鼻子发黑：肾脏有问题了，体内有水气，肾水反侮脾土，水气肆虐。

（3）鼻头发青，体内虚寒常腹痛，是肝气疏泄太过，冲范了脾胃影响消化。

（4）鼻头发黄：体内湿热重，要清热祛湿。

（5）鼻子发红：是肺部有郁热，要多吃些清热润肺的食物。

（6）鼻头发白：表示体内气虚或血虚，应艾灸足三里。

四、手掌、掌纹

（一）手掌（图10-1）

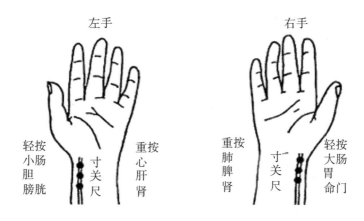

图10-1　手掌

（1）手凉：心气虚，阳气未达四肢末瑞，体内寒脾阳虚，运化功能弱。

（2）手心发热：心肺阴虚和肾阴虚，需要同时调理心肺。

（3）大鱼际有压痛：表示肺引起的咽喉、气管炎症。

（4）手麻：颈椎或心脏病的先兆。

（5）无名指：小指之下掌纹上有凸起：有心脏病的人容易出现。

（6）手掌呈青色：表示肝脏有问题。

（7）手掌呈红色：表示身体阴虚火旺，内热重。如果大鱼际发红表示心火、肝火旺，易发心脏病、高血压。如果小鱼际发红则表示胃火大，易发糖尿病。

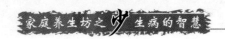

（二）指甲

肝主筋，其华在爪。所以指甲光洁度不好，可以去查一下血和肝。

拇指指甲对应肝脏；食指指甲对应肺脏；中指指甲对应心脏；无名指指甲对应脾症；小指指甲对应肾脏。另外，手指甲上除了小指外都应有大小不同的月牙，尤其是大拇指和中指最关键，这表示体内寒热是比较均匀的，如果八个手指甲都没有月牙表示身处于寒重状态，体力会比较差。如果月牙都很大，表示体内阳气过旺，可能体内潜伏了内热，不过没有发作，一但发作则快而迅猛。

（1）健康的指甲是淡红色，下部1/5处有乳白色的月牙，指甲表面平整光滑，老年人由于体质虚弱、气血不畅，指甲上可能会显示出其他颜色和纵纹。

轻压指甲表面，出现白并迅速散开是正常反应，若白不能迅速散开则那个指对应的脏腑可能有病变。

（2）半月牙偏大：易得高血压；半月牙突然变大：可能有中风先兆；半月牙偏小：往往是胃肠脆弱，经不起寒凉、酸辣的刺激，特别要注意养胃；半月牙不明显：表示身体贫血；半月牙颜色偏蓝：心脏病、风湿性关节炎的前兆。

（三）掌纹

手诊最大的好处是在身体还没有感觉不适之前就提示你存在什么问题，从而可以及早预防和治疗。但手诊并不是法定诊断，其结果只能作为一种提示，最终仍然需要通过正规检查来确诊病情。

我们手掌上有三条主要的纹路，即头脑线、感情线、生命线和其他一些细小的纹路线（图10-2）。这些纹路是治未病的最佳依据。

（1）头脑线（又称理智线）有明显分叉表示先天心肺功能不足。

（2）感情线上有岛纹表示先天头面供血不足，易得近视、弱视、鼻炎、咽炎等疾病。

（3）生命线又称免疫力线，下端开叉表示体内寒湿重，易患风湿。

（4）生命线下端有斜纹横穿，是身体虚弱的表现。

（5）生命线和头脑线之间有乱纹表明肺气虚，易患感冒、咳嗽。

（6）掌根有明显碎纹表明湿热郁结，男性易患前列腺炎，女性易患盆腔炎。

（7）食指、中指指缝间有斜纹表明体内有寒湿。

（8）小鱼际下部乱纹多表示腰椎、腿关节有疾病。

（9）手掌反射区：

肝区：生命线与智慧线夹角处；

心区：大鱼际近拇指处；

脾区：中指与中指缝下拉直线，智慧线与情感线间处；

肺区：情感线以上近小指侧；

肾区：手中线下1/5处。

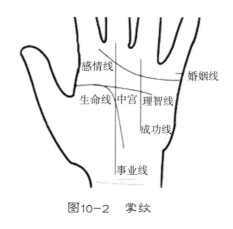

图10-2　掌纹

五、脉诊

脉象的形成与心脏的搏动、脉道的通利和气血的盈亏直接相关。人体的血脉贯通全身，内连脏腑，外达肌表，运行气血，周流不休，故脉象能反映全身脏腑和精气神的整体状况。

诊脉是中医临床不可缺少的诊察步骤和内容。脉诊之所以重要，是由于脉象能传递机体各部分的生理病理信息，是窥视体内功能变化的窗口，可为诊断疾病提供重要依据。

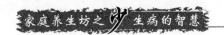

切脉可以辨别病位，阐明病性，推测病因，推断预后。

左手"寸"位代表心脏和小肠；"关"位代表肝和胆；"尺"位代表肾和膀胱。轻按为腑，重按为脏。如左手寸脉轻按为小肠，重按为心；关脉轻为胆，重为肝；尺脉轻为膀胱，重为肾。

右手"寸"位代表肺和大肠；"关"位代表脾和胃；"尺"位代表命门。用右手的食指按左手的寸位，中指按关位，无名指按尺位。切脉时分浮、中、沉三层，轻微用力按在皮肤上为浮取；重按至筋骨为沉取；不轻不重中度用力按到肌肉为中取。这样寸、关、尺三部，每部都有浮、中、沉三候，合称"三部九候"。脉象有28种之多，但一般常见的有下列几种（表10-1）。

表10-1　主要脉象与病症表

脉象	形态和临床意义	主证	病症
浮脉	轻按即得，重按反而弱	主表浅，虚证	多见于感冒初起或急性热性疾病。久病体虚
沉脉	轻按不觉，重按才能感觉到	主里，虚实	疾病已经深入内里。脉有力为实，无力为虚
数脉	脉搏快，一息五六至	主热证	邪热亢盛，脉有力为实热，无力为虚热
迟脉	脉缓慢，一息不足四至	主寒，主阳虚	寒邪气滞、痰浊、瘀血等阻遏气机或阳气不足等。妇女此脉属宫虚寒、胎气不固
滑脉	脉滑顺畅，如盘走珠，往来流利	主实证，食滞，实热	气实血涌，月经突停再加滑脉可能已怀孕
弦脉	脉硬而直，如按琴弦	主肝胆，虚劳	多为实证和阴虚阳较旺的病症。肝疏泄失常
虚脉	三部脉非常弱，无论重按或轻按皆无力	主虚证	多见于气血两虚等病症
实脉	无论重按还是轻按皆有力，脉搏来去俱盛	主实证	邪气亢盛，正气不虚，正邪相博，多为高热或阳盛之证
促脉	脉节律不齐，来去快速而有不规则的间歇	阳盛实热	阴阳失和，多见于血瘀，气滞或阳热亢盛，痰饮停滞
结脉	脉来得缓慢，有不规则的间歇，节律不齐	主阴，主寒	多为阴盛气结或寒痰瘀血，气血两虚

（续表）

脉象	形态和临床意义	主　证	病　症
代脉	脉间歇，脉律不定，但有规律	主脏气衰微	多为风证、痛证，七情惊恐疾病
洪脉	脉来盛去衰，宽大有力	主热盛	内热充斥，气盛血涌，邪盛正衰
细脉	脉细如线	主气血，主湿	气血两虚，虚劳。冬季常见
涩脉	脉细而缓，往来不畅，如刀刮竹	劳精，少血，	气滞血瘀，精亏血少，痰湿
长脉	向前超过寸，向后超过尺	主肝阳有余	阳亢热盛，痰火内蕴
短脉	脉见于寸与关部	气郁	气虚，气郁有血瘀或痰滞食积

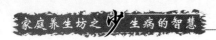
附 录

附录一 食物属性分类汇总表

一、谷物、蔬菜属性表

	温	热	凉	寒	平
谷物	糯米、紫米、高粱、西谷米、谷芽		小米、小麦、大麦、荞麦、薏米、绿豆		大米、玉米、燕麦、锅巴、青稞、米皮、糠、白芝麻、芝麻、黑大豆、黑豆、蚕豆、豌豆、赤小豆、黄豆、芡实
蔬菜	白萝卜（熟）、韭菜、藕（熟）、青蒜、洋葱、雪里红、茴香苗、香椿、香菜、南瓜、罗勒、香荆菜、地笋、甘薯、香薷、荆菜、魔芋、薤白、刀豆、葱、生姜、干姜、醋、大蒜、胡葱、蒜、小茴香、芥末、辣椒、芥菜子、胡萝卜、香花椒、芥子、油菜籽、韭子、虾、淡菜		芹菜、荞麦、马兰头、菠菜、芦蒿、莴苣、青芦笋、竹笋、枸杞、西红柿、里红、茄子、西瓜皮、生菜、丝瓜、节瓜、白萝卜（生）、裙带菜、冬瓜、红薯、西瓜、黄花、菜、牛蒡、豆薯、葛、墨菜、红薯藤、油菜、荷叶、花椰菜、苋菜、芦蒿、蜂斗菜、凤仙花、刺儿菜、浦笋、西兰花、野苋菜、千屈菜、山芥菜、佛手瓜、婆婆纳、明党参、酸猪毛菜、金针菜、蘑菇、汤鹅菜、鸼鹋菜、闽鹕菇	藕（生）、马齿苋、纯菜、蒾、海带、菜瓜、鱼腥草、芦荟、紫菜、黄豆芽、榆钱、江、莴、苦瓜、仙人掌、菜、苦苣（生）、空心菜、石花、粉丝、蕨菜、弧子、蕨根、菜、黄鹌菜、睡菜、猪殃、粉、狭、地耳、野白菜、竹叶、菜、苦菜、婆婆菜、菜、车前、野韭菜、甘荠、蒲公英、韭菜、腐婢、芝麻叶、荸荠、慈姑、芒麻、头、发菜、羊栖菜、落、紫、猪芽菜、木耳菜	金花菜、大白菜、包菜、茼蒿、扁豆、番木瓜、芫荽、毛豆、豇豆、扁豆花、四季菜、碎米、芥末、土豆、元修菜、仙人、蚕豆、黄豆、长豇豆、山药睡、豆、胡萝卜、葫芦、菊芋、石、莲菜、羊头、香菇、银耳、耳、竹荪、黑木耳、平菇、根、海白菜、马勃、猴头菇、竹、清明菜、蕨麻、口蘑、委陵菜、空、费菜、塔磨、胭脂菇、菜、塔菜、松磨、桑黄、水波菜、番、水芹、菜黄、鸡眼草、吸、白草、葛根、鸡冠、藕节、吸酱草、朗椰菜、茅梅、茅菜、香椿、胡萝卜、豆豉、百合、荷叶

二、肉、鱼、蛋、水果属性表

项目	温	热	凉	寒	平
肉蛋鱼	羊肉、羊骨、牛髓、骆驼肉、羊髓、熊掌、麻雀肉、鹈鹕肉、火腿、獐肉、鳝肉、河虾、鲢鱼、鲂鱼、河豚、鳙鱼、海参、鳜鱼、海星、带鱼、鲩鱼、刀鱼、大马哈鱼、海马、海虾、蚶、鲦鱼、海龙、蚕蛹、蚶、鸡肉、狗肉、鹿肉、鹅蛋、麻雀蛋、猪肝、猪肚、猫肉、鸡肉、海参、羊乳		鸭肉、蛙肉、兔肉、鸭蛋、猪皮	蛤蜊、乌鱼、海螺、螃蟹、草鱼、田螺、泥螺、蚬、蛏子、牡蛎、蚌、蛭子、獭肉、马肉、蜗牛、鸭血、猪肠、蛳、松花蛋	野鸭、大鲈鱼、鳗鲡、鲑、鸽、猪心、鱿鱼、金枪鱼、鸡蛋、鸡血、鹅肉、鸽肉、鹅蛋、海胆、黄花鱼、鲮鱼、鲅鱼、鲍鱼、泥鳅、鳜鱼、干贝、梭子蟹、猪肺、牛奶、猪肉、驴肉、雁肉、鹌鹑肉、青鱼、鲫鱼、白丁鱼、黄颡鱼、海参、沙丁鱼、鱼翅、鳊鱼、鲳鱼、鳗鲡、鲥鱼、鹌鹑蛋、鹅蛋、猪蹄、猪肾、龟肉、鳖肉、海蜇
水果	金橘、番石榴、杏、木瓜、石榴、大枣、柑黄皮果、柠檬、山楂、荔枝、佛手、使君子、杨梅、桂圆、紫罗果、红毛丹、桃子、栗子、胡桃仁、越橘、柑果、释迦迦卡密枸橘	樱桃、榴莲	梨、刺梨、枇杷、橙、草橘、莲雾、山竹、苹果、火芒果、芦柑、山楂、龙果、南酸枣、余柑、子、八月瓜、君迁、西瓜皮、菱角	香蕉、柿子、哈密瓜、西瓜、桑葚、甜瓜、杨桃、金丝瓜、牡梨、猕猴桃、甘蔗	椰子肉、无花果、花红、李子、波萝蜜、葡萄、霹雳果、西番莲、海红、郁李仁、火棘、山樱桃、野樱桃、梅子、山胡桃、胡颓子、刺玫果、野苹果、覆盆子

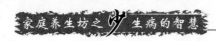
三、干果、茶及其他食物属性表

项目	温	热	凉	寒	平
干果、茶及其他食物属性表	酒、植物油、黄白酒、料酒、啤酒、红酒、羊奶、石碱、红糖、咖啡、莳萝、橘饼、栗子、大回香、开心果、海松子、槟榔、海枣、橡实、核桃、玫瑰花茶、茉莉花茶、桂花茶、兰花茶、辛夷草辛夷花茶、白兰鹃花、杜鹃花、兰香草茶、百里香茶、厚朴花茶、紫藤花茶、雪莲花茶、留兰花茶、月季花茶、肉桂、胡椒、花椒、孜然、醋	辣椒、胡椒、秦椒、肉桂、咖喱粉	绿豆、麻豆腐、豆浆、豆腐、豆腐皮、豆腐渣、罗汉果、竹果、蒌角、椰子浆、绿茶、马奶、菊花茶、金银花茶、木棉花茶、木槿花茶、百合花茶、蔷薇花茶、罗布麻花茶、山丹茶、槐花茶、山茶花茶、万寿菊花茶、密蒙花茶、槐花	柿饼、金莲花茶、人参茶、凌霄茶、番泻叶茶、苦丁茶、绞股蓝茶、黄练芽茶、栀子花茶、淡豆豉、食盐、酱	豆豉、豆浆、白糖、冰糖、味精、荭花子、榛子、白果、松子、腰果、莲子、梧桐子、茅栗、锥栗、南瓜子、花生、西瓜子、杏仁、菩提子、柏子仁、沙枣、牛奶、酸奶、母乳、醍醐、蜂蜜、蜂王浆、绿萼梅、日红茶、佩兰茶、绿萼梅茶、合欢花茶、桃花茶、莲藕须、香榧子、燕窝、蜂蜜、蜂乳

四、蔬菜、水果与五行

五行	蔬菜及肉	水果	备注
金	白萝卜、白菜、菜花、圆白菜、山药、西兰花、波菜、生菜、金针菇、西葫芦、佛手瓜、胡萝卜、豆腐、面酱、猪肺、鸡肉（胸肉）、鸡肠、鸡精	橘子、鸭梨、水晶梨、柚子、桃子、杏仁、白兰瓜、杏仁、百合	肺属金，主气 胡萝卜可促进铁的吸收，对贫血有改善作用

（续表）

五行	蔬菜及肉	水果	备注
木	小白菜、芹菜、油麦菜、大叶生菜、竹笋、韭菜、苦瓜、丝瓜、木瓜、绿豆、毛豆、白菜、生菜、菠菜、苋菜等、薯类、葱、薯类、鸡肝、羊肝、猪肝、兔肉、鸡脚、鸭脚、鸡翅、绿豆、菇类（如冬菇）、木耳、紫菜、海带、糯米、茶叶、芦荟、莲藕、人参、枸杞	西柚、甘蔗、樱桃、青提子、橄榄、柠檬、无花果干、话梅、苹果、梅橙、桃、柚子、梨、核桃、开心子、桔子、甘蔗果	肝属木、藏血、疏筋、木性食物入肝 竹笋、苦瓜、菠菜里多草酸而损钙、老人应少吃
水	冬瓜、薄荷、粉葛、荸荠、木耳、冬菇、黑木豆、豆腐、豆浆、黑芝麻、洋葱、包心菜、鲍鱼、墨鱼、紫菜、黑木、虾、螺、海参、海蜇、海带、牛乳、猪、丝瓜、果汁、啤酒、龙井茶、乌鸡、蜂蜜、耳、猪肉、猪脑、鸭肠、鹅肠、虫草类、腰	雪梨、雪莲、银耳、花旗参、西瓜、龙眼肉、杏、黑枣、蓝莓、桂圆、乌柚、洋葱	水性食物主骨、生髓、藏精、入肾
火	红萝卜、茄子、紫菜、大蒜、辣椒、生姜、韭菜花、南瓜、赤豆、胡椒、西红柿、猪心、羊肉、乳、鸽、麻雀、鸡心、红豆、鸡血、龟、蛇、猪腰	榴莲、荔枝、草莓、红橘、红提子、橙子、樱桃、柚子、木瓜、火龙果、红苹果、咖啡、巧克力、烟酒、桂	火性食物心主脉、藏神。凡红色、紫色、蔬菜及水果均属火类
土	茼蒿、马铃薯、地瓜、黄瓜、芋头、栗子、黄豆、花生、土豆、洋葱、牛羊狗肉、瘦肉类、牛肚、猪肚	批杷、香蕉、山竹、波萝、石榴、山楂、芒果、无花果（可解酒、保护喉咙）、木瓜	脾属土、统血、主运化。土性使人心情愉快

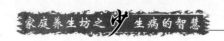
五、八卦与食物对应表

卦	谷物	蔬菜	肉类	水果	药材	干果	其他
乾卦	蚕豆		鲈鱼、海鱼、海蜇、乌肉、牛骨髓	桂圆	灵芝	核桃	
坤卦	大米、小米、大麦、豌豆、薏米	莲藕、荸荠、芋头、扁豆、魔芋、香菇、平菇、草菇、金针菇、黑木耳、鸡腿菇、猴头菇	泥鳅、鲫鱼、乌鱼、鸡、鸡珍、驴肉	苹果	人参、三七、莲子、西洋参、石斛、阿胶、芡实	普洱茶、大麦茶	豆豉
坎卦	赤豆、豇豆、绿豆、黑豆	山药、豆薯、豆腐、白萝卜、水芹菜、豆腐脑、豆皮	猪肉、鸭肉、兔肉、蛙、带鱼、干贝、田螺、牡蛎、蚌、翅、鲈鱼、沙丁鱼、鲶鱼、青鱼、河鱼、银鱼、金枪鱼、鲍鱼、海参、鳗鱼	梨、雪莲果、椰子果	白伏苓、珍珠、燕窝、冬虫夏草、白茅根	花生、牛奶、豆浆、椰汁	豆豉
兑卦		西红柿、冬瓜、圣女果、西瓜皮、丝瓜、红苋菜、生姜	羊肉、鱿鱼、甲鱼、鸭血、鸡血、猪血	樱桃、人参果、圣女果、无花果、火龙果、莲雾、草莓、西瓜	枸杞子、百合、菊花、芦苇根	花生、红枣、浓米汤	啤酒、红酒、白酒

（续表）

卦	谷物	蔬菜	肉类	水果	药材	干果	其他
震卦	高粱、西米	菠菜、韭黄、芥菜、小白菜、黄花、笋、荠菜、蚕豆、黄豆芽、豆芽、豌豆苗、香椿、油菜	鹿肉、鸽子肉、猪蹄、蹄筋、鸡爪	桃、石榴	荷叶、鹿茸、鹿筋、鹿鞭、生脉散、鹿角、麦冬、芦荟	莲心茶	
离卦	玉米	红薯、洋葱、茄子、韭菜、蕨菜、芋头、雪里红、紫菜、紫甘兰、心里美、酸蒜头、酸豇豆、青椒、酸菜		荔枝、葡萄、李子、西梅、桑葚、山楂、酸枣、柠檬、红毛丹、杨梅	紫苏、陈皮、何首乌、马齿苋、土伏苓、白米、玉米须	葵花子、松子、乌梅、榛子、绿茶	大蒜、葱、辣椒
艮卦	小米、黄豆、黑芝麻	土豆、南瓜、木瓜、老黄瓜、苦瓜、包菜、菜花、银耳、佛手瓜、粉丝、蕨根粉、粉条	牛肉、狗肉、猪肚、驼肉、黄花鱼、鸡蛋、鸭蛋、鸽蛋、鹌鹑蛋、鹅蛋	柑橘、菠萝、甜瓜、橄榄、枇杷、杏、哈密瓜、香蕉、金丝瓜、柚子、橙子、芒果、榴莲、佛手柑	党参、黄芪、当归、玉竹、甘草、饴糖、蜂蜜、鸡内金	板栗、蜜枣、南瓜子、杏仁、腰果	白糖、红糖、粮油

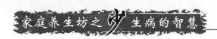

（续表）

卦	谷物	蔬菜	肉类	水果	药材	干果	其他
巽卦	荞麦、青苹果	豇豆、莴苣、木耳菜、榆钱、西兰花、紫角叶、蒜苔、芹菜、青萝卜、胡萝卜、菠菜、空心菜、茼蒿、丝瓜、青黄瓜、生菜、海白菜、葛根、海带	鸡肉、鹌鹑肉、鹅肉、青鱼	番石榴、杨桃、大青枣、甘蔗、猕猴桃	三七花、枸杞、叶菌、陈皮、薄荷	开心果	

附录二 经络治疗表

一、常见病的穴位按摩治疗

疾病	按摩穴位	按摩方法
糖尿病	膻中、神阙、中脘、气海、关元、内关、手三里、足三里、三阴交、大溪、肺腧、胰腧、脾腧、肝腧、胃腧、肾腧、命门	掌根推搓后腰，双手握拳用掌指拳关节拨揉椎脊柱两侧，揉上腹，按揉摩
高血压	丝竹空、太阳、风池、肩井、膻中、中脘、内关、神门、曲池、外关、合谷、足三里、三阴交、涌泉、太冲	抹前额、眉，干洗脸，点按揉
高血脂	风池、肩井、中脘、膻中、关元、天枢、气海、内关、血海、足三里、三阴交、涌泉	点按揉，推腹
冠心病	膻中、气海、关元、内关、神门、阴郄、劳宫、足三里、三阴交、大溪、阴陵泉	点揉拿按，用食指、拇指捏耳廓
颈椎病	风池、风府、太阳、大椎、大杼、肩井、肩中腧、曲池、手三里、合谷、内关、足三里	点按揉

287

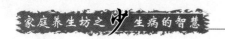

（续表）

疾病	按摩穴位	按摩方法
腰椎间盘突出	足三里、委中、委阳、承山、风市、申脉、太溪、大椎、大杼、风门、命门、腰阳关、飞扬、悬钟、昆仑、环跳、承扶、阳陵泉、八髎、夹脊、边秩	点按揉
肩周炎	风池、肩井、天宗、肩贞、极泉、曲池、合谷、内关、阳陵泉、太冲、太溪、缺盆、云门。瘀血型：阴陵泉、血海、肾腧、膻中、风门、列缺、脾腧	揉摩点按揉。急性肩周炎要轻揉。糖尿病、骨质疏松、风湿性关节炎要慎重
风湿病	中脘、气海、关元、腰阳关、夹脊、肾腧、命门、曲池、肉关、合谷、大陵、阳池、外关、居髎、环跳、委中、昆仑、阴陵泉、阳陵泉、承山	推揉中脘、气海、关元
胃疼	中脘、气海、天枢、梁丘、关元、足三里、合谷、膻中、三焦腧、肉关	稍用力点按揉
更年期综合征	风池、膻中、神阙、气海、大椎、肾腧、曲池、手三里、合谷、神门、劳宫、三阴交、涌泉、足三里、太溪。伴有烦躁易怒：太冲、行间、肝腧	揉腹。点按关元、气海、中脘、神阙
肥胖症	脸部：瞳子髎、迎香、承浆、地仓、攒竹、四白、颊车。腹部：中脘、气海、关元、天枢、神阙、滑肉门、带脉、肝、胃、肾、大肠腧	点按揉；每天推拿100次，推搓背部的膀胱经

（续表）

疾病	按摩穴位	按摩方法
	腰部：环跳、秩边 全身：肩髃、曲池、外关、合谷、丰隆、足三里、血海、承扶、委中、昆仑、阴陵泉、三阴交、太溪、承山	重按压此穴 重点推脾经、膀胱经、推腹揉腹、敲腿部胆经
咳嗽病	风池、肩井、天突、中府、擅中、肾肺俞、足三里、太溪、尺泽、列缺、鱼际	拿点按揉推摩法1~3分钟
鼻炎	迎香、风池、地仓、太阳、尺泽、列缺、鱼际、少商、合谷、足三里	多用点压按揉
咽喉炎	天突、关元、擅中、中脘、鱼际、列缺、大椎、肺俞、曲池、太溪、足三里、涌泉	不同部位用不同手法，点按揉搓捋等法
肠胃炎	中脘、建里、气海、天枢、关元、神阙、脾胃俞、合谷、梁丘、伏兔、足三里、照海	摩腹，顺逆时针各30次、按揉中脘、揉梁丘
便秘	中脘、天枢、脾肾胃大肠俞、支沟、足三里、曲池、八髎、下巨墟、中府、云门	以神阙为心摩腹，顺时针针揉30次
腹泻	中脘、天枢、气海、关元、脾胃肾命门大肠俞、长强、足三里、行间、太冲	以神阙为心摩腹，逆时针针揉30次
颈背痛	风池、风府、大椎、肩井	按揉拿捋颈部，3~5分钟

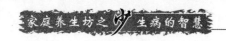

（续表）

疾病	按摩穴位	按摩方法
腰痛	三焦腧、肾腧、大肠腧、气海、关元、膀胱腧、志室、委中	先掌抹腰部，再揉诸穴3~5分钟
耳鸣耳聋	百会、下关、上关、耳门、听宫、翳风、风池、大椎、中渚	擦耳周，鸣天鼓，掌心按耳一紧一松，按揉
失眠	百会、太阳、风池、中脘、三阴交、足三里、太冲、行间	失眠原因很多，要辩证施治
近视	睛明、攒竹、四白、鱼腰、丝竹空、太阳、风池、大椎、肝腧、肾腧	食指弓形刮削眼眉，手心搓热捂眼球，慢慢下压
遗精	阴陵泉、三阴交、太溪、合谷、八髎、命门、气海、关元、中极、神阙	点按揉外阴，搓八髎
阳痿	神阙、气海、关元、中极、腰阳关、八髎、阴陵泉、命门、内关、血海、足三里	同上
早泄	血海、关元、气海、中极、脾腧、命门、腰阳关、八髎、内关、足三里、肾腧	按揉配合拍打，弹拨（足三里）
前列腺	中脘、气海、中极、大椎、背部膀胱经、命门、八髎、阴陵泉、三阴交、太溪、涌泉	点按揉外阴，搓八髎
痛经	中脘、关元、子宫、肾腧、肝腧、气海、三阴交、然谷、涌泉、足三里	多用手掌心搓揉

（续表）

疾病	按摩穴位	按摩方法
月经不调	气海、关元、中极、肝俞、脾俞、太冲、三阴交、太溪、解溪、血海、中脘、足三里	手掌揉小腹、单指扣太冲
不孕不育	气海、关元、中极、子宫、三阴交、肾俞、八髎、血海、太溪、照海、太冲	揉小腹、横擦肾俞、搓八髎、点血海、叩太冲
闭经	关元、肝脾肾俞、志室、气海、足三里、三阴交、血海、八髎、行间、太冲	搓摩两侧、八髎、腰骶、斜搓两肋、拿大腿内侧
慢性盆腔炎	神阙、带脉、中脘、气海、关元、水道、背部膀胱经、三阴交、丘墟、太冲、三阴交、合谷、血海、足三里	掌摩揉小腹神阙、搓带脉、点太冲、弹足三里
性冷淡	气海、关元、中极、肾俞、八髎、神门、合谷、支沟、居髎、大巨、承扶、委中	推腹和小腿、搓腰、弹拨承扶、委中、拿大腿内侧
美目	攒竹、晴明、承泣、太阳、迎香、印堂、四白、阳白、承浆、郄、水沟、鱼腰	点晴明、弹山根、推口唇、摩面
丰胸	膻中、中脘、关元、神阙	推揉腹、摩胸肋
瘦腰细臂	肝俞、脾俞、胃俞、命门、八髎	点按搓、空拳捶腰骶、捏揉肘部、牵拉手指、搓手掌
美腿	足三里、太冲、血海、三阴交、涌泉、环跳、居髎、风市	点风市、拿捏下肢、搓涌泉、其余按揉

注：点、按、揉、搓时间为1～3分钟。

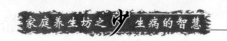

二、常见病的拔罐治疗

疾病	治疗穴位	方法
供血不足	心腧、膈腧、膏肓腧、章门	
高血压	肝胆脾肾腧、委中、承山、足三里	重点多取背部及下肢部
胆结石	中脘、胆腧、丘墟、太冲、阳陵泉	用泻法，中脘用4厘米罐
泌尿结石	气海、关元、三焦腧、肾腧、膀胱腧、涌泉、三阴交	泻法，强力拔，留罐10分钟，每天1次，15天一疗程，隔周再下一个疗程
感冒	大椎、风门、外关、曲池	泻法，用闪闪法
腰间盘突出	环跳、肾大肠腧、阳关、委中、承山	泻法，重拔，留罐10分钟
急性腰扭伤	肾腧、大肠腧、阳关、委中、承山	重拔，留罐10分钟，每天1次
肩膀关节痛	肩髃、肩髎、三角肌、肩前、肩后	泻法、针刺、重拔，留罐10分钟，每天1次，15天一疗程，休一周再进行第二疗程
肘关节痛	曲池、尺泽、手三里	
腕关节痛	阳池、外关、合谷	
髋关节痛	伏兔、秩边、环跳	
膝关节痛	阳陵泉、膝眼、伏兔	
踝关节痛	中封、太溪、解溪、丘墟、昆仑	

（续表）

疾病	治疗穴位	方法
落枕	肩井、大椎、外关、风池	轻拔，留罐5分钟，每天1次
病毒性肝炎	第一天、大椎、肝胆脾腧；第二天、中脘、期门、阴陵泉、足三里、三阴交	每天每组用闪火拔20分钟，30天为一疗程，休一周再进行下一疗程
脱肛	八髎、归来、长强、承山	拔罐每天1次，1次5分钟，15日一疗程
便秘	天枢、大横、气海、支沟、阴陵泉	泻法，重吸15分钟
细菌性痢疾	急性痢疾：中脘、天枢、气海、关元、大椎、脾肾腧；慢性痢疾：曲池、间使、阴陵泉、足三里、上巨虚、三阴交	急性痢疾用泻法，先针刺再拔吸留罐15分钟，慢性痢疾轻刺吸拔，留罐10分钟，每天1次，15日一疗程
肩周炎	肩井、膈腧、肩髎、三角肌	重拔，留罐10分钟，每天1次
牙痛	大椎、胃腧、肾腧、下关、颊车	闪拔10分钟，每天1次，10日一疗程
百日咳	天突、风门、喘息、肺腧	小儿轻拔，留罐3分钟，每天1次
慢性支气管炎	大杼、风门、肺腧、膏肓	
支气管哮喘	大椎、风门、膈腧、脾腧、天宗、膻中、尺泽、足三里、合谷	
慢性支气管炎	膻中、气海、中府、喘息、肺肾腧、足三里、丰隆	用补法，2.5厘米罐，留罐5分钟
慢性鼻炎	风池、肺腧、印堂、迎香、足三里	用闪罐法，隔日1次，20天一疗程
急性慢性胃炎	肝腧、脾腧、胃腧、膈腧、章门	

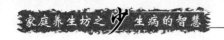

（续表）

疾病	治疗穴位	方法
急性及慢性肠炎	脾腧、胃腧、大肠腧、天枢	
多发性毛囊炎	至阳	局部小型罐加面垫拔
疔肿	身柱及疔肿部位	小型罐面垫拔，外科疮疡方面的适应症
下肢溃疡		局部小型罐加面垫拔
颈椎各种关节痛	压痛点及其关节周围	拔罐
背腰椎骶椎髋痛	疼痛部位及其关节周围	拔罐
膝踝痛足跟痛	疼痛部位及其关节周围	拔罐
慢性腰痛	肾腧、腰眼、大肠腧、环跳、委中	留罐10分钟，每天1次，15日一疗程
神经性头痛	大椎、大杼、天柱（加面垫）、至阳	
肋间神经痛	章门、期门及肋间痛区	拔罐
颈肌痉挛	肩井、大椎、肩中腧、身柱	
坐骨神经痛	秩边、环跳、委中、关元、腰阳关、肾腧、阳陵泉、悬钟、环跳、委中	用补法，留罐5分钟，重吸，先针后拔，留罐15分钟
膈肌痉挛	膈腧、京门	
四肢神经麻痹	大椎、膏肓、肾腧、风市及麻痹部位	
腓肠肌痉挛	委中、承山及患侧腓肠肌部位	
面神经痉挛	下关、印堂、颊车	
神经衰弱	风池、心肝脾肾腧、内关、三阴交、足三里	留罐6秒起罐，连续拔10~20次

（续表）

疾病	治疗穴位	方法
偏头痛	风池、肝腧、头维、太阳、列缺	泻法，先针灸后重拔，留罐10分钟
痛经	关元、血海、气海、中极、地机、次髎、肾腧、足三里、三阴交	针刺，重吸拔，留罐15分钟，隔周进行，每日1次
闭经	关元、肾腧、中极、气冲、气海、足三里、肝膈脾肾腧	实证：每日1次，每次拔15分钟，虚证：每日1次，每次拔10分钟，10天一疗程
月经过多	关元、子宫、三阴交	
白带	关元、子宫、三阴交	拔20分钟，每日1次
盆腔炎	秩边、腰腧、关元、中极、水道、归来、次髎；第二天、气海、关元、足三里、地机、阴陵泉	交替进行，30日1疗程
急性乳腺炎	局部温开水新毛巾热敷后，用中型或大型火罐拔，可连续5~15次	
缺乳	乳根、肝腧、心腧、肝脾腧、膈腧、足三里	每天1次，1次15分钟，15次为一疗程
更年期综合征	第一天、肝腧、肾腧、脾腧；第二天、气海、气冲、关元、足三里	两组轮用，每天1次，1次拔20分钟
性功能失调	（1）组心腧、肾腧、身柱；（2）组中极、神道、内关、足三里；（3）组关元、命门、三阴交、神门、肾腧	用补法，阴虚炎旺（1）与（2）组轮流吸拔，心脾两虚用（3）组吸拔

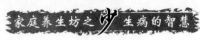

（续表）

疾病	治疗穴位	方法
前列腺病	气海、关元、三阴交、八髎	
遗尿	关元、神门、脾腧、肾腧、膀胱腧、次髎、长强、足三里、三阴交	用泻法、强刺激、重吸拔，留罐10分钟，每日1次，隔周进行

三、常见病的刮痧治疗

疾病	刮痧穴位	备注
中暑	曲泽、神阙、关元、内关、劳宫、百会、大椎、十宣、委中、涌泉、颈背中、风池、膻中、大椎、心俞、风池	采用泻法直接刮痧，点揉腹部诸穴和涌泉、十宣，放痧5~7滴血
头痛	太阳、百会、风池、曲池、合谷、血海、阴陵泉、足三里、三阴交、太冲、肺腧、肾腧、内关、列缺、丰隆、列缺、大椎	平补平泻，点揉合谷、列缺、太冲，放痧太阳、百会
贫血	气海、肺腧、膏肓、合谷、足三里、涌泉、三阴交	用红花油隔布刮
慢性肾炎	中脘、水分、中极、肝腧、三焦腧、肾腧、阴陵泉、三阴交、太溪、命门	用补法、平刮肝腧、三焦腧、命门，斜刮三阴交、阴陵泉、太溪
泌尿感染	水道、中极、肾腧、膀胱腧、次髎、三阴交	用泻法、背部平刮，次髎用角刮

（续表）

疾病	刮痧穴位	备注
泌尿系统结石	中极、肝腧、脾腧、京门、肾腧、膀胱腧、阴陵泉、足三里、三阴交	用泻法，背部平刮，点揉中极，下肢用斜刮法
失眠	百会、风池、肩井、足三里、三阴交、行间、涌泉、神门	平补平泻，点揉神门，行间、涌泉
腰痛	肾腧、志室、腰阳关、委中、阳陵泉、承山、昆仑、腰眼、秩边、太溪	用补法，殷门用平刮，昆仑用角刮，委中、阳陵泉、承山用斜刮
痉挛、青春痘	肺腧、膈腧、肾腧、曲池、合谷、血海、足三里、丰隆、三阴交	用泻法，按从背部、上肢、下肢、足三里的顺序刮，隆、三阴交的顺序刮
落枕	风池、风府、肩井、大椎、外关、悬钟、足临泣、液门、光明、悬钟	平补平泻，大椎用角刮，风池、肩井、下肢斜刮
颈椎病	风池、天柱、肩井、大椎、大杼、天宗、曲池、列缺、合谷、承山、悬钟、昆仑	用补法，风池、天柱、大椎、大杼用角刮，肩井斜刮，天宗平刮
腰椎间盘突出	肾腧、腰阳关、大肠腧、次髎、环跳、殷门、委中、阳陵泉、风池、曲池、手三里、外关、列缺、合谷、中脘、关元、肺腧、膻中、大椎、云门	用补法，阴陵泉、昆仑用角刮，承山平刮，委中斜刮
慢性鼻炎	迎香、百会、肾腧、白环腧、长强、承山	用补法，用拇指挤按印堂，放痧上星、迎香
痔疮	孔最、关元、	用泻法，按从下肢到承山的顺序刮

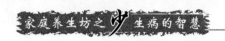

（续表）

疾病	刮痧穴位	备注
肩周炎	云门、中府、天柱、肩井、肩髃、肩贞、曲池、外关、缺盆、风池、大椎、肩髎	平补平泻，按头、胸、上肢、下肢的顺序刮拭
阳痿	关元、中极、命门、次髎、肾俞、阴陵泉、足三里、太溪	背部、下肢用揪痧法，腹部揉关元、中极
痛经	气海、水道、中极、次髎、血海、三阴交、太冲、大敦	平补平泻，先背、腹、后四肢。放痧太冲、大敦
乳腺增生	屋翳、膻中、乳根、肩井、天宗、肝俞、外关、丰隆、太溪、侠溪、行间	用补法、太溪、外关斜刮、屋翳、膻中角角刮，点揉行间、侠溪
慢性盆腔炎	带脉、气海、归来、中极、肾俞、次髎、血海、阴陵泉、足三里、行间、太冲	用泻法、肾俞、血海平刮、次髎、下肢诸穴用角刮，点揉腹部穴
宫寒	命门、肾俞、关元、气海、神阙	用补法
子宫瘤	腰骶双侧、关元、八髎、肾俞	角刮
月经不调	肝俞、期门、太冲、血海、三阴交、关元、气海、八髎	平斜刮
更年期综合症	百会、太阳、印堂、风池、气海、大椎、风府、天宗、肺俞、肾俞、三阴交、太冲	
前列腺病	气海、中极、肾俞、膀胱俞、阴陵泉、三阴交、太溪	用补法、五指揪法，点揉气海、中极
遗精	关元、心俞、肾俞、志室、命门、次髎、足三里、三阴交、太溪	用泻法、背部平刮、下肢斜刮，点揉三阴交

（续表）

疾病	刮痧穴位	备注
晕动病	液门、厉兑、百会、天柱	用补法，拇指揉液门、天柱，厉兑
鼻出血	合谷、二间、上星、迎香、大椎	用补法，拇指揉迎香、合谷，放痧二间
牙痛	颊车、人中、厥阴腧、大迎、承浆、内庭、温溜、合谷、三间	点揉合谷、三间、面部各穴、内庭
养肾	夹脊、膀胱经、腹沟、小腿内侧、太溪、温溜、肾腧、三焦、膀胱腧、中极、气海、关元、足三里、阳陵泉、太冲	先背后腹膝，最后四肢，温水泡脚
美腿	伏兔、血海、足三里、三阴交、风市、悬钟、承肤、委中	大力，40°~60° 从上往下在下快刮20分钟
肥胖	中脘、关元、脾腧、肾腧、丰隆	用泻法，背部平刮，下肢斜刮，腹部点揉
自汗盗汗	大椎、肺腧、心腧、神门、内关、脾腧、足三里、曲池、合谷	用补法，斜刮
呕吐	中脘、天枢、内关、足三里、脾腧、胃腧	用补法
反胃	中脘、关元、府舍、内关、足三里、意舍、胃仓、脾腧、胃腧	
胃痛	中脘、天枢、内关、足三里、脾腧、胃腧	
腹泻	中脘、天枢、内关、足三里、上巨墟、胃腧、大肠腧	用补法
便秘	天枢、横骨、腹结、外陵、足三里、小肠腧、支沟、中髎	用泻法
胸痛	中府、紫宫、玉堂、膻中、内关、神门、丰隆、解溪、肩井、肺腧、厥阴腧	

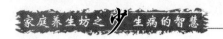

（续表）

疾病	刮痧穴位	备注
眩晕	百会、风府、印堂、睛明、关元、气海、内关、足三里、脾俞、肾俞、合谷	重刮
耳鸣耳聋	耳门、听宫、风池、翳风、肾俞	
中风后遗症	百会、风池、人中、环跳、肩贞、梁丘、足三里、丰隆、天宗、肝俞、肾俞、曲池、合谷、委中、承山	重刮
咳嗽	角孙、风池、中府、神风、膻中、天府、尺泽、太渊、肺俞、脾俞、中封	平刮
哮喘	膻中、中脘、尺泽、列缺、丰隆、定喘、风门、肺俞、膏肓、阴陵泉	
失音	风池、翳风、哑门、天突、云门、人迎、膻中、中府、肩井、大椎、陶道、大杼、风门	
感冒	风池、太阳、风府、四神聪、尺泽、天枢、天柱、经渠、大椎、支沟、合谷	
糖尿病	尺泽、内关、足三里、曲池、肺俞、脾俞、肾俞、血海、曲泉、太溪	
心律失常	膻中、内关、神门、足三里、心俞、膈俞	
冠心病	膻中、乳根、内关、肺俞、心俞、膈俞	

（续表）

疾病	刮痧穴位	备注
近视	翳风、承泣、睛明、足三里、风池、肝腧、肾腧、合谷、三阴交	
关节炎	尺泽、大陵、环跳、阳陵泉、梁丘、足三里、大杼、肝腧、脾腧、肩髎、肩贞、手三里、合谷、委中、曲池	
小儿疳积	气海、百虫窝、足三里、隐白、大椎、脾腧、胃腧	
小儿腹泻	天枢、内关、脾腧、胃腧	
小儿惊风	人中、尺泽、印堂、大椎、列缺、太渊、中冲、风门、肺腧、心腧、脾腧、风池、大杼	

四、常见病的艾灸治疗

疾病	艾灸穴位	时间（分钟）
冠心病	主穴：膻中、至阳、内关；配穴：膈腧、巨阙、丰隆、神阙、气海	30
心绞痛	心腧、至阳、厥阴腧、膻中、少海、内关	30
无脉症	心腧、内关、太渊、厥阴腧	30
原发高血压	百会、曲池、合谷、太冲、足三里、绝骨、血海、肝腧、太溪、三阴交、内关、丰隆	30

（续表）

疾病	艾灸穴位	时间（分钟）
高血脂	丰隆、足三里、天枢	35
心血管病	通心经、三焦经、膻中、厥阴腧、内关	30
三高	百会、大椎、神阙、曲池、太溪、涌泉	30
心律失常	内关、三阴交、心腧	30
中风	百会、足三里、阳陵泉、曲池、手三里、合谷、委中、环跳	30
中风后遗症	上肢灸肩井、肩髎、曲池、手三里、外关、合谷；下肢灸伏兔、阴陵泉、足三里、三阴交、失语加廉泉、口眼歪斜加地仓、下关	30
腰椎病	环跳、腰阳关、阴陵泉	35
颈椎病	大椎、天柱、外关、肩井	35
肩周炎	肩髃、肩贞、阿是、曲池、肩髎、条口、神阙、关元	30
膝关节炎	足三里、阴陵泉、阳陵泉	35
腰椎间盘突出	阿是、肾腧、腰阳关、委中	35
坐骨神经痛	环跳、秩边、委中	35
风湿关节痛	曲池、足三里、血海、肝腧、神阙、阿是	35
类风湿关节炎	足三里、大椎、曲池、阴陵泉、八风、八邪、神门、命门、发热加大椎	35
风湿骨病	通任、督二脉、中脘、神阙、关元、命门、足三里、大椎	30
胃痛	中脘、神阙、足三里、梁丘	30

（续表）

疾病	艾灸穴位	时间（分钟）
糖尿病	关元、太溪、三阴交、脾俞、肾俞、神阙、章门、胰俞、三焦俞、膻中、命门、丰隆、承山、承扶	30
慢性胃炎	中脘、胃俞、足三里、阿是，配穴：脾胃虚弱加脾俞，肝气或肝火犯胃加行间，血瘀加膈俞	30
胃下垂	百会、足三里、中脘、梁门、关元	30
胃痉挛	天枢、中脘、梁丘、幽门	30
呃逆	中脘、关元、膻中	30
急性胃肠炎	天枢、中脘、气海、上巨虚	30
慢性胃炎	中脘、胃俞、足三里、阿是	35
肠梗阻	足三里、中脘、支沟、下巨虚	30
胃肠溃疡	中脘、梁门、足三里、胃俞	30
慢性结肠炎	天枢、中脘、气海、神阙、阿是，配阴陵泉、太冲、脾俞	30
腹泻	神阙、天枢、中脘	35
脱肛	长强、百会、足三里	30
便秘	天枢、中脘、关元、足三里、气海	30
热结便秘	神阙、合谷、曲池、气海、腹结、中脘	30
气滞便秘	阳陵泉、行间、气海、足三里、中脘	30
气虚便秘	气海、大肠俞、关元、足三里、百会	30

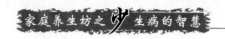

（续表）

疾病	艾灸穴位	时间（分钟）
血虚便秘	脾腧、章门、胃腧、中脘、膈腧	30
阴虚便秘	支沟、关元、三阴交、天枢	30
阳虚便秘	肾腧、关元腧、中脘、照海、石关	30
尿失禁	关元、气海、中极、三阴交	30
尿潴留	关元、气海、中极、神阙、三阴交、膀胱腧	35
遗尿症	关元、气海、中极、神阙、足三里	30
尿失禁	关元、气海、中极、三阴交	30
胆囊炎	阳陵泉、期门、日月、胆腧、太冲、足临泣	30
腹痛	气海、中脘、内庭、脾腧、足三里、天枢	40
痛经	关元、神阙、三阴交	30
月经不调	神阙、关元、隐白	35
闭经	三阴交、足三里、关元、气海、血海、血寒、血虚加命门，气滞加京门、蠡沟	35
月经后期	关元、气海、三阴交、血虚加命门、血海、足三里，气滞加京门、蠡沟	30
乳腺增生	足三里、阿是	25
带下湿多	气海、三阴交、白环腧	40
妇科杂病	神阙、关元、气海、归来、八髎、足三里、三阴交、中脘、涌泉	30
阳痿早泄	关元、神阙、中极、肾腧、命门	30

（续表）

疾病	艾条穴位	时间（分钟）
前列腺炎	关元、曲骨、三阴交、长强、阴陵泉、膀胱俞、气海、中极、湿热加曲泉，肾虚加肾俞、足三里	30
前列腺增生	关元、曲骨、三阴交、肾俞、长强、湿热加曲泉，肾虚加足三里	30
男性不育	气海、关元、三阴交、命门、足三里、神阙	30
遗精	中极、肾俞、三阴交、关元、志室	30
妇性不孕	关元、气海、三阴交、足三里、中极、归来	35
慢性盆腔炎	肾俞、关元、足三里、关元俞、三阴交、阴廉、气冲	30
失眠、多梦	心包经、主穴神阙、百会、涌泉、三阴交、太冲、太溪、心脾两虚者加脾俞、心俞；阴虚火旺者加大陵、大敦、心虚胆怯者加神庭、气海、大巨；情志忧心者加大陵、印堂、合谷；痰热忧心者加丰隆、内关、解溪、曲池	40
耳鸣耳聋	百会	40
哮喘	肺俞、大椎、膻中	35
鼻炎	肺俞、合谷、大椎、迎香	35
慢性咽炎	天突、合谷、太溪	35
风寒感冒	风池、支正、合谷、风门、肺俞	30
风热感冒	风池、大椎、外关、曲池、列缺	30
慢性支气管炎	肺俞、膻中、脾俞、膏肓俞、太渊	30

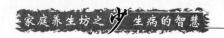

（续表）

疾病	艾灸穴位	时间（分钟）
咳嗽	膏肓、天突、风门、列缺、大椎、丰隆	30
急性支气管炎	风池、大椎、风府、合谷、肺俞、列缺	30
支气管哮喘	主穴定喘：肺俞、膻中、膏肓俞、丰隆，热喘加风门、外关、曲池；痰多加中脘、丰隆、志室、脾俞	30
支气管扩张	孔最、尺泽、膻中	30
肺结核	肺俞、太渊、三阴交、膏肓俞、足三里、太溪	30
胸膜炎	肺俞、内关、期门、阴陵泉、侠溪、膻中	30
膈肌痉挛	中脘、足三里、内关、巨阙	30
肝硬化	期门、中脘、足三里、水分、三阴交	30
消炎水肿	阴陵泉、三阴交、水道、肾俞	30
上热下寒	关元、神阙、足三里、血海、曲池、太溪	30
风寒头痛	外关、风门、风池、列缺	30
风热头痛	尺泽、鱼际、大椎、太冲、风池、曲池	30
风湿头痛	风池、头维、合谷、肾俞、脾俞、通天（头）	30
肾虚头痛	关元、太溪、肾俞、气海、百会	30
肝阳头痛	太冲、太溪、内关、足三里	30
退热	大椎	30

（续表）

疾病	艾灸穴位	时间（分钟）
角膜炎	丝竹空、印堂、风池、太阳	20
黄褐斑	阿是、太冲、三阴交、足三里、血海、耳前、丘墟、神门	30
肾虚肾亏	肾经、气海、肾腧、命门、志室、曲泉、关元	30
颈椎腰椎病	天柱、大椎、阿是、腰阳关、环跳、阳陵泉	40
贫血	足三里、关元	30
冻疮	合谷、足三里	30
肥胖	天枢、关元、中极、气海、丰隆、曲池、足三里、中脘、脾腧、阿是	30
保健	关元、气海、足三里、中脘	30
美容养颜	足三里、关元、曲池、合谷、三阴交	30

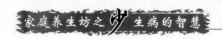

附录三 中药养生

一、益气补虚中药

药	性味	归经	适用体质	功效	用法	用量	禁忌
人参	微温，味甘、微苦	脾、肺	气虚	补脾益肺，生津止渴。改善心脏功能，降血脂，安神	噙化嚼服、吞服，泡茶服、泡酒服	1~3克	外感或急性传染病、发烧时不宜，过敏体质、高血压不宜
党参	性平，味甘	脾、肺	气虚、血虚	补中益气，健脾益肺，养血，增强造血功能，安神，改善记忆力	沏茶、煮粥，煲汤，配大枣、山药、薏米、当归、桂圆、枸杞	5~10克	禁与萝卜同食，忌饮茶，气滞、怒火等热证、实证禁服
太子参	性平，味甘、微苦	心、脾、肺	气血两虚	补脾肺之气，养阴生津，提高免疫力	煲汤，配莲子、百合、莲藕、石斛、麦冬、乌梅	15~30克	实邪痰火，瘀血食积、水湿等引起的实证不宜食
西洋参	性寒，味甘、微苦	脾、肺	气虚、阴虚	补气养阴，清火生津，镇静安神、调节血压、提高免疫力	煮，蒸食，冲泡	1~2克	畏寒肢冷，腹泻，胃寒湿者忌食。不可与茶同饮
黄芪	性微温，味甘	脾、肺	气虚	补气升阳，益卫固表，双向调节血压，延缓衰老，疗疮生肌	黄芪粥、黄芪菜，黄芪饭，入药	5~15克	感冒发烧、咽喉痛，大便干燥，急躁肝火大、高血压者忌食

（续表）

药	性味	归经	适用体质	功效	用法	用量	禁忌
山药	性温平、味甘	肺、脾、肾	气虚	健脾益肾气，止咳喘，滋肾益精，益肺止咳，降血糖	山药粥	10～20克	大便干燥者不宜，蒸熟后去皮再用
灵芝	性平、味甘	心、肝、肺	气虚	补气养血，养心安神，抗肿瘤，抗衰老，增强免疫力，美容	泡茶、煎水、泡酒	6～12克	皮肤病、外感发烧忌用
蜂蜜	性平、味甘	肺、脾、大肠	气虚	润肺止咳，润燥通便，补中缓急，解毒，提高免疫力	直接服用，不可用高温水冲服	15～50克	不与豆腐、韭菜、葱同食，糖尿病不宜敏
莲子	性平、甘、涩	心、肾	各种体质	养心安神，益肾固精，健脾	煮粥	2～10克	腹胀、便秘不宜
五味子	性温、味酸甘	肺、心、肾	气虚	益气生津，补肾宁心，养阴固精，保肝护肝，延缓衰老	砂锅微火焙干，研成粉口服	1.5～6克	内有实热、咳嗽、麻疹不宜
甘草	性平、味甘	十二经	气虚	祛邪热，坚筋骨，健脾胃，润肺止咳，去痰	泡茶冲饮	6～10克	湿盛胸腹胀、呕吐不宜服用
绞股蓝	性寒、味苦	肺、脾、肾	气虚	益气安神，清热降压，镇静滋阴，防动脉硬化，助消化	浸泡、煎水饮	15～30克	腹胀、腹泻、便秘不宜

（续表）

药	性味	归经	适用体质	功效	用法	用量	禁忌
沙参	味苦、性微寒	肺、胃	气虚	补中益气，清肺热，养阴清热、润肺化痰、益胃生津	煎		湿热者不宜用、风寒咳嗽禁服
玉竹	味甘、性平	肺、胃	心气虚、肺阴虚	除烦闷，止渴，润心肺补气血，补中健脾	煎，煮	3～5克	痰湿气滞者忌服
枣	味甘、性平	十二经	气虚	润心肺，补中益气，补五脏			体虚瘦弱者不宜食
荸荠	味甘、性微寒	胃、大肠	气虚、阴虚	开胃消食，温中益气，凉血解毒，利尿通便，化湿祛痰			脾胃虚寒者不宜多食
白术	甘苦、性温	脾、胃	气虚	健脾益气，燥湿利尿，止汗安胎			
猪苓	味甘、淡，平	肾、膀胱	气虚	利水消肿，渗湿			

二、补血中药

药	性味	归经	适用体质	功效	用法	用量	禁忌
当归	性温，味甘、辛	肝、脾	血虚	血虚能补，血枯能润，调经痛，抗氧化	煮粥	3~6克	月经过多，有出血倾向、阴虚内热、大便溏泄者忌服
阿胶	性平，味甘	肺、肝、肾	血虚	补血活血，补虚润肺，是女性滋阴补血养生的良药	含化或拌蜂蜜、糖、牛奶	3~5克	胃胀满、消化不良、脾胃虚、咽喉肿痛者慎用
何首乌	性温，味甘、苦、涩	肝、肾	血虚	养血，益肝，补肾，健筋骨，乌发，安神，美容	代茶饮，煎服，可与酸枣仁同食	5~10克	禁与萝卜、猪肉、猪血等同食，便溏及有湿痰者忌食
地黄	性微温，味甘	肝、肾	气虚、阴虚	滋阴养血，补精益髓，造血功能，降压，降糖	煎服或代茶饮	5~10克	忌与萝卜、蒜、猪血同食。脾虚泄泻，胃寒食少者忌食
大枣	性温，味甘	肺、胃	气虚	补中益气，养血安神，保肝，补血养颜，缓和药性	直接食用、煮粥、入药	2~10克	不宜过多食用
桂圆肉	性温，味甘	心、脾	气虚	补心脾，益气血	直接食用	3~15克	阴虚内热、湿热痰多者忌食
白芍	性平，味苦	肝、脾	气虚	养血，平抑肝阳，止血活血	煎服	1~10克	虚寒性腹泻忌用

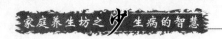

（续表）

药	性味	归经	适用体质	功效	用法	用量	禁忌
鸡血藤	性温，味苦、甘	肝、肾	血虚	通筋活络，补血养血	泡酒饮用	3～15克	阴虚火旺者慎用
牛膝藤藤	味苦、酸，性平	肝、肾	血虚、血瘀	疏利下行，能补能泄，活血祛瘀，补肝肾，治血滞经闭	泡酒饮用		中气下陷，脾虚泄泻，梦遗失精，月经过多者忌用
血竭	味甘、咸，性平，有小毒	心、肝	血虚、血瘀	活血定痛，化瘀止血，治痛经、产后瘀阻腹痛，瘡疡溃	外用适量，研末调敷或入膏药	1～11.5克	无瘀血者慎服
桑葚	甘、酸，寒	肝、肾		滋阴补血，生津润燥	食用或入药		
黄精	味甘，性平	脾、肺、肾		补气养阴，健脾润肺，益肾	煎服		

三、壮阳中药

药物	性味	归经	适用体质	功效	用法	用量	禁忌
鹿茸	性温，味甘咸	肝、肾	阳虚	补肾阳益精血，强筋健骨，生精补髓，养血益阳	泡酒煮粥，煲汤泡茶饮	0.3~0.5克	不宜量大，阴虚阳盛者忌用。热性体质男性忌食
海马	性温，味甘	肝、肾	阳虚	补肾壮阳，舒筋活络止咳平喘	泡酒，打碎成粉服	3~10克	阴虚火旺，体内有热，高血压者忌用
肉苁蓉	性温，味甘	肾、大肠	阳虚	补肾阳，润肠通便	熬粥，泡酒，煎服	1~5克	阴虚火旺，大便泄泻者忌用
杜仲	性温，味甘	肝、肾	气虚、阳虚	补肝肾精血，强筋骨，降血压调血脂	开水冲泡，代茶饮	1~5克	阴虚火旺，低血压者忌用
蛤蚧	性平，味咸	肺、肾	阳虚	补肺气，助肾阳，益精血止咳喘	泡酒	3~6克	外感风寒，高血压者忌用
冬虫夏草	性温，味甘	肺、肾	气虚	补肾益肺，止血化痰	煎水炖汤、泡酒、泡茶煲汤、煮粥	1~5克	禁同食萝卜。前列腺炎，内热过敏体质忌用
淫羊藿	性温，味甘辛	肝、肾	阳虚	温肾壮阳，祛风湿，益精血，腰膝酸软	泡酒，煎汤	3~9克	口干，手足热，潮热，盗汗等阴虚火旺者忌用

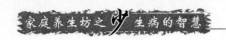

（续表）

药	性味	归经	适用体质	功效	用法	用量	禁忌
锁阳	性温、味甘	肝、肾	阳虚	补肾阳，益精血，防动脉便化，润肠通便	水煎服，煮粥	5～10克	大便滑泄、精不固、火盛便秘、心虚气脉者忌用
干姜	性热、味辛	脾、胃、心、肺	阳虚	温中散寒，回阳通络，温肺化水	水煮煎、药膳、烹调	3～10克	阴虚内热，禁与黄连、黄芩同服
肉桂	大热、味辛甘	肾、脾、心、肝	阳虚	补心肾阳，散寒止痛，温经通脉，控制血糖，祛痰镇咳，消食顺气	温水直服，加入菜中烹调，水煎服	2～5克	热性病、口渴咽干舌燥、肿痛、肝病、出血症、大便干燥者忌用
菟丝子	性平、味辛甘	肝、肾	阳虚	补肾益精，阴阳双补，明目、固精缩尿、止泻	泡酒，煲汤	3～10克	阴虚火旺、阳强不痿、大便干燥者忌用
巴戟天	微温、辛、甘	肾、肝	阳虚	补肾阳，强筋骨，降血压，抗抑郁	煎服	10～15克	阴虚火旺、泄精者禁用
补骨脂	温、苦、味辛	肾、肺、脾、胃、心包	阳虚	助肾阳，纳气平喘，固精缩尿	煎服	6～15克	阴虚火旺、胃病者慎用

314

（续表）

药	性味	归经	适用体质	功效	用法	用量	禁忌
益智仁	温、辛	脾、肾	阳虚	补肾壮阳，温脾固精，抗衰老	煎服	6~12克	阴虚火旺、遗精、滑精、崩漏者忌用
山茱萸	温、酸	肝、肾	阳虚	补肝肾，涩精固脱，降血脂，降糖抗菌	水煎	6~12克	忌与桔梗、防风同服
天麻	甘、平	肝	阳虚	治眩晕头痛，肢体麻木，半身不遂	煎服	6~12克	血虚、火炎头痛、口干便闭者忌用
刺五加	辛、微苦、温	脾、肾、心	阳虚	益气健脾补肾，治脾肾阳虚，食欲不振，腰膝酸痛、失眠多梦	煎服	9~27克	阴虚火旺者慎服
续断	苦、辛、温	肝、肾	阳虚	补肝肾，强筋骨止崩漏，治腰膝酸软、风湿痹痛、胎漏	煎服	3~9克	泻痢初起勿用
仙茅	辛、热、有毒	肾	阳虚	补肾阳，除寒湿，强筋骨，治阳痿、腰膝冷痹	煎服	3~9克	阴虚火盛或阳亢之体忌用
熟附子	辛、热、甘、有毒	心、肾、脾	阳虚	回阳救逆，散寒除湿，治心腹冷痛、脾泄冷痢、阳痿宫冷	煎服	3~9克	阴虚阳盛、真热假寒及孕妇均禁服

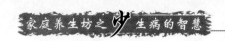

四、滋阴中药

药	性味	归经	适用体质	功效	用量	禁忌
枸杞子	甘、淡、平	胃、肾	体质虚弱，抵抗力差	滋阴补肾，明目、润肺。久服坚筋骨，轻身不老，耐寒暑，增强免疫力	5~15克	感冒发烧、有炎症、喜肉者少食，腹泻、高血压、气滞痰多者慎食
百合	甘、微寒	心、肺	阴虚	润肺止咳、清心安神、补中益气，治失眠多梦、虚烦惊悸	5~15克	多食伤肺气、咳嗽，脾胃不和者慎食
黄精	甘、平	脾、肺、肾	阴虚气虚	补肝滋肾，气阴双补，健脾润肺益肾，治体倦乏力、口干食少、精血不足、血压，降血糖	5~10克	性滋腻，易生湿，脾虚湿、咳嗽有痰及中寒泄泻者忌用
麦冬	甘、微苦、微寒	脾、胃、心	阴虚	润肺养阴，益胃生津，治阴虚内热、口干渴、咽喉肿痛、肺热肺燥糖	5~10克	脾胃虚寒、有痰湿、咳嗽者忌服，孕妇不宜
天门冬	甘、微苦、寒	肺、肾、胃、大肠	阴虚	养阴清热，润燥生津，治阴虚发热、咳嗽吐血、镇心、润五脏、润肺滋肾，治阴肤	10~15克	虚寒泄泻、外感风寒、胃虚寒忌用
女贞子	甘、苦、凉	肝、肾	阴虚	补肝益肾，清热明目，滋阴健腰膝，乌发益阴养血	6~12克	脾胃虚寒、泄泻、阴虚者忌用

（续表）

药	性味	归经	适用体质	功效	用量	禁忌
石斛	甘、淡、微寒	胃、肺、肾	阴虚	养胃生津，滋阴清热，补五脏，补肾益精，强筋骨，治阴伤津亏、口干烦渴、病后虚热	3~5克	虚无火、中气不足、喘促胀满、脾胃虚寒者禁服
桑葚	甘、寒	心、肝、肾	阴虚	滋补阴血，生津止渴，润肠，治大便干结，降血脂	9~15克	脾虚腹泻、糖尿病者不宜，儿童不宜多食
银耳	甘、平	肺、胃、肾	阴虚	滋阴润肺，养胃生津，活血补阴，清热止咳，瘦身	5~10克	外感风寒、糖尿病忌用
黑芝麻	甘、平	肝、肾、大肠	阴虚	补肝肾益精血，润燥滑肠，生发，抗衰老，治心血管病	3~10克	患慢性肠炎、便溏者不宜
沙参	甘、凉	肺、胃	阴虚	清肺养阴，润肺生津，益脾胃，止咳	10~15克	禁与藜芦同服
玉竹	甘、平	心、肾、肺	阴虚	滋肺胃津液，清热生津，止咳，降血糖，润肤消炎	5~15克	痰湿、气滞者禁服，脾虚便溏者忌用
龟甲	甘、寒	肝、肾、心	阴虚	滋阴养血，补肾补心，益肾健胃，治久痢久泄，痛肿	9~24克	禁与沙参同服，脾胃虚寒湿忌用
五味子	酸、温	肺、心、肾	阴虚	收敛固涩，益气生津，补肾宁心		

（续表）

药	性味	归经	适用体质	功效	用量	禁忌
冬虫夏草	甘、温	肾、肺	阴虚	补肾益肺，止血化痰		
山萸肉	涩、微温	肝、肾	阴虚	补益肝肾，涩精固脱，治腰膝酸痛、阳痿遗精、大汗虚脱		肝阳上亢、素有湿热、小便不利者禁服

五、健脾中药

药	性味	归经	适用体质	功效	用法	用量	禁忌
山楂	微热、酸、甘	脾、肝、胃	食积、消化不良	消食化积，活血散瘀，健脾，防治心血管疾病，降血脂	煮粥、泡水	5～10克	胃肠功能弱者少食生山楂，中气不足者少食
麦芽	平、甘	脾、胃	食积、腹痛	消食和中，回乳，止呕吐，消食和中、治消化不良	炒黄冲服	10～15克	禁与茶同饮，哺乳期不宜
谷芽	温、甘	脾、胃	食积、消化不良	消食和中，健脾开胃，行气，和中，消胀	水煎，煲汤	10～15克	不宜多吃生谷芽
鸡内金	平、甘	脾、胃、小肠、膀胱	食积、消化不良	运脾消食，防结石，防脱发	焙黄研末冲服	3～10克	生用为佳，禁空腹服用

（续表）

药	性味	归经	适用体质	功效	用法	用量	禁忌
木瓜	温、酸	肝、脾	腿胸抽筋、脚气	舒筋活络，化湿和胃，降血，通助消化	榨汁	5~10克	不宜多食，怀孕期不宜食
乌梅	平、酸、涩	肝、脾、肺、大肠	食积，消化不良	生津止渴，开胃消食，防便秘，改善肝功能，软化血管	煲汤	4~8克	感冒发烧、咳嗽多痰忌食，经期及产前产后忌食
厚朴	温、苦、辛	脾、胃、大肠	食积或气郁腹胀	行气消积，燥湿除满，治腹胀便秘，湿阻中焦，宽中化滞	水煎	3~10克	气虚津亏者慎用
神曲	温、甘、辛	脾、胃	食积	消食化积，健脾开胃	水煎	6~15克	脾阴不足、胃火盛忌用，忌烟酒
陈皮	温、苦	脾、肺	脾胃气虚，气滞	理气调中，燥湿化痰治腹胀满，没食欲		6~15克	气虚及阴虚燥咳吐血者慎用
太子参	平、甘、微苦	脾、肺	食积，气血两虚	补益脾肺，益气生津，益阴，养血，治气血不足，自汗盗汗、心悸		15~30克	不宜与萝卜、茶同食
山药	平、甘	脾、肺、肾		健脾益气，生津补肺，固肾涩精，治脾胃虚弱、消化不良			实邪、发热、感冒者忌用

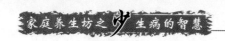

六、理气调中中药

药	性味	归经	适用体质	功效	用法	用量	禁忌
陈皮	温，辛、苦	脾、肺	脾胃气虚	理气调中、燥湿化痰、健胃消食，增进食欲，平喘祛痰、消水肿	煎水、泡水	5~10克	阴虚、燥咳、吐血者不宜
肉豆蔻	温，辛、微苦	脾、胃、肾、大肠	脾胃气虚	温中行气，涩肠止泻，治虚寒腹泻、便稀溏、腹痛	煮汤，调料	1.5~6克	湿热泻痢、阴虚火旺者不宜多用
佛手	温，辛、苦、酸	肺、脾、肝	气郁	舒肝理气，和胃止痛，益心化痰，止咳	泡酒	3~9克	阴虚火旺者不宜用
白术	温，辛、甘	脾、胃	脾气虚	健脾益气，消食利水，祛脾胃湿热，治腹胀便溏	粉调糊加水蒸食	6~12克	阴虚燥渴、气滞胀闷者忌用
香附	平，辛、苦	肺、肝、脾、胃	气郁	疏肝理气，调经止痛，开窍散气	水煎	6~9克	气虚无滞、阴虚血热者忌用
玫瑰花	温，味甘、微苦	脾、肝	气郁	利气、行血，治风瘀止痛，散瘀解郁安神，缓和情绪	煎冲入黄酒冲泡代茶饮	6~15克	阴虚有火者忌用
荔枝核	温，辛、苦	肝、肾	阴虚、气虚	行气散结，祛寒止痛，调节血脂	研末黄酒送服	4~9克	无寒湿滞者忌用

320

（续表）

药	性味	归经	适用体质	功效	用法	用量	禁忌
小茴香	温、辛	肝、肾、脾、胃	气虚	疏肝理气、祛寒止痛、治寒凉腹泻、呕吐	水煎	3~6克	阴虚火旺者忌用
砂仁	平、甘、辛	脾、胃、肾	气郁	化湿行气、温脾胃、安胎、行气血于不滞	煮粥、水煎服	3~6克	阴虚有热者、气虚肺满者忌用
川楝子	寒、苦	肝、小肠、膀胱	肝气郁	行气止痛、理气调中、治胸助、脘腹胀痛	煮粥、水煎	5~10克	脾胃虚寒者少食用，小毒不可多用

七、活血化瘀中药

药	性味	归经	适用体质	功效	用法	用量	禁忌
丹参	温、甘	心、肝、心包	血瘀	活血化瘀、凉血清心、安神、降脂	泡酒、煮粥	5~10克	无血瘀者、出血症经期忌用，不能和藜芦一起服用
三七	温、甘、微苦	心、肾、肝、胃、大肠	血瘀	活血化瘀、消肿定痛、生打熟补、补血止血	粉直接冲服泡酒、外用	3~9克	生用止血，过敏者、气虚出血者慎用
川芎	温、辛	肝、胆、心包	血瘀	活血行气、祛风止痛	研末酒浸	3~9克	阴虚火旺者、头痛咳嗽、月经过多者忌用

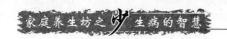

（续表）

药	性味	归经	适用体质	功效	用法	用量	禁忌
益母草	凉，苦、辛	肝、心包	血瘀体质	活血化瘀，利尿消肿，调经止痛，解毒	煎	10～20克	孕妇，寒性体质，血虚者禁用
红花	温，味、苦	心、肝	血瘀	活血化瘀，散瘀止痛，止血，降血脂	开水冲泡	3～10克	月经过多，养血和血者少用
赤芍	微寒，苦	肝	血瘀	清热凉血，散瘀止痛，抗血栓，镇静助消化	水煎	6～12克	血虚者慎用，闭经者禁用
牛膝	平，苦、酸	肝、肾	血瘀	活血化瘀，引血下行，补肝肾、强筋骨，调血糖，促进细胞生长，止血	酒炙，煎服	5～15克	梦遗失精者，下元不固者忌服
月季花	温，甘	肝、肾	血瘀	活血调经，解毒消肿，止血	开水冲泡服	3～6克	不宜久服，胃寒虚寒者忌用
郁金	平，辛、苦	肝、胆、心	血瘀	活血化瘀，行气解郁，凉血清心，治肝病	研末水服，外敷	3～10克	阴虚失血者忌，禁与丁香同服
骨碎补	温，苦	肾、肝	血瘀	活血，化血，止血，补肾	水煎，煮粥	3～9克	阴虚无瘀血者
当归	甘，温	肝、心、脾	血瘀	补血调经，止痛，润燥降压，治闭经腹痛	水煎，食材	5～10克	腹泻者忌，不与菖蒲、牡蒙配伍

（续表）

药	性味	归经	适用体质	功效	用法	用量	禁忌
王不留行	苦，平	阳明、冲任	血瘀	活血通经，下乳消肿，舒筋活血，金疮止血	食材	10~15克	
地黄	甘，熟微温、生寒	肝、肾	血虚，阴虚	滋阴养血，清热，凉血补血，补精益髓，可降压，调血糖	食材	3~5克	禁与萝卜、葱、蒜、猪血同服
慈菇	苦，微寒	肺、心	血瘀	清热止血，解毒消肿，散结	药食	15~50克	多食易发肠风、孕妇慎食
马鞭草	苦，微寒	肝、脾	血瘀	行血活血，利水消肿散瘀，清热解毒	食材	5~10克	孕妇慎用
丝瓜	甘，平	肺、肝、胃、大肠	血瘀	暖胃补阳，解暑除烦，清热化痰，解毒	食材	5~10克	
山楂	酸，甘，微温	脾、胃、肝	血瘀	消食积散瘀血，醒脾气，消结消胀，活血	药食	10~30克	脾胃虚弱、便溏者慎用
荔枝	甘，酸，温	心、肝、脾	血瘀	活血，补脾益肝，理气补血，温中止痛，补心安神	药食	15~30克	出血病患者、妇女妊娠以及小儿均应忌食
桃仁	苦，甘，平	心、肝、大肠经	血瘀	活血祛瘀，润肠通便，止咳平喘，治经闭痛经、肠燥便秘	食材	5~10克	孕妇及便溏者慎用

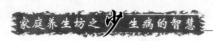
（续表）

药	性味	归经	适用体质	功效	用法	用量	禁忌
乳香	辛、苦、温	心、肝、脾	血瘀	活血行气，消肿，治胃脘疼痛、痛经、风湿痹痛	煎汤或入丸散调敷	3~5克	

八、解表祛湿中药

药	性味	归经	适用体质	功效	用法	用量	禁忌
茯苓	平、甘、淡	心、肺、脾、肾	痰湿	利水渗湿，健脾，安神，止咳化痰	水煎、煮粥	3~5克	阴虚火旺者、口干咽燥不宜
薏米	微寒、甘、淡	脾、肺、胃	痰湿	利水渗湿，消肿排脓，健脾，美容	煮粥	50~100克	阴虚、糖含量高者不宜长期用
红小豆	平、甘、酸	心、小肠	痰湿	利水消肿，解毒，补血，减肥，催乳	煮粥	50~100克	易产气，多服泄津液
桑寄生	平、苦、甘	肝、肾	痰湿	祛风湿，补肝肾，强筋骨，降血压，养血安胎	鸡蛋汤煎服	15~30克	无忌
藿香	微温、辛	肺、脾、胃	痰湿	祛湿解表，化湿和胃，助消化，抗病毒	防夏季感冒	6~10克	阴虚火旺、邪实便秘者忌用
桑叶	寒、甘、苦	肺、肝	痰湿	清热，清肝明目，降血糖，抗贫血肺热咳嗽	代茶饮	5~10克	阴虚体质、风寒感冒、流鼻涕者忌用

（续表）

药	性味	归经	适用体质	功效	用法	用量	禁忌
紫苏	温，辛	肺、脾	阴虚、气郁、痰湿	散寒，行气宽中，解毒，止血抗过敏	冲泡，水煎	5~10克	气虚爱出汗者少食
防风	微温辛甘	膀胱、肝、脾	痰湿	祛风解表，止痛，抗过敏，治盗汗，便秘	煎服	5~10克	血虚痉挛，阴虚火旺者慎服
葛根	寒甘辛	脾、胃	湿热	解表退热，生津降糖，防心血管病，降脂	煮粥，粉冲服	9~15克	脾胃虚寒者慎用，禁与刺激性食物同食
白芷	温，辛	肺、脾、胃	痰湿	祛风解表，燥湿止带，止痛，排脓，消肿，散风祛寒	研末调敷止痛	3~10克	气虚血热，阴虚火旺者禁服
柴胡	微寒苦辛	肝、胆	气郁	和解退热，疏肝解郁，升举阳气	水煎服	3~9克	肝阳上亢，阴虚火旺，气机上逆者慎服
生姜	微温辛	肺、脾、胃	痰湿	温中散寒，发汗解表，促消化，解毒杀菌	煎，膳食调味	5~10克	皮肤病，阴虚内热者不宜过多食用
冬青子	凉甘苦	肝、肾	痰湿	补益肝肾，治腰膝酸软，遗精，骨蒸潮热，明目	煎服或浸酒	6~15克	脾胃虚寒泄泻及阳虚者忌服
麻黄	温微苦	肺、膀胱	外感风寒	治风寒实证，宣肺不喘，利水消肿		1.5~9克	

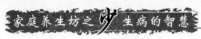

（续表）

药	性味	归经	适用体质	功效	用法	用量	禁忌
桂枝	温辛甘	心、肺、膀胱	外感风寒	发汗解表，温经通脉，治小便不利		3~9克	出血者、孕妇、月经多者不宜
菊花	微寒，甘苦	肺、肝	外感风热	治头痛、发热、目赤肿痛、肝阳上亢、眩晕		5~9克	

九、解毒止痛中药

药	性味	归经	适用体质	功效	用法	用量	禁忌
紫草	苦、寒	心包、肝	痰湿、湿热	解毒透疹，活血凉血，补中益气，治湿热尿血，丹毒	煎煮	10~20克	胃肠虚弱、大便滑泄者慎服
黄连	苦、寒	心、肝、胆、胃、脾、大肠	痰湿	泻火，燥湿解毒，降压利胆，明目镇静，治热泻腹痛、菌痢	煎煮	5~10克	阴虚烦热、脾虚泻泄者慎服，禁与猪肉同食
秦艽	苦、平	胃、肝、胆	湿热	祛风湿，止痹痛，利大小便，治风湿关节痛、潮热、黄疸等症的主药	煎	5~10克	
细辛	辛、温	心、肺、肾	湿热	解表散寒，温肺化饮，治风寒感冒，鼻塞流涕，风湿痹痛、喘咳			气虚多汗、血虚头痛、阴虚咳嗽者忌服

（续表）

药	性味	归经	适用体质	功效	用法	用量	禁忌
薄荷	辛、凉	肺、肝		疏散风热，利咽，透疹解毒，疏肝解郁，治风热感冒、咽喉肿痛	茶饮	3~6克	体虚多汗、脾胃虚寒、腹泻便溏忌多食
蒲公英	苦、甘，寒	肝、胃	湿热、痰湿	清热解毒，利尿散结，治各种炎症、肝炎、胆囊炎、感冒发热	煎汤	3~5克	阳虚外寒、脾胃虚弱者忌用
茄子	甘、寒	脾、胃、大肠		清热解暑，能散血消肿、宽肠、清热活血，消肿止痛	食材		脾胃虚寒、哮喘不宜多吃，多食会腹痛下痢
杏	酸、温，有小毒	肝、心、胃	虚寒	止咳平喘，润肠通便，治咳嗽气喘、血虚，生津止渴、润肺			孕妇不宜，多食伤筋骨
菖蒲	苦、辛，温	肝、脾	痰湿、气虚	利湿化痰，开窍健脾，治惊悸健忘、风湿疼痛、利气通窍，醒脾安神	煎	3~5克	
杜仲	甘、温	肝、肾	阳虚、气虚	补肝肾，治腰脊酸疼、足膝痿弱、小便余沥、高血压，安胎	煎	5~15克	阴虚火旺者慎服

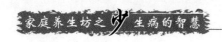

十、清热解毒中药

药	性味	归经	适用体质	功效	用法	用量	禁忌
金银花	寒、甘	肺、胃	湿热	清热解毒，凉血利咽，抗菌，治呼吸道炎症，降脂，防感冒，润肠通便	水煎	10～20克	脾胃虚寒者、气虚疮脓者忌用
绿豆	寒、苦	心、胃	热性体质	清热解毒，消暑，降胆固醇，明目	煮汤、粥	15～30克	不宜过烂，肠胃虚寒不宜
决明子	微寒、苦	肝、大肠	热性体质	清肝明目，润肠通便，降压，镇静催眠，防便秘	与茶、枸杞、菊花、蜂蜜同泡	9～15克	脾胃虚寒、脾虚泻泄、低血压、血虚者不宜
夏枯草	寒、苦、辛	肝、胆	阴虚、阳亢	清肝火郁结，降血压清热祛暑，明目	研末冲服外敷	10～15克	阳虚怕冷、脾胃虚寒者慎用
槐米	微寒、苦	肝、大肠	血热	凉血止血，清肝降火，降压，治各种出血，肿痛	煎水代茶饮	10～15克	脾胃虚寒、阴虚发热、过敏者忌用
栀子	寒、苦	心、肝、肺、胃、三焦	湿热	泻火除烦，清热利湿，凉血解毒，护肝利胆，降压镇静，止血消肿	泡水饮研末服用	5～10克	脾虚溏泻者忌服
蒲公英	寒、苦、甘	肝、胃	湿热	解毒消肿，清肝热，清热利尿，消炎解暑	生食炒炝拌	9～15克	阳虚外寒、脾胃虚弱者慎用

（续表）

药	性味	归经	适用体质	功效	用法	用量	禁忌
板蓝根	寒、苦	心、胃	湿热	清热解毒，退热，凉血利咽，抗病毒，生津	煎服	5~10克	脾胃虚寒者不宜长期大量服用
薄荷	凉、辛	肺、肝		疏养风热，清利头目，利咽，健胃清热，利尿	泡茶，煮粥	3~6克	体虚多汗、脾胃寒，腹泻便溏者慎用
菊花	微寒、辛甘、苦	肺、肝	湿热	疏散风热，平肝解毒，缓解视力疲劳，降血压	泡茶饮、沐浴	10~15克	痰湿血瘀、高血压、体虚脾虚，胃寒腹泻者慎用
鱼腥草	微寒、辛	肺		清热解毒，消肿祛瘀，利尿	生吃，炒吃	5~10克	虚寒症不宜
马齿苋		心、肝、脾、大肠	血热	清热利湿，解毒消肿，降血压，防心脏病	食用，外用	6~9克	孕妇、脾胃虚寒、便泻泄者忌用
芦根	寒、苦	肺、胃	湿热	止呕除烦，利尿解毒	泡茶，粥	9~30克	脾胃虚寒者忌忌用
知母	寒、甘苦	肺、胃、肾	湿热、阴虚	清热泻火，生津润燥	煎，煮粥	6~12克	脾胃虚寒者，便溏者禁用
玉米须	平、甘	肾、肝、胆	湿热	利水消肿，降压降糖，利肝平胆，泄热	煎，煮		

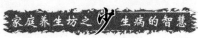

（续表）

药	性味	归经	适用体质	功效	用法	用量	禁忌
黄连	寒、苦	心、肝、胆、胃、大肠、脾		泻火燥湿、解毒杀虫、治热泻腹痛、痢疾湿疹			不宜同时食猪肉
连翘	凉、苦	心、肝、胆		清热解毒、散结、消肿、治温热、丹毒斑疹		5～15克	脾胃虚弱、气虚发热、痈疽者忌用

十一、润肠利尿中药

药	性味	归经	适用体质	功效	用法	用量	禁忌
肉苁蓉	甘、微温	肾、大肠	肾阳虚、老年体虚	润肠通便、补脾胃、养五脏、强阴、益精气、补肾阳、益精血	煎、煮	1～5克	阴虚火旺及脾虚、大便泄泻的老年人忌用
淫羊藿	甘、辛、温	肝、肾	肾阳虚	温肾壮阳、强筋骨、祛风湿	煎、煮	3～9克	手足心热、潮热盗汗等阴虚火旺者忌用
紫苏子	辛、温	肺、脾	痰湿	顺下气、化痰、润肺、宽肠、滑便	煎、煮	3～9克	气虚阴虚、脾胃气虚、大便溏者忌用
灯心草	甘、淡、寒	心、肺、小肠	湿热	清心降火、治水肿、治小便不利、湿热黄胆	煎、煮		虚寒、气虚、小便不禁必须忌服

（续表）

药	性味	归经	适用体质	功效	用法	用量	禁忌
车前子	甘，寒	肾、膀胱	湿热	清热利尿，渗湿止泻，清肝明目，止咳化痰，治小便不通、带下	煎，煮		肾虚寒忌之，内无湿热者慎用
泽泻	甘，微寒	肾、膀胱	湿热	利水渗湿，泄热，治小便不利、水肿胀满、泻痢尿血			肾虚精滑者忌服
豌豆	甘，平	脾、胃	脾虚气弱	益中气，止泻痢，利小便，消痈肿		50克	尿结石、皮肤病、胰腺炎、糖尿病者忌用
胡麻	甘，平	肺、脾、肝、肾	阴虚、血燥	滋养肝肾，治大便秘结，眩晕乏力，滋润肌肤		15~50克	脾胃虚弱、糖泻者不宜
菠菜	甘，凉	大肠、膀胱、胃	湿热	补血止血，润肠通胃，热助消化，治坏血病，大便涩滞			尿结石、肠胃虚寒、大便溏薄、肾功能虚弱、肾炎者不宜
苜蓿	苦、涩，平	脾、胃、肾	湿热	健胃，清热利尿，治肠炎、尿路结石、夜盲			
海带	咸，寒	脾、胃	湿热、痰湿	泄热利水，祛脂降压，软坚散结，瘦身			脾胃虚寒、甲亢过盛、怀孕、肠胃炎者不宜
桃	辛、酸、甘，平	肺、肝、胃	气虚	润肠通便，润肺，养阴生津，补中益气			多吃会腹胀，生脓疮有损无益

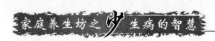

（续表）

药	性味	归经	适用体质	功效	用法	用量	禁忌
石榴	甘、酸、涩，温	肺、肾、大肠	气虚	生津止渴，收敛固涩，止泻止血，治久泻久痢、便血崩漏			便秘、尿道炎、糖尿病、实热积滞者不宜
葡萄	甘、微平	肺、脾、肾	气虚	补肝肾，益气血，生津利小便、健脾开胃，止呕，止咳除烦			食多会泄泻、内热、糖尿病、便秘、脾胃虚寒者不宜
香瓜	甘，寒	胃、肺、大肠	阴虚	清肺润肠，利小便，清热解暑，止渴			脾胃虚寒、腹胀便溏者不宜
菱角	甘，凉	胃、肠	阴虚	利尿通乳，补脾益气，强胶膝，健力益气			性味寒凉，多食令人腹胀
丁香	辛，温	脾、胃、肺、肾	气虚、阳虚	温中降逆，补肾助阳，脾胃虚寒、心腹冷痛，治食少吐泻、肾虚阳痿		1~3克	

十二、止咳化痰中药

药	性味	归经	适用体质	功效	用法	用量	禁忌
远志	苦、辛，温	心、肾、肺	痰湿	疏通气血，安神解郁，咳嗽祛痰，治失眠多梦、乳房肿痛	煎	3~9克	心肾有火、阴虚阳亢者忌服

（续表）

药	性味	归经	适用体质	功效	用法	用量	禁忌
桔梗	苦、辛、温	肺	痰湿	宣肺利咽、祛痰咳、治咽痛哑、补血气、除寒热	煎	3～9克	阴虚久咳、气逆咳血、肠胃溃疡者忌用
柴胡	辛、苦、微寒	肝、胆、肺	肝郁	和解表里、疏肝解郁、退热、治感冒发热、胸胁胀痛、月经不调		3～10克	肝阳上亢、气机上逆者忌用或慎用
黄芩	苦、平	肺、肝	痰湿	清热燥湿、泻火解毒、止血、治泻痢黄疸、肺热			风寒感冒不宜、脾胃虚寒便溏者忌服
贝母	苦、甘、微寒	肺、心	肺热咳嗽	清热润肺、化痰止咳、散结消肿		5～10克	脾胃虚寒及湿痰不宜
海藻	苦、咸、寒、无毒	肺、脾、肾、肝、胃	痰湿	利小便退肿、治甲状腺肿大、气瘿、腹内积块胀痛、腹鸣、睾丸肿痛		5～15克	脾胃虚寒蕴湿者忌服
生姜	辛、热	脾、胃、心肺	阳虚	温中散寒、回阳通络、温肺化水、燥湿消痰。治脘腹冷痛、呕吐泄泻			阴虚骨热、血热禁用、孕妇慎用
胖大海	甘、寒	肺、大肠	痰湿	清热润肺、利咽解毒、润肠通便、治干咳无痰、咽喉干痛、便秘		2～3枚	患风寒感冒者不宜、脾胃虚寒便溏者不宜
紫苏子	辛、温	肺、脾	痰湿	下气化痰、润肺宽肠、治风寒感冒、咳嗽气喘		3～9克	气虚阴虚咳嗽、脾胃气虚、大便溏泻者不宜

（续表）

药名	性味	归经	适用体质	功效	用法	用量	禁忌
枇杷叶	苦、微寒	肺、胃	痰湿	清肺止咳，化顽痰，清肝泻火，祛风，通便		5～10克	气虚阴虚咳嗽，脾胃气虚，大便溏稀者不宜
苦杏仁	苦、微温	肺、大肠	痰湿	降气，止咳平喘，润肠通便，虚津枯，便秘		4～9克	阴虚咳嗽，支气管炎、干咳无痰者不宜单药服
竹茹	甘、微寒	肺、胃	痰湿	清热化痰，除烦止烦，治胃热呕吐，惊悸失眠		3～9克	痰寒咳喘，胃寒呕逆，脾虚泄泻者不宜
白果	甘、苦、寒	心、肺、肾	痰湿	敛肺定喘，缩小便，生食降痰，痰多喘咳嗽，尿频			有小毒，不宜多食，小儿不宜，实邪者忌食

十三、调五脏中药表

（一）调理心功能

功能		药名	性味	归经	功效
调理心功能	补心气	桂圆肉	甘、温	心、脾	润补心脾，血归脾而心气足
		益智仁	温、辛	脾、肾	补心气，摄唾涎，缩小便
		茯神	温、辛	脾、肾、心	得松根余气，使脏守心而神宁
		远志	温、辛、苦	心、肾、肺	散脾行气，使肾上交于心而心宁
		莲须	甘、涩、平	心、肾	清心通肾，心气足而固精

（续表）

功能	药名	性味	归经	功效
滋心阴	黄精	甘、平	胃、大肠	安五脏而润心肺，填精助髓
	莲子	甘、涩、平	心、脾、肾	交通心肾，治女人一切血病
	柏子仁	甘、平	心、肾	养心安神，润肠通便，止汗，透心养阴
	鸡子黄	甘、平	心、肾	滋阴润燥，养血息风，治血虚，心烦少寐
	玉竹	甘、微寒	肺、胃	滋润心肺
	当归	甘、苦、温	肝、心、脾	润血补血，使气血各有所归
	生地	甘、寒、苦	心、肝、肾	养阴退阳，凉血生血
	麦冬	甘、微寒、微苦	心、肺、脾、胃	滋阴，专清心火
	丹参	寒、苦	心、肝	去瘀生新，调佐补血
	小麦	甘、凉、平	心	养心除烦，益肾，除热，止渴
壮心阳	桂枝	辛、温	心、肺、膀胱	壮心阳而舒心下水气
	桂心	甘、辛、热	心	补阳入心，又为托痈之药
	薤白	辛、苦、温	肺、胃、大肠	散上逆之浊气
	泡姜	辛、热	脾、胃、肾、心肺	补心气而祛脏腑沉寒
和心血	乳香	辛、苦、温	心、肝、脾	活血行气止痛，托里护心，通行诸经
	没药	辛、苦、平	心、肝、脾	散瘀结，通气，消肿止痛
	血竭	甘、咸、平	心、肝	活血定痛，散瘀，生新，和血

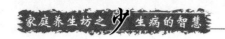
家庭养生坊之 少 生病的智慧

（续表）

功能	药名	性味	归经	功效
清热除烦	安息香	辛、苦、平	心、脾	行血下气，安神去崇
	赤小豆	甘、酸、微寒	心、肝、脾、胃	入心而通小肠，行水散血，清热
	连翘	苦、微寒	肺、心、小肠	散诸经血凝气聚
	龙骨	甘、涩、平	心、肝、肾	敛浮越之正气，止汗而又固精
	淡竹叶	甘、淡、寒	心、胃、小肠	清心胸之烦热
	栀子	苦、寒	心、肺、三焦	清心肺之邪热，解三焦之郁火
	莲心	甘、涩、平	脾、肾、心	清心火，解烦躁
泻心火	黄连	苦、寒	心、肝、胃、大肠	泻心火亢盛，消心窍恶血，凉血燥湿
	胡连	苦、寒	肝、胃、大肠	清热凉血，定惊，又治小儿潮热
	山豆根	苦、寒	肺	泻心火，保肺金，治喉齿疮痔诸疾
	灯芯	苦、微、寒	肺	降心火利小肠，清热解毒，利尿祛湿
	木通	苦寒、有毒	心、小肠、膀胱	泻心火而利小便
透心开窍	牛黄	甘、凉	心、肝	清心透心，豁痰定惊
	犀角	苦、咸、寒	心、肝、胃	开窍于心，性走而兼清肝热
	象牙	甘、寒	心、肾	清心肾之火
	冰片	辛、苦、微寒	心、脾、肺	透骨通窍，散郁火
	石菖蒲	辛、苦、温	心、胃	开窍宣心气，逐痰
	苏合香	辛、温	心、脾	性温通窍，开郁而逐寒痰

（续表）

功能	药名	性味	归经	功效
安神定志	琥珀	甘，平	心、肝、膀胱	安神而逐瘀
	真珠	甘、咸，寒	心、肝	清心火而定志，镇心坠痰，拔毒出肌
	朱砂	甘，微寒	心	重镇解毒，邪入营分方可使用
	黄丹	辛，微寒	心、脾、肝	镇心安魂，坠痰消积

（二）调理脾功能

功能	药名	性味	归经	功效
调理脾功能　补脾健中气	人参	平，甘	肺、脾、心	补元气，补脾益肺，生津，安神
	太子参	甘、微苦，平	脾	润肺生津，补元气也佳，但力弱
	党参	甘，平	脾、肺	补中益气，有燥性，健脾益肺
	白术	甘、苦，温	脾、胃	补脾燥湿，利水，止汗又止泻，且能发汗
	大枣	甘，温	脾、胃、心	补脾和胃，养血安神
	甘草	甘，平	心、肺、脾、胃	补脾气，祛痰止咳，调合诸药，灸补，生泻火
	饴糖	甘，温	脾、胃、肺	益气缓脾，补虚，润燥，生津，止中虚痛药
	益智仁	辛，温	脾、肾	益脾暖肾，燥脾，固气涩精，摄涎缩小便

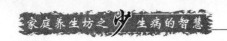

（续表）

功能	药名	性味	归经	功效
滋益脾阴	山药	甘、平	脾、肺、肾	补脾肺之阴，清虚热，强阴固肠
	芡实	甘、涩、平	脾、肾	补脾肾之阴，涩精
	莲子肉	甘、涩、平	脾、肾、心	补脾阴
	龙眼肉	甘、温	心、脾	润心脾，主血归脾，治思虑所伤
	白扁豆	甘、微温	脾、胃	和中化湿，为大病后初进补剂之良品
醒脾健运	砂仁	辛、温	脾、胃、肾	行气而不克，醒脾开胃，引诸药归于丹田
	茯苓	甘、淡、平	心、脾、肾	渗湿，行水，走气分
	苍术	辛、苦、温	脾、胃、肝	燥湿，升发，理气宽中，解六郁
	陈皮	辛、苦、温	脾、肺	燥湿化痰，理气健脾
	藿香	辛、微温	脾、胃、肺	快气和中，除口中粘恶
	佩兰	辛、平	脾、胃、肺	去湿热，解表醒恶
	荷叶	苦、平	脾、胃	清热解毒，凉血止血，助脾胃
	薏苡仁	甘、淡、凉	脾、胃、肺	健脾燥湿，行水排脓
	白豆蔻	辛、温	肺、脾、胃	散气滞，暖胃消闷，使清爽之气氤然入于心脾
宽中理气	升麻	辛、甘、微寒	肺、脾、大肠、胃	升散火郁，升阳气至阴之下
	防风	辛、甘、微温	膀胱、肝、脾	脾胃引经药，去风性湿之妙品
	草果	辛、温	脾、胃	破气除痰，消食化积

（续表）

功能	药名	性味	归经	功效
温脾温脾	大腹皮	辛，微温	脾胃、大肠、小肠	下气行水，宽胸通肠
	麦芽	甘，平	脾、胃、肝	健脾宽肠，下气消食，又祛痰通乳
	麻仁	甘，平	大肠、小肠	缓脾消肠
	姜黄	辛、苦，温	肝、脾	破血散结，通经脉
	草豆蔻	辛，温	脾、胃	辛热理脾胃，性燥急，止胃弱之呕吐
	肉豆蔻	辛，温	脾、胃、大肠	辛温理脾胃，性守而不走
	煨姜	辛，温、	脾、胃	味辛不散，气温不燥，行脾胃之津液
	花椒	辛，温、	脾、胃、肾	散寒，温中杀虫
泻脾热	防风	辛，甘、微温	膀胱、肝、脾	引脾热由上而散之
	白茅根	甘，寒	肺、胃、膀胱	凉血消瘀，除热行水
	蛇胆	甘，微苦、凉	脾、肝	清热解毒，凉血明目
	冬瓜	甘，凉	脾、小肠	泻热益脾，利二便
	白鲜皮	苦，寒	脾、胃、膀胱	除湿热，治风痹疮癣
	黄连	苦，寒	心肝、胃、大肠	泻火，姜炒治中
	黄芩	苦，寒	肺、胆、胃大肠	泻中焦实火，除脾家湿热
	木鳖子	苦、微甘，凉，有毒	肝、脾、胃	除湿热，治疮痹，多外用

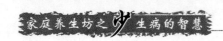
（三）调理肝功能

功能		药名	性味	归经	功效
调理肝功能	补正肝气	柴胡	微寒，苦，辛	肝、胆	升清阳，疏肝胆之气，解半里半表
		香附	辛，微苦	肝、三焦	香而能窜，性平调气，解郁调经
		白芍	微寒，苦，酸	肝、脾	柔肝正气，除热敛阴
		川芎	温，辛	肝、胆、心包	血中气药，走而不守，一往直前
		金毛狗脊	甘，苦，温	肝、肾	补肝肾，强筋骨，益养气，能除风寒湿
	滋肝阴	枸杞子	平，甘	肝、肾、肺	滋阴涵木，又生精
		山茱萸	酸，微温	肝、肾	滋阴涩精，防脱之要药
		生地黄	寒，甘，苦	心、肝、肾	滋阴清血，不寒不腻，平补之品
		鳖甲	咸，微寒	肝、肾	滋阴潜阳，除热，散结软坚
		白蒺藜	辛，苦，平	肝	凉血益阴，散肝散风，明目
		杜仲	温，甘	肝、肾	滋肝肾，使筋骨相亲
		阿胶	平，甘	肝、肾、肺	滋阴养血，润肺止血
		羊肝	苦，甘，凉	肝	益血，补肝明目
	补肝血	当归	温，甘，苦	肝、心、脾	补血活血，血分偏寒者宜
		丹参	微寒，甘，苦	心、肝、肾	补血祛瘀，血分偏热者宜

（续表）

功能	药名	性味	归经	功效
疏肝气	鸡血藤	温，甘，苦	肝、肾	活血通络，补络中之血不足
	牛膝	甘，苦，酸，平	肝、肾	益肝，引血下行
	青皮	辛，苦，微温	肝、胆	疏肝泻肺，破积消痰
	桔叶	辛，苦，平	肝	疏肝而力薄
	苏梗	辛，甘，温	肺、脾、胃	顺气宽中而安胎
	莪术	辛，苦，温，	肝、脾	破血消经，消积通经，止痛
	三棱	苦，涩，性凉	肝、胃、脾	破血行气，消积解瘀
	礞石	咸，平	肝、肺、胃	肝下气，治顽痰
	前胡	辛，苦，微寒	肺	下气降火，消痰
	瓦楞子	咸，平	肝、胃、肺	散绪化瘀而消痰，疏肝破血
	红花	辛，温	心、肝	活血破瘀消肿
	延胡索	辛，苦，温	肝、脾	活血利气，止诸痛
	木瓜	酸，温	肝、脾	疏肝柔筋，足胖转筋之要药
暖肝	苁蓉	温，甘，咸	肾、大肠	补而不燥，滋而不腻
	吴茱萸	辛，苦，热	肝、脾、肾、胃	降逆定痛，治肝虚之呕，厥阴头痛
	小茴香	辛，温	肝、脾、胃、肾	散寒止痛，理气，降逆止呕，暖肝

341

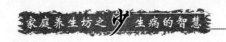

（续表）

功能	药名	性味	归经	功效
凉肝	丹皮	微寒、苦、辛	心、肝、肾	凉血活血
	青蒿	辛苦、寒	肝、胆	清热解暑，除骨蒸，清阴分之伏热
	菊花	微寒、甘、苦	肝、肺	祛游风，清上焦之风热
	地骨皮	甘、寒	肝、肺	凉血，清肺热，除内热而退外潮
	女贞子	凉、甘、苦	肝、肾	至静之品，治阴虚有火
	夏枯草	寒、辛、苦	肝、胆	宣泄肝胆郁火，而通气机
	龙胆草	苦涩、大寒	肝、胆	清热燥湿，泻湿热
	紫草	苦、咸、寒	肝、心	凉血活血，解毒
泻肝火	芦荟	苦、寒	肝、大肠	清热杀虫，入丸散用不作汤剂用
	牛黄	甘、凉	肝、心	清心、利胆，解热，通窍，利痰，镇静
	羚羊角	咸、寒	肝、心	清肝去风，明目，散血，镇痉
	川楝子	苦、寒	肝、小肠、膀胱	泻肝火，导湿热，利小便
息肝风	天麻	平、甘、辛	肝	通血脉，疏痰气，去上部之风
	白僵蚕	平、辛、咸	肝、肺、胃	去风散结，化痰行经
	钩藤	甘、寒	肝、心包	主治肝风，清热平肝，定惊
	五加皮	温、辛	肝、肾	养肝祛风，治筋骨拘挛
	蜈蚣	辛、温	肝	善走，能散又去风，通络止痛，攻毒散结
	全蝎	辛、平	肝	同蜈蚣，去一切风

342

（续表）

功能	药名	性味	归经	功效
潜阳镇肝	石决明	咸，寒	肝	清肝风热，治肝阳上扰
	龙齿	甘，涩，凉	肝，心	镇肝治惊
	牡蛎	咸，寒	肝、胆、肾	软坚化痰，清敛热汗，滋阴，重镇安神
	蛤粉	咸，寒	肝、胆、肾	同牡蛎
	真珠	甘，咸，寒	心、肝	镇肝安心，又拔毒生肌

（四）调理肺功能

功能	药名	性味	归经	功效
调理肺功能 补肺气	人参	平，甘	肺，脾，心	大补肺中元气，守而不走，生津
	黄芪	温，甘	肺，脾，肾	气足而短暂，走而不守，且能固表
	西洋参	凉，甘，苦	肺，心、肾	补肺气而降火
	党参	平，甘	肺、心、肾	补中益气，性偏燥，为培土生金法
滋肺阴	麦冬	微寒，甘，微苦	肺、心、肾、胃	滋肺阴兼养胃阴，生津力大
	天冬	寒，甘，苦	肺，胃	滋肺阴而性寒，清热力多
	玉竹	微寒，甘	肺，胃	平补气血而润心肺，可代参地，不寒不燥
	沙参	微寒，甘，苦	肺，胃	专补肺阴而清肺火

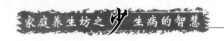

（续表）

功能	药名	性味	归经	功效
润肺燥	冬虫夏草	温，甘	肺、肾	平补肺肾而止劳嗽
	蛤蚧	平，甘，咸	肺、肾	补肺润肾，益精助阳
	白及	苦，甘，涩，寒	肺	去瘀生新，止吐血，复肺损
	川贝	寒，甘，苦	肺、心	润肺泻火，解无形之郁
	浙贝	微寒，甘，苦	肺、心	清肺燥，化有形之痰
	瓜蒌	寒，甘，苦	肺、胃、大肠	润肺清火，下降痰燥，荡胸中郁热
清肺热	黄芩	温，甘	肺、	泻肺中之实火，清肺热，升阳，益卫固表
	玄参	微寒，甘，苦，咸	肺、肾、胃	息上焦浮游之火
	桑白皮	寒，甘	肺	泻火散瘀血而通水道
	地骨皮	寒，甘，淡	肺、肾	泻火散瘀血而通水道，降伏火而退骨蒸
敛肺气	五味子	温，甘，五味全	肺、心、肾	收肺气，生津以滋肾，又能涩精明目
	五倍子	寒，酸，涩	肺、肾、大肠	敛肺降火，生津化痰，功敏于龙骨牡蛎
	白果	微寒，甘	肺	敛肺益气，定哮喘，缩小便
	百合	微寒，甘	肺、心	敛肺气，润肺肠，清热止嗽，清心宁神
	乌梅	平，甘，涩	肺、肝、脾、大肠	敛肺涩肠，生津止渴
宣肺开郁	薄荷	凉，辛	肺、肝	散风热，通关窍
	辛夷	辛，温	肺、胃	通九窍之风热
	苏叶	辛，温	肺、脾	利肺发表，且能下气宽中

（续表）

功能	药名	性味	归经	功效
宣肺开郁	浮萍	辛，寒	肺，膀胱	发汗散肿，其力甚猛
	淡豆豉	寒，苦	肺，胃	发汗泄肺，除热下气，解表，除烦，解毒
	杏仁	苦，微温	肺，大肠	泻肺解郁，降气行痰
	半夏	辛，温，有毒	脾，胃经	燥湿化痰，降逆止呕，消痞散结
	郁金	辛，苦，寒	肝，肺，心	开郁下气，能除气血诸痛
	桔梗	辛，苦，平	肺	开宣上行，化痰止咳，且能表散寒邪
	马勃	辛，平	肺	清热解毒，辛平而散，治咽痹喉痛
	射干	苦，寒	肺	消痰利咽，泻实火，散血肿，专疗实火咽痛
	前胡	辛，苦，微寒	肺	清热化痰止咳，清热大于清热
	牛蒡子	辛，苦，寒	肺	清利咽喉，发散大于清热
肃降止咳	紫菀	温，苦，辛	肺，大肠	润肺下气，清痰热之结滞，通治咳嗽
	马兜铃	寒，苦，微辛	肺，大肠	清肺热，散寒热之结滞，疗热咳嗽之逆
	百部	微温，甘，苦	肺	润肺，气去寒嗽，润肺杀虫，治一切咳嗽
	款冬花	温，微苦，辛	肺	润肺下气且开豁，止咳化痰，温肺散风寒
	白前	微温，辛，苦	肺	降气化痰，善治寒痰，治肺气之壅实
	苏子	温，辛	肺，大肠	降气化痰，止咳平喘，润便通便
	枇杷叶	微寒，苦	肺，胃	清肺止咳，降逆止呕，清肺和胃

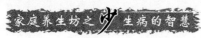

（续表）

功能	药名	性味	归经	功效
清肺实邪	牵牛子	寒，辛，苦	肺，胃	逐水消痰，泻肺分湿热
	苇根	寒，甘	肺，胃	清热生津，去痰排脓，肺热咳嗽
	葶苈	大寒，辛	肺，膀胱	泻肺平喘，下气破结，除肺中水气
	皂角	温，辛寒	肺，大肠	祛顽痰，通窍开闭，祛风杀虫
	天南星	苦，辛，温，有毒	肺，肝，脾	燥湿化痰，祛风止痉，善搜剔经络之风痰
	白附子	温，辛	肺，肝，胃	燥湿化痰，祛风止痉，善祛头面风痰
	白芥子	辛，温	肺，胃	温肺化痰，利气，散结消肿，通络止痛

（五）调理肾功能

功能	药名	性味	归经	功效
调理肾功能 益肾固精	菟丝子	甘，温	肾，肝	平补滋润肝肾而不燥，固精缩尿
	五味子	五味	肾，肺，心	敛肺以滋肾气
	胡桃肉	甘，温	肾，肺	收敛肾气
	补骨脂	辛，温	肾，脾	温下焦局部之阳气
	复盆子	甘，温	肾，肝，膀胱	收敛而坚肾，固精而起阳
	金樱子	酸，甘，涩，平	肾，膀胱，大肠	固精崩，止带
	桑螵蛸	甘，咸，平	肾，肝	益精固气

（续表）

功能		药名	性味	归经	功效
益肾固精		沙苑蒺藜	甘、温	肾、肝	固精又明目
		益智仁	辛、温	肾、脾	温散脾胃寒邪，缩小便以涩精
		芡实	甘、涩、平	肾、脾	平补脾肾
		脐带	甘、咸、温	肾、心、肺	收敛肾气
		龙骨	甘、涩、平	肾、心肝、大肠	煅用固涩，生用潜阳
		铅	甘、寒	肾、肝	重镇纳气，坠气下行
温肾		破故纸	辛、温	肾、脾	温纳肾气，平上逆之喘
		肉苁蓉	甘、咸、温	肾、大肠	温润肾阳而不寒，益精血，润肠
		胡芦巴	甘、温	肾	温肾散肉寒，止内生小腹之冷痛
		巴戟天	甘、辛、温	肾、肝	温肾散风，去外寒引起内寒之痛，强筋骨祛湿
		独活	辛、苦、微温	肾、膀胱	善搜伏风，兼表散湿痛
		细辛	辛、温	肾、肺、心	润肾燥，解寒风寒，发汗行水气
		锁阳	甘、温	肾、脾、大肠	滋阴扶阳，兴阳润燥，益精血，通便
壮阳		仙茅	辛、温	肾、脾	补肾阳，强筋骨，祛寒明目
		淫羊藿	辛、甘、温	肾、肝	补命火益精气
		韭菜子	辛、甘、温	肾、肝	温肾助命门，壮阳固精
		鹿茸	甘、咸、温	肾、肝	益精血，峻补之剂，药性较慢

（续表）

功能	药名	性味	归经	功效
滋肾阴	海狗肾	咸，热	肾、肝	壮阳，暖肾，益精补髓，治精寒
	阳起石	咸，温	肾	温补命门，治下焦虚寒，专治阳痿精乏
	熟地	甘，微温	肾、肝	滋阴补血，独入人肾，补下元之首药，然性腻
	何首乌	甘，苦，涩，温	肾、肝、心	补益精阴，能调和阴阳刚，解毒，润肠通便
	生地	甘，寒	肾、肝、心	清热，养阴凉血，止血也为肾家所营
	桑葚	甘，寒	肾、肝	补水生津，润肠，养血，又能乌发
	磁石	咸，寒	肾、肝、心	引肺气入肾，镇惊安神，滋补肝肾
	旱莲草	甘，寒	肾、肝、心	凉血止血，滋补肝肾
	龟板	甘，咸，平	肾、肝、心	补肾阴而清虚热
	秋石	咸，寒	肾、肺	固气涩精，明目清心，滋阴降火
	莲须	甘，涩，平	肾、心	清心，坚肾且能固精
	桑寄生	甘，苦，平	肾、肝	补肝肾，坚肾和血，舒筋散风热
	猴姜	苦，温	肾、肝	行血以坚肾
健筋骨	骨碎补	苦，温	肾、肝	行血解瘀，专治骨折，止痛
	续断	苦，甘，辛，微温	肾、肝	补肝益肾，调补筋骨，在于曲节气血之间
	杜仲	甘，温	肾、肝	培补肝肾，直达筋骨气血下边，止两傍之腰疼
	狗脊	甘，苦，温	肾、肝	通百脉，治中央之腰痛
	鹿角	咸，温	肾、肝	温肾阳，行血，消肿，通督而大补精血

348

（续表）

功能	药名	性味	归经	功效
清肾热	青盐	咸，寒	肾、心肝、膀胱	凉血明目，润燥，泻热，助水而散热
	元参	甘，微苦，寒	肾、肺、胃	清热凉血，泻无根浮游之火
	知母	甘，苦，寒	肾、肺、胃	泻下焦有余之火
	苦参	苦，寒	肾、肝、胃、大肠	大苦大寒，沉阴入肾，清热燥，利尿
	鲜生地	甘，苦，寒	肾、心、肝	滋肾阴，清热凉血，生津，治诸大热症
	泽泻	甘，淡，寒	肾、膀胱	利水渗湿以清肾，化浊，降脂
	黄柏	苦，寒	肾、膀胱	清热燥化湿，热而坚肾

附录四 养生乐曲

一、五行乐

（1）木音角调：紫气东来、玉屏地萧、木吐嫩芽，木音1—5。

（2）火音徵调：筝语惮音、光影银河、火耀九天、火音1—4。

（3）土音宫调：望月笙歌、春风萌动、大地开花，土音1—9。

（4）金音商调：瑶琴古韵、暮霭晨钟、金声玉振，金音1—4。

（5）水音羽调：丰收欢鼓、水映钟楼、水润原野，水音1—3。

二、民乐

《梅花三弄》《瑶族舞曲》《月圆花好》《月夜》《渔歌》《二泉映月》《霸王卸甲》《金蛇狂舞》《病中吟》《渔舟唱晚》《双声恨》《胡笳十八拍》《高山流水》《听松》《金孔雀与凤尾竹》《春江花月夜》《关山月》《萧湘水云》《阳春》《阳关三叠》《百鸟朝凤》《春郊试马》《豫西风情》《林冲夜奔》《鼓魂》《祭孔乐舞》《思凡》《殇》《平沙落雁》《别梦》《龙船调》。

三、交响乐

（1）贝多芬第九交响曲《命运》《夜光协奏曲》《悲怆》。

（2）肖邦《波兰舞曲》《降E大调小夜曲》。

（3）柴可夫斯基《冬之梦华尔兹舞曲》。

（4）莫扎特《土耳其进行曲》。

（5）斯特劳斯《香滨波尔卡》《蓝色多脑河》《小夜曲》。

（6）门德尔松《婚礼进行曲》《仲夏夜之梦》《忆旧游》《春之歌》。

（7）勃拉姆斯《匈牙利舞曲》《摇篮曲》。

（8）韦瓦第《春季》《田园舞曲》。

（9）包凯利亚《小步舞曲》。

（10）德布西《梦幻》。

（11）圣桑《天鹅》《动物狂欢节》。

（12）瓦德尔《溜冰圆舞曲》。

（13）舒曼《梦幻曲》。

（14）托塞里《小夜曲》。

（15）德布西《月光》。

（16）宾基《伊丽莎白小夜曲》。

（17）海顿《小夜曲》。

（18）舒伯特《小夜曲》《秋夜吟》。

图书在版编目（CIP）数据

家庭养生坊之少生病的智慧 / 杨印峰编著 . – 北京：
人民体育出版社，2018
ISBN 978-7-5009-5216-9

Ⅰ . ①家… Ⅱ . ①杨… Ⅲ . ①养生（中医）
Ⅳ . ①R212

中国版本图书馆 CIP 数据核字（2017）第 189329 号

*
人民体育出版社出版发行
中国铁道出版社印刷厂印刷
新 华 书 店 经 销
*
787×1092 16 开本 23 印张 369 千字
2018 年 2 月第 1 版 2018 年 2 月第 1 次印刷
印数：1—3,000 册
*
ISBN 978-7-5009-5216-9
定价：56.00 元

社址：北京市东城区体育馆路 8 号（天坛公园东门）
电话：67151482（发行部） 邮编：100061
传真：67151483 邮购：67118491
网址：www.sportspublish.cn
（购买本社图书，如遇有缺损页可与邮购部联系）